昔の知恵からはじめる

回復のためのレシピ

山田奈美

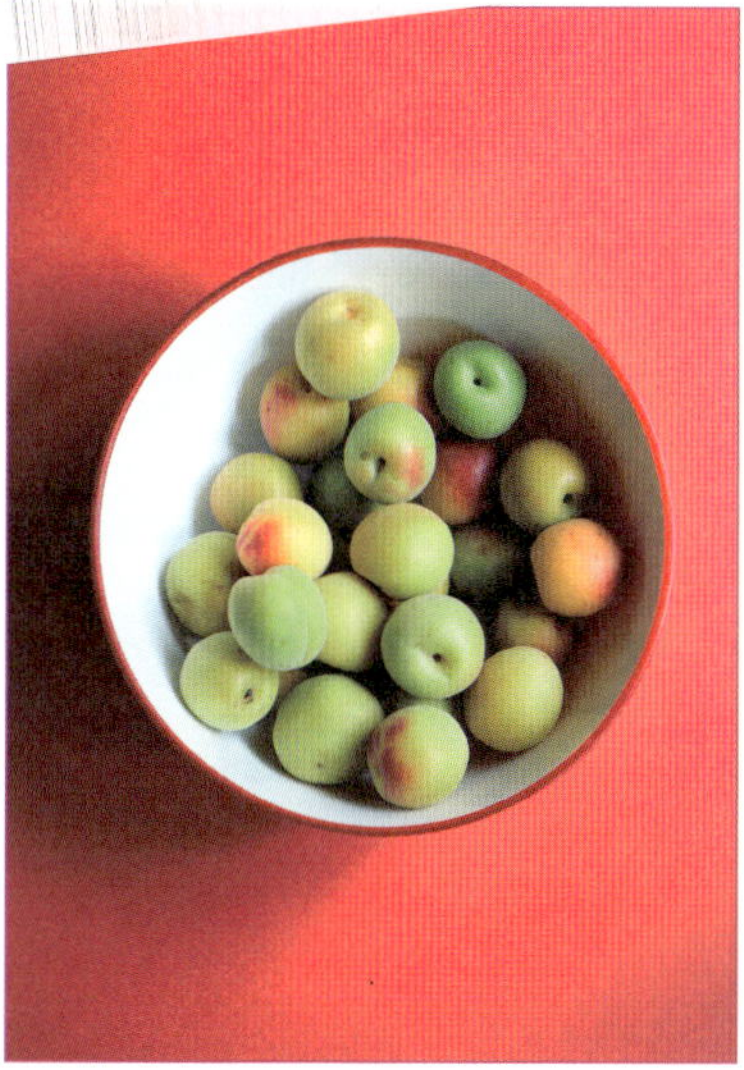

ダイヤモンド社

はじめに

――あなたを思う、回復のためのレシピ

私の母は子どものころ腎臓が悪く、腎盂腎炎で大変な思いをした時期があったそうです。そんなとき、祖母は娘のために寒い時期でもすいかを求めて探し歩いたり、一年中取り入れられるようにすいか糖を仕込んだといいます。すいかは昔から腎臓の〝くすり〟として知られていたからです。

いてもたってもいられず、できることをしたい。そんな祖母の気持ちを想像すると胸が熱くなる思いがします。

祖母のそうした姿を見ていたからか、母も私たち姉弟の体を常に気にかけ、少しでも普段と違う様子が見られると、身近にある食べ物や植物でさっと〝お手当て〟をしてくれました。のどが痛いと言えば大根飴を作って飲ませてくれたり、熱が出ればねぎ味噌湯を作ってくれたり。

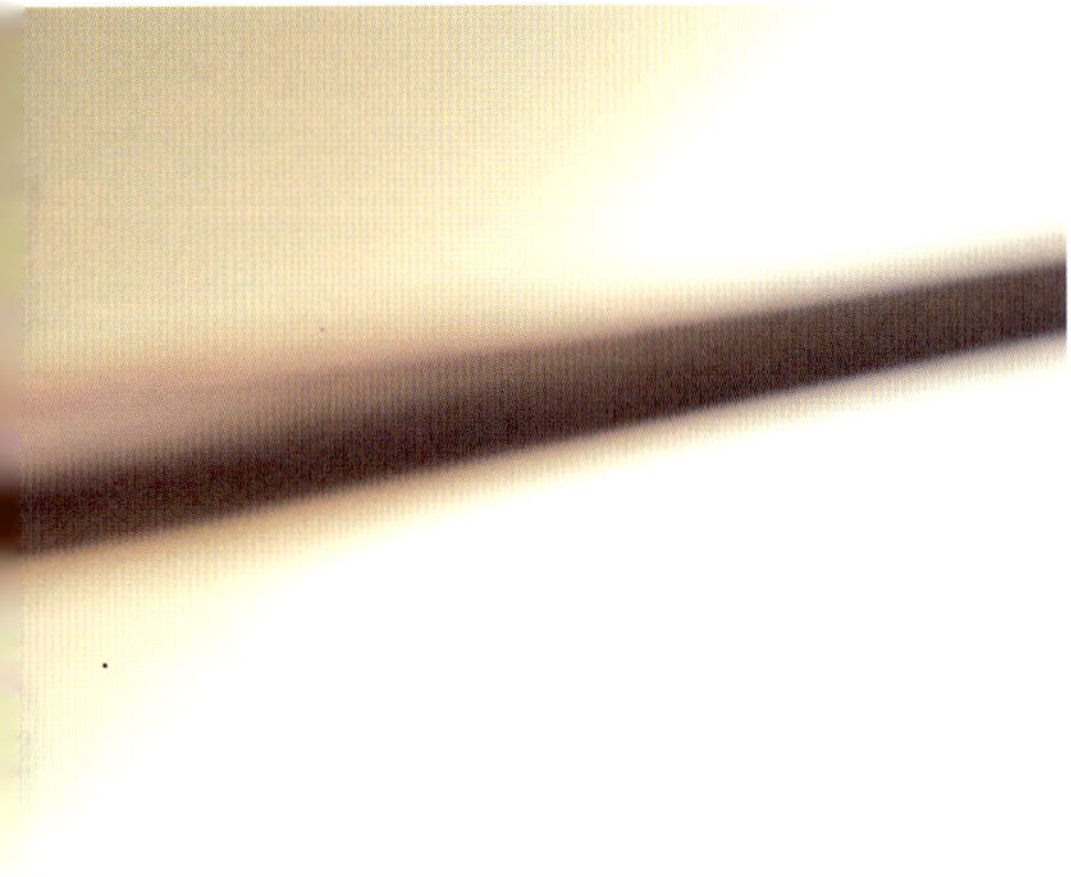

私自身が母親になってからは、祖母や母の気持ちがよくわかるようになりました。病院や薬に頼るだけでなく、まず私にできることをしたい。そうした気持ちが当然のように生まれてきたのです。

息子が二歳ぐらいで初めて四十度の高熱が出たときも、解熱剤を飲めばすぐに熱は下がったかもしれません。でも、無理に熱を下げれば、こじらせたり、再発する可能性もあります。それよりも、息子が自分の体の中でウイルスと闘って決着をつければ必ず良くなる、三日間は我慢しようと腹を据え、できる限りの手当てを施しました。

発熱し始めたときは、生姜入りの葛湯で体を温めて熱が上がりきるよう促しました。同時に、頭をひんやり冷ますためにキャベツの湿布を当てました。お腹が痛いと言えば黒豆の煮汁を飲ませ、つきっきりで看病していたのを覚えています。そうして回復したときの喜びはひとしおです。

そんな感じで我が家ではもう十数年、薬や病院に頼らずに暮らしています。私自身にいたっては、出産時以外、病院にかかったことはありません。

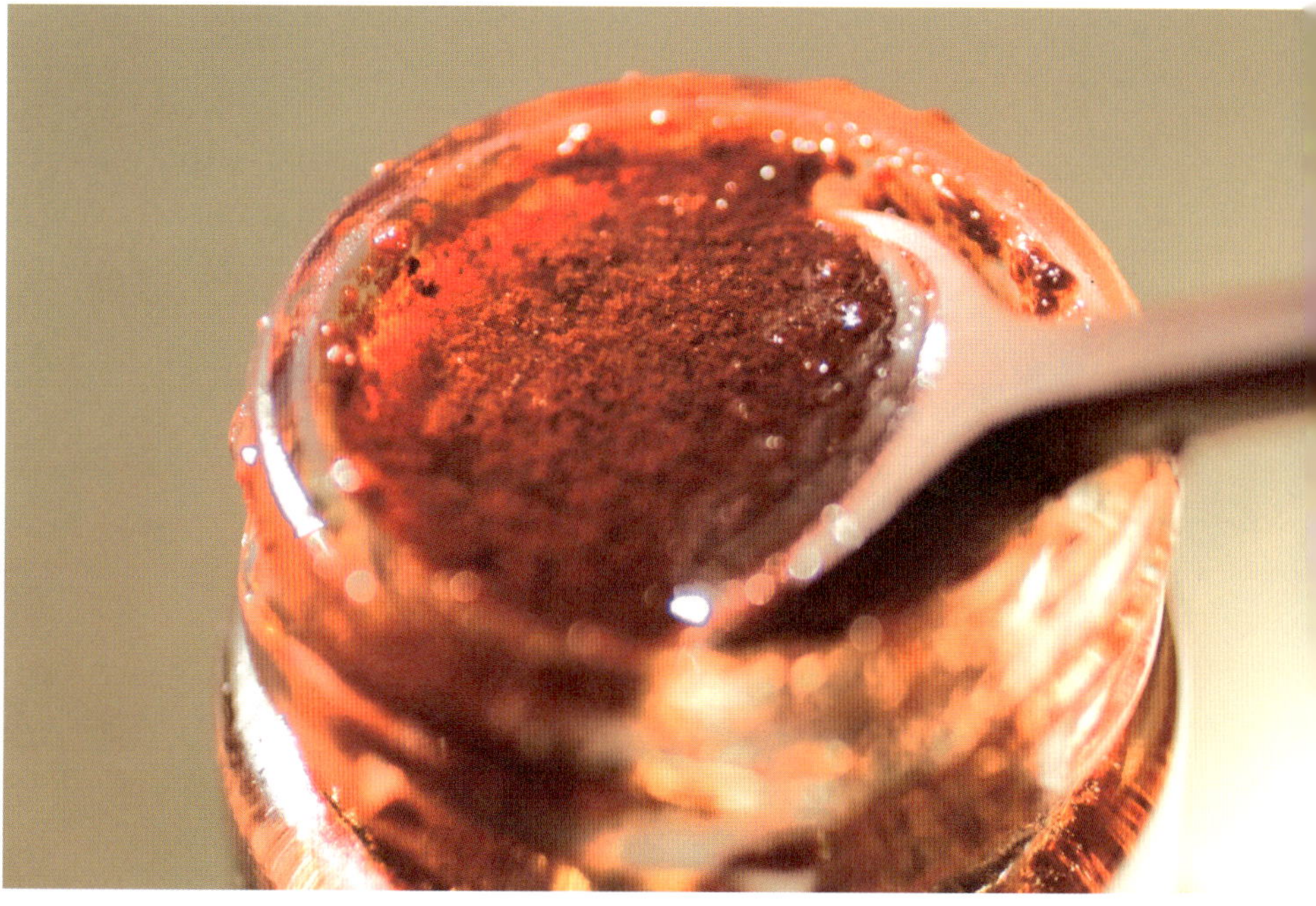

もちろん、急性期など西洋医学の治療や薬が必要なときもあると思います。でも、治す力は自分の中にあります。そしてそれを後押ししてくれるものの一つが、私たちのすぐそばにある食べ物や植物です。

私は長い間、薬膳（中国の伝統医学「中医学」の考えに基づいた、未病改善のための食事療法）を学んでいるのですが、食べ物や植物一つ一つに計り知れない力があることを実感します。体を冷やしたり温めたり、余分な水を体外に出してくれたり、気持ちをスーッと軽やかにしてくれたり。体に入って何の作用も及ぼさないものはありません。食べ物は〝くすり〟です。昔は一般の家庭の人たちもそうしたことを生きる知恵として知っていたのだと思います。

家庭に伝わる様々な療法のなかには、現代の医療に照らし合わせたとき、その作用がゆっくりで見えづらいものがあります。それを迷信で何の効果もないという人もいるかもしれません。けれど人間の体は宇宙のように広く、奥深く、未知の部分がまだまだたくさん

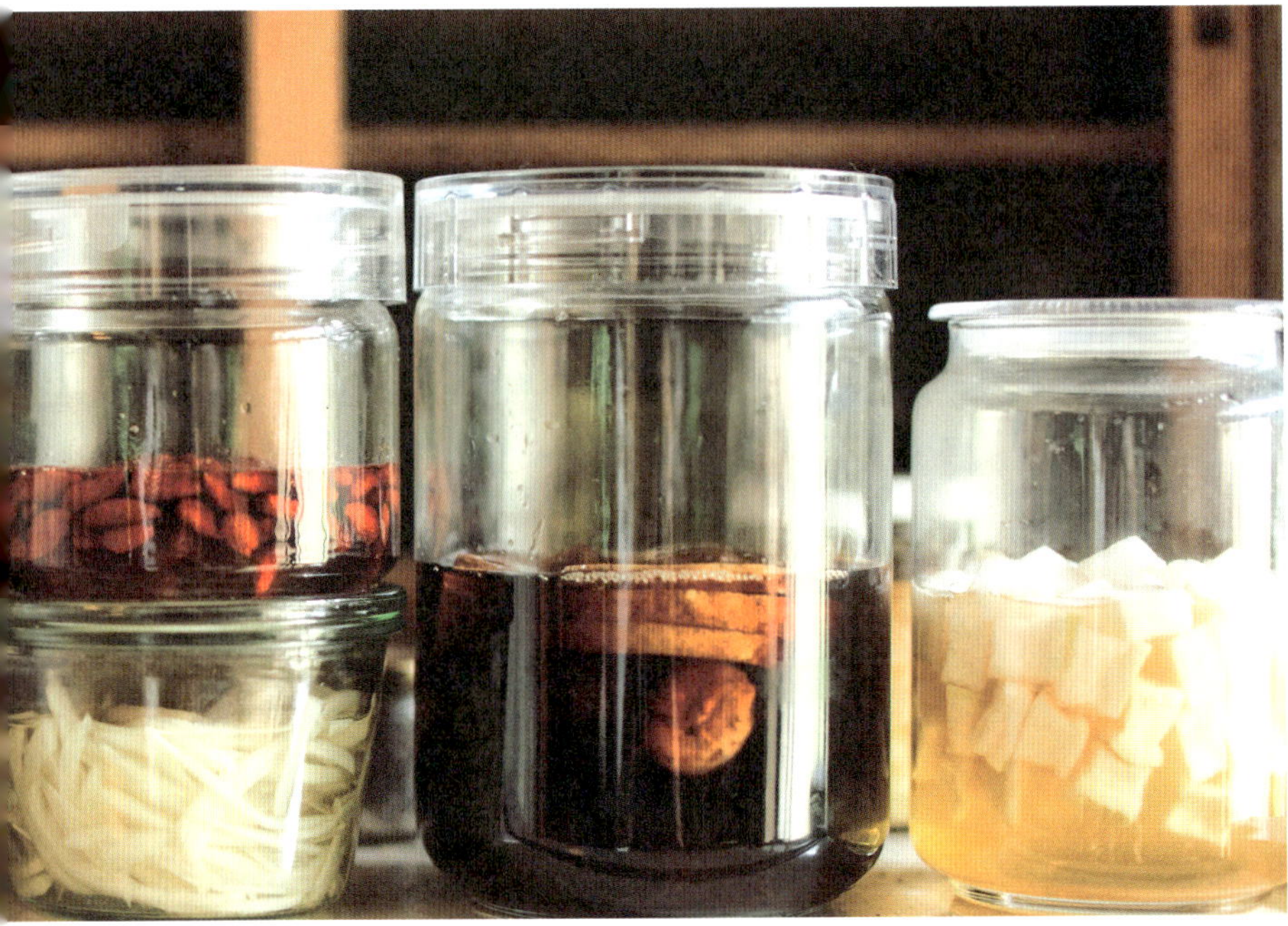

あるといいます。「熱はないかな」と、母や父がおでこに手を当ててくれた瞬間、心にぽっと灯がともる。それこそが、治癒へ導かれる最初の一歩ではないかと思います。そして、たっぷりとすりおろしたりんごや重湯を口に含んだとき、なんとも言えない安心感や愛が伝わって、体の免疫機能が一気に動き出す、そんな気がします。

この本では、日本の家庭や地域に古くから受け継がれてきた、様々な食べ物や植物を使った手当ての方法を紹介しています。今のように気軽に病院にかかることが難しかった時代、目の前で苦しんでいる家族を少しでもらくにしてあげたいという思いが込められた知恵の数々を、私自身も日々実践しています。簡単にできるものも多くありますので、家族や自分自身の体に不調を感じたとき、どうぞ試してみてください。そして、自分の体や大切な人を思う気持ちとじっくり向き合ってみてください。

山田奈美

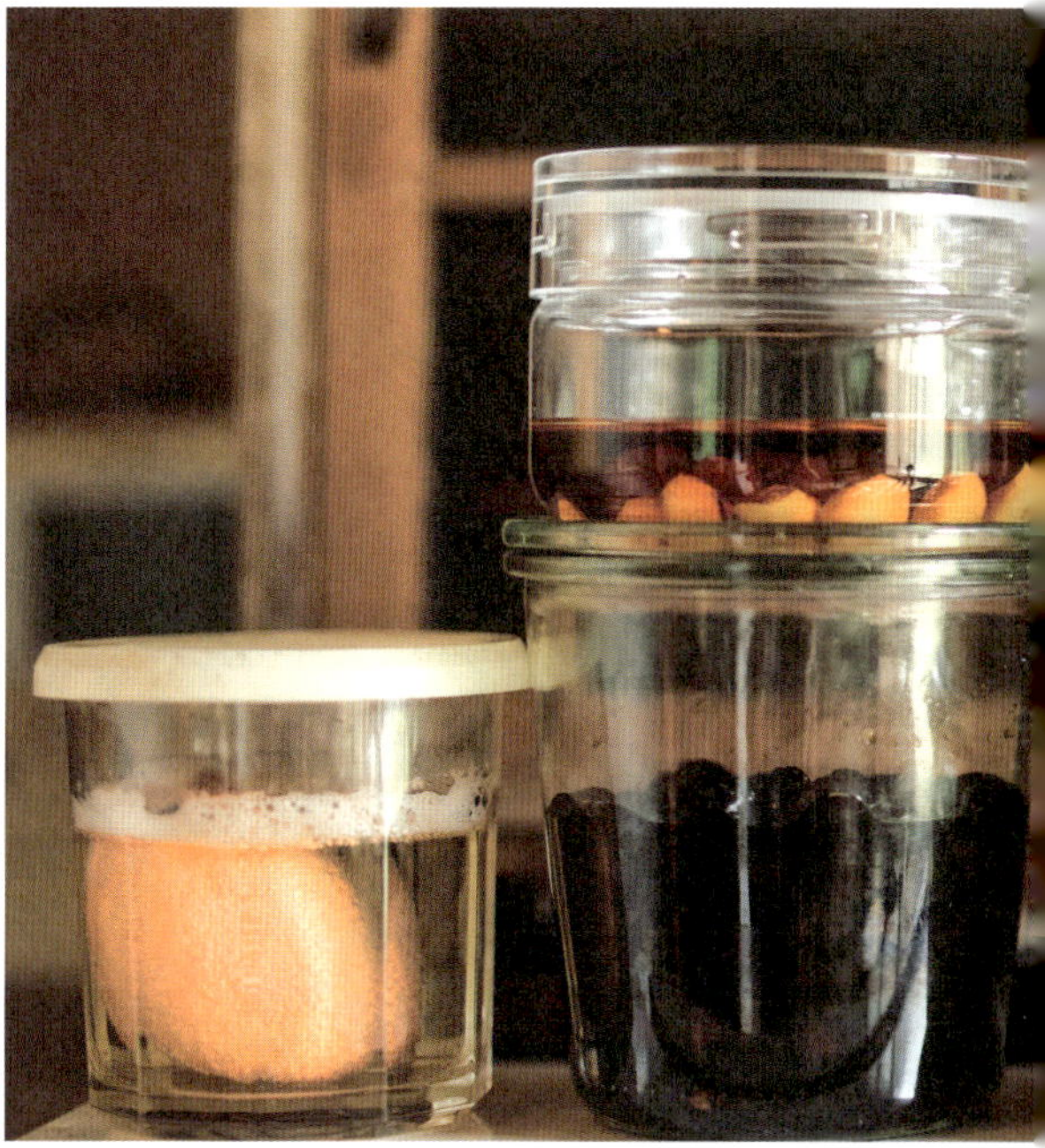

この本の使い方

日本をはじめ世界の各地域には、民間伝承と称される手当ての方法が様々あります。近代西洋医学が主流化する以前、不調時に各々の経験に基づいておこなっていたことが、やがて家族や地域共有の知恵となり、時代を超えて伝えられてきました。

本書ではそうしたなかから、主に食材植物を用いて特定の症状を軽減するとされてきたものを紹介しています。数百年も前から言い伝えられるものや、〝民間療法〟及び〝民間薬〟を扱った戦前・戦後の本などに繰り返し登場するもの、〝おばあちゃんの知恵〟として親しまれてきたものなどです。

なお、日本の家庭や地域に伝わる手当ての方法は、漢方（日本独自に発展した伝統医学）や、その起源となった中医学（中国の伝統医学）及び薬膳にルーツを持つものも多く、深く関係し合っているため、本書ではその視点も踏まえて解説を添えました。加えて、現代の栄養学的観点からみても理にかなっていると思われるものには、その説明も付しています。

また、現代ではそのまま実践するのが難しいものを取り入れやすくするアレンジや、効果が高まる食材の組み合わせなど、新しい提案もしていますので参考にしてみてください。

●本書で紹介したものは、個人の体質や症状によりその効果が異なります。もし異常を感じることがあれば速やかに医師に相談してください。また、過剰な摂取は控えるようにしましょう。

●医師の治療や指導を受けている人、服用中の薬がある人、アレルギーのある人、妊娠中・授乳中の人などは必ず医師や専門家に相談の上、取り入れるか判断してください。また、症状が深刻な人は、まずは医療機関で受診することをおすすめします。

●子どもに与える場合は1回分の量を調整するとともに、1歳未満の乳児にはちみつを使ったものは与えないでください。また20歳未満の人は、薬草酒などアルコールを使ったものは服用しないでください。

＊大さじ1は15㎖、小さじ1は5㎖です。

＊実際のレシピの分量と、できあがり写真・材料写真に写っている量は異なる場合があります。

＊調理の下処理（洗う、皮をむく等）は省略していることがあります。

＊皮付きのまま利用するものは汚れをよく落とし、なるべく無農薬のものを選ぶようにしましょう。

＊記載した保存可能期間は目安であり、保存環境によっても変わります。

＊保存容器は適宜消毒してから利用してください（Ｐ１２６参照）。

1章

食材別

不調時に取り入れたい食材とレシピ

この章では、特にその効能が伝えられてきた食材と、
それを使った不調時の対処法（レシピ）を紹介します。

一、梅《うめ》

日々のちょっとした不調時に、家庭で重宝されてきた食材の代名詞といえるのが梅ではないでしょうか。食べ物であると同時に〝くすり〟としても幅広い効用を持つとされ、まさに医食同源を体現するものだと思います。

原産国の中国では梅は三千年も前から利用されてきたそうで、二千年前の中医典には、妙薬・烏梅（青梅あるいは黄梅を火で炙り、外皮が黒褐色になるまで燻製したもの）についての記録が残っています。また日本においても、平安中期に記された『医心方』（現存する最古の医学書）で、梅干しの効用について触れられています。

現代の栄養学的にいうと、多くの効用をもたらすのは、主にクエン酸などの有機酸ですが、そうした成分を詳しく知らずとも、昔の人々は下痢のときには梅肉エキスを舐め、のどが痛いときには梅酢でうがいし、疲れたときや食欲のないとき、熱の出たときには梅干しを黒焼きにし、番茶を注いで回復をはかってきました。

私自身、庭で採れる梅を使い（左写真）、毎年欠かさず梅干しや梅肉エキスを仕込み、梅酢をため込んでいます。それは、大切な〝くすり〟を切らしたくないから。息子にも「梅肉エキスは必ず作ってね」と言われますが、ひと舐めで救われた経験があるからです。これさえあれば大丈夫という安心感が大きいのでしょう。

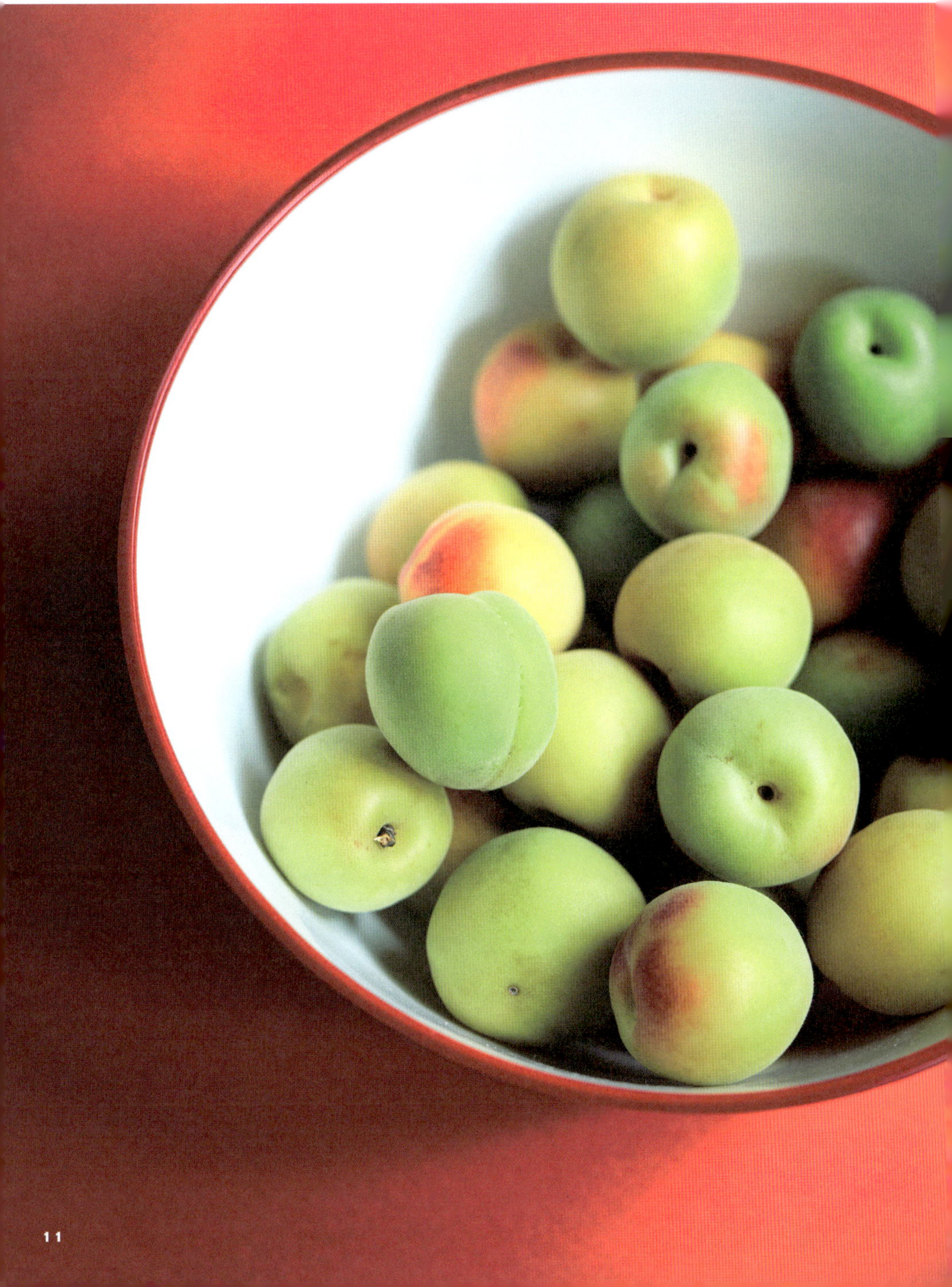

梅肉エキス

梅肉エキスは、お腹の痛いとき、下痢のとき、風邪気味のときなど、幅広く家庭で利用されてきました。どんなに作るのがたいへんでも、私も欠かしたことがありません。一度作れば冷蔵で長期保存も可能です。ぜひ5月末ぐらいのかたい青梅で作ってください。塩分を含まないため、腎臓病や高血圧の人の梅干し代わりにもよいでしょう。

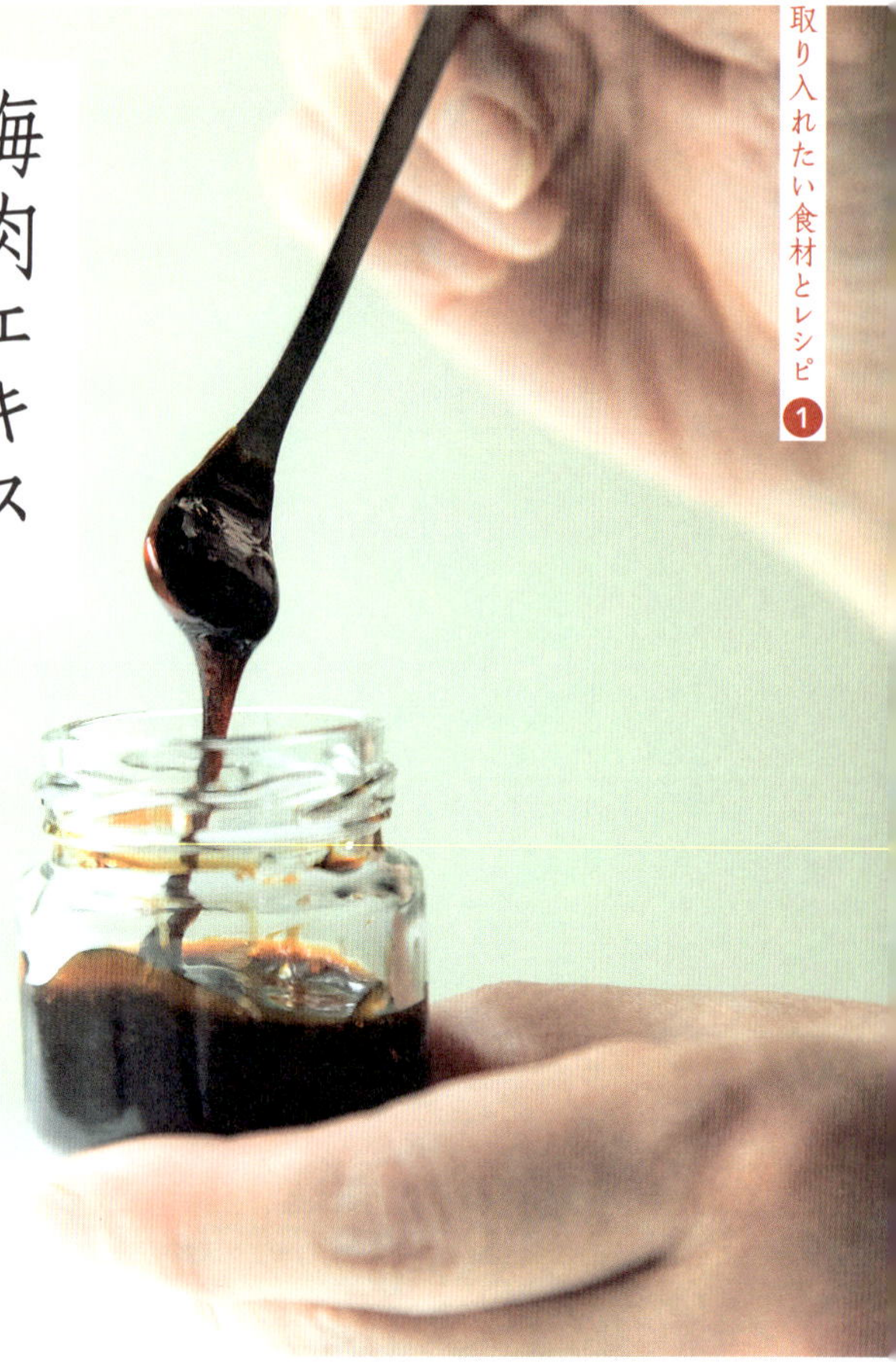

【材料】（約20g分）

青梅…1kg

【作り方】

① 梅は洗ってふきんなどで水気をしっかり拭き取り、なり口（ヘタ）を竹串で取り除く。

② 種以外の実の部分を皮ごとすりおろす。

③ ②を汁ごと容器に移す。

④ さらしやガーゼに包んでしっかりしぼり、ざるなどで濾しながらエキスを取り出す。

⑤ しぼり汁を鍋に入れて中火にかけ、沸いてきたら弱火にする。

⑥ アクを取りながら、焦がさないようにヘラでかき混ぜながら40～50分煮詰める。

⑦ どろりと粘りが出てすくったときに糸を引くようになればできあがり。1回小さじ1杯をそのまま舐めるか水で薄めて飲む（カリウム制限が必要な人は1日1回まで）。

※梅は酸が強く、金属製の道具は腐食しやすいため、おろし金は陶磁器やセラミック製、鍋はホーローや土鍋などを使用します。

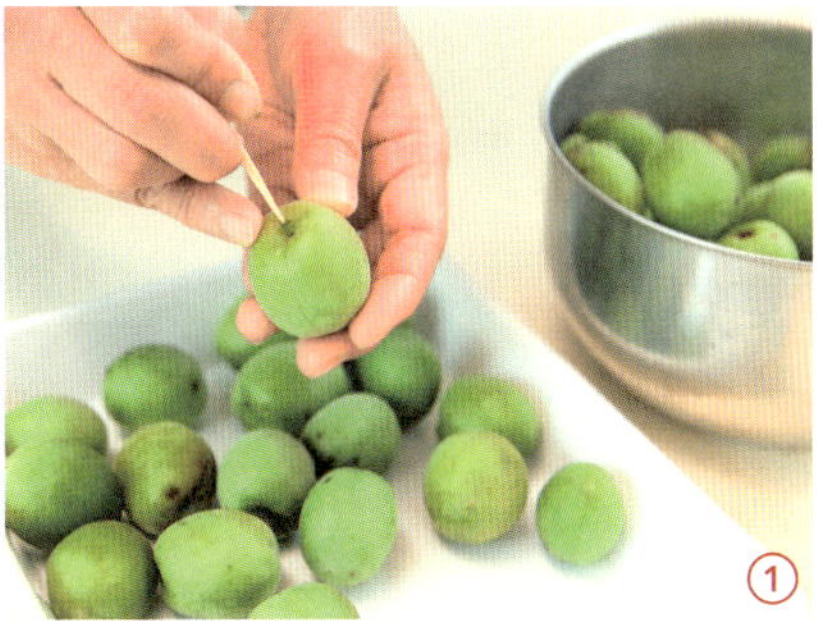

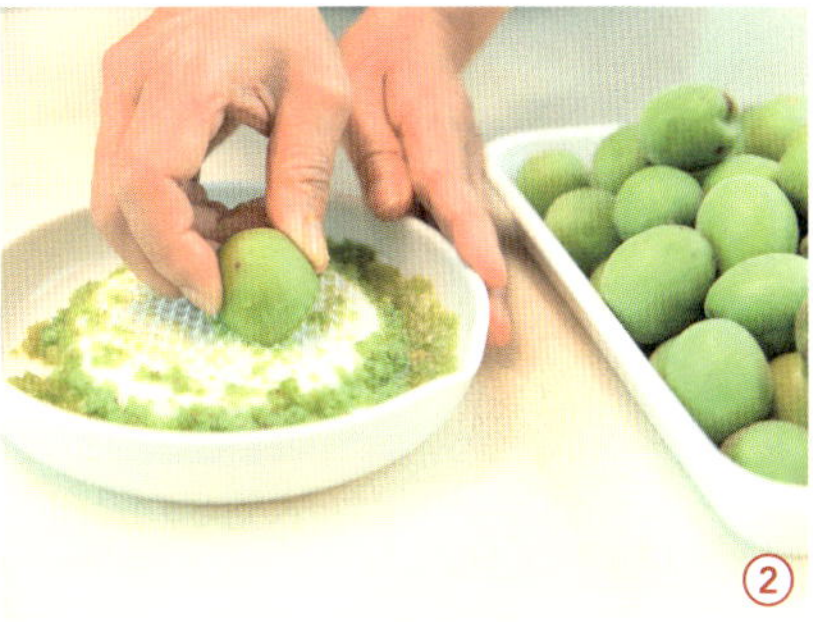

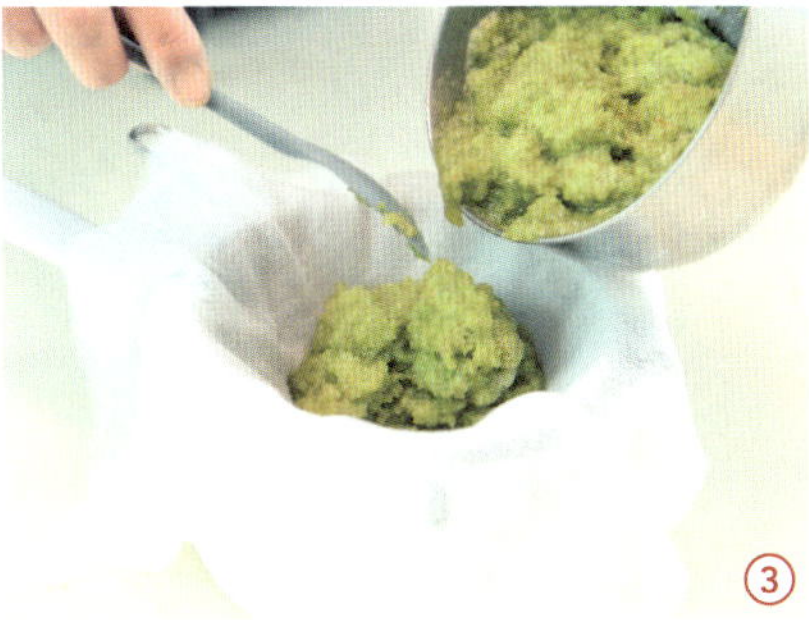

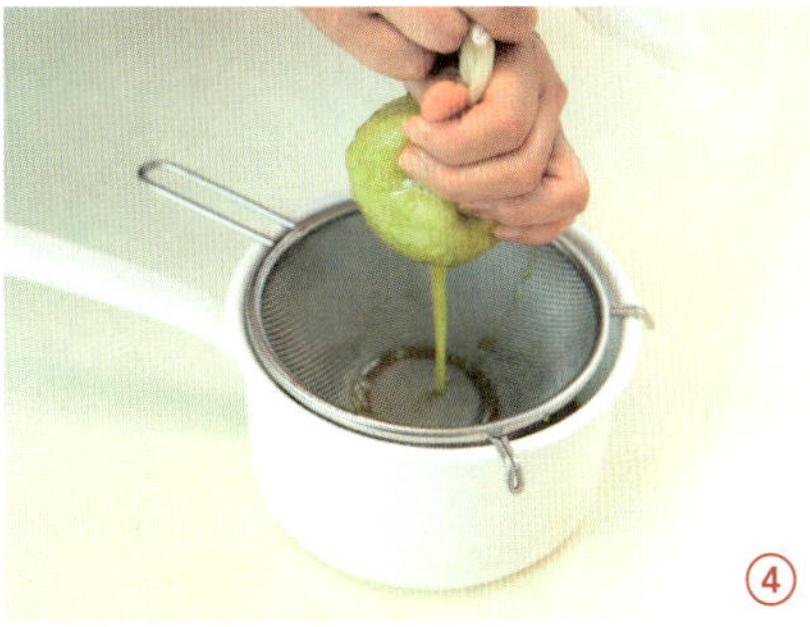

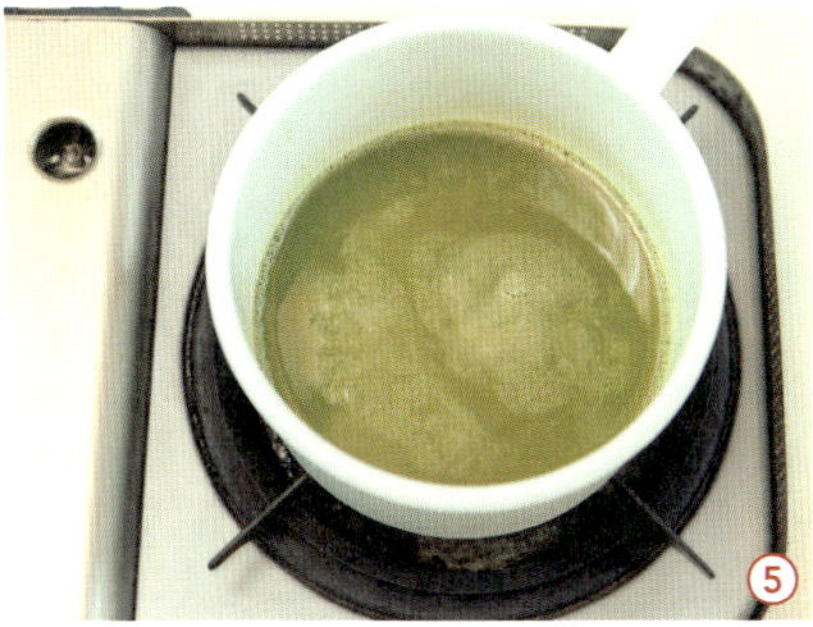

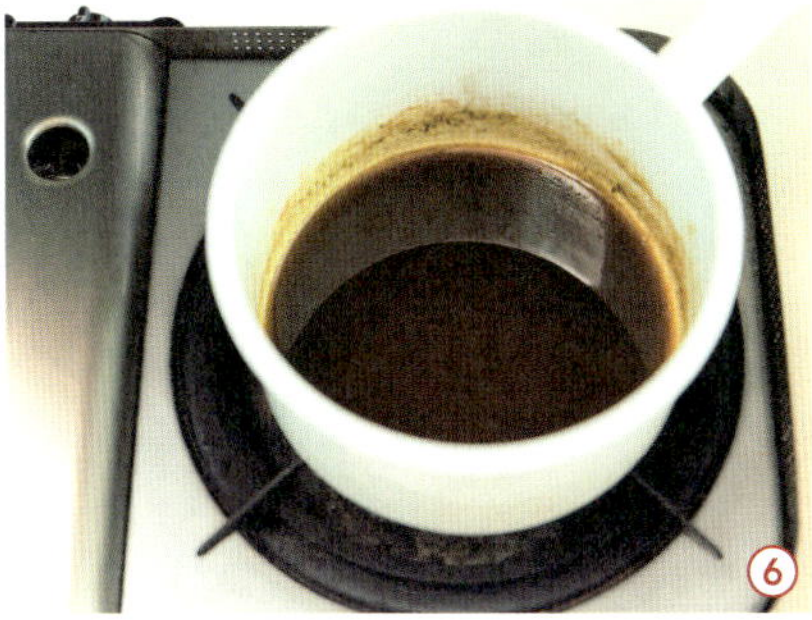

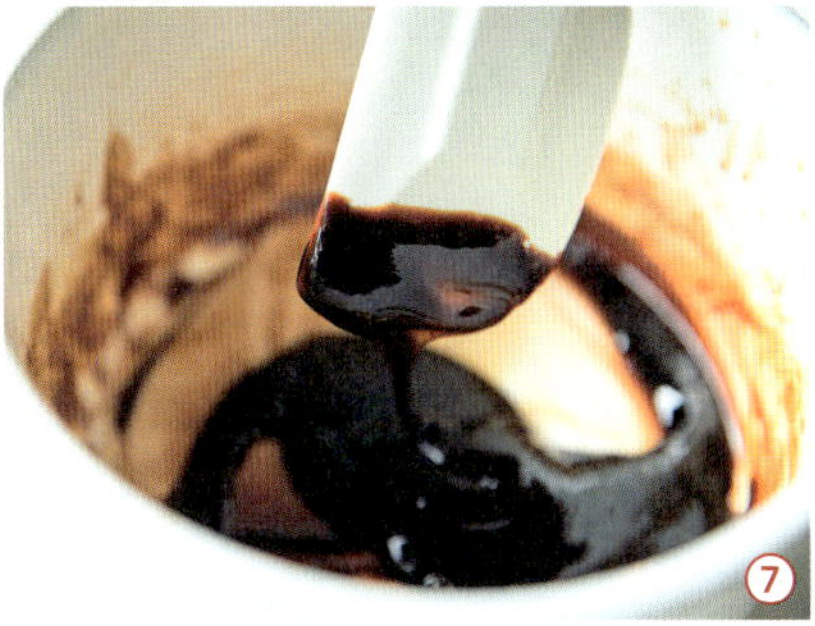

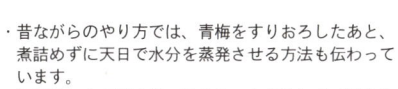

・昔ながらのやり方では、青梅をすりおろしたあと、煮詰めずに天日で水分を蒸発させる方法も伝わっています。
・しぼりかすの果肉は、はちみつなどを加えて煮込めばジャムになります。

梅酢

毎年、梅干しを仕込むとその〝副産物〟としてできるのが梅酢です。料理にも大活躍しますが、殺菌効果が高く、整腸作用や解毒作用があるとされ、体調不良の改善に古くから重宝されてきました。特に二日酔いや下痢、夏バテなどで食事がのどを通らないとき、梅酢なら取り入れやすいでしょう。ただし、胃酸の分泌が多い方は、かえって悪化する場合があるので少量から摂ってください。

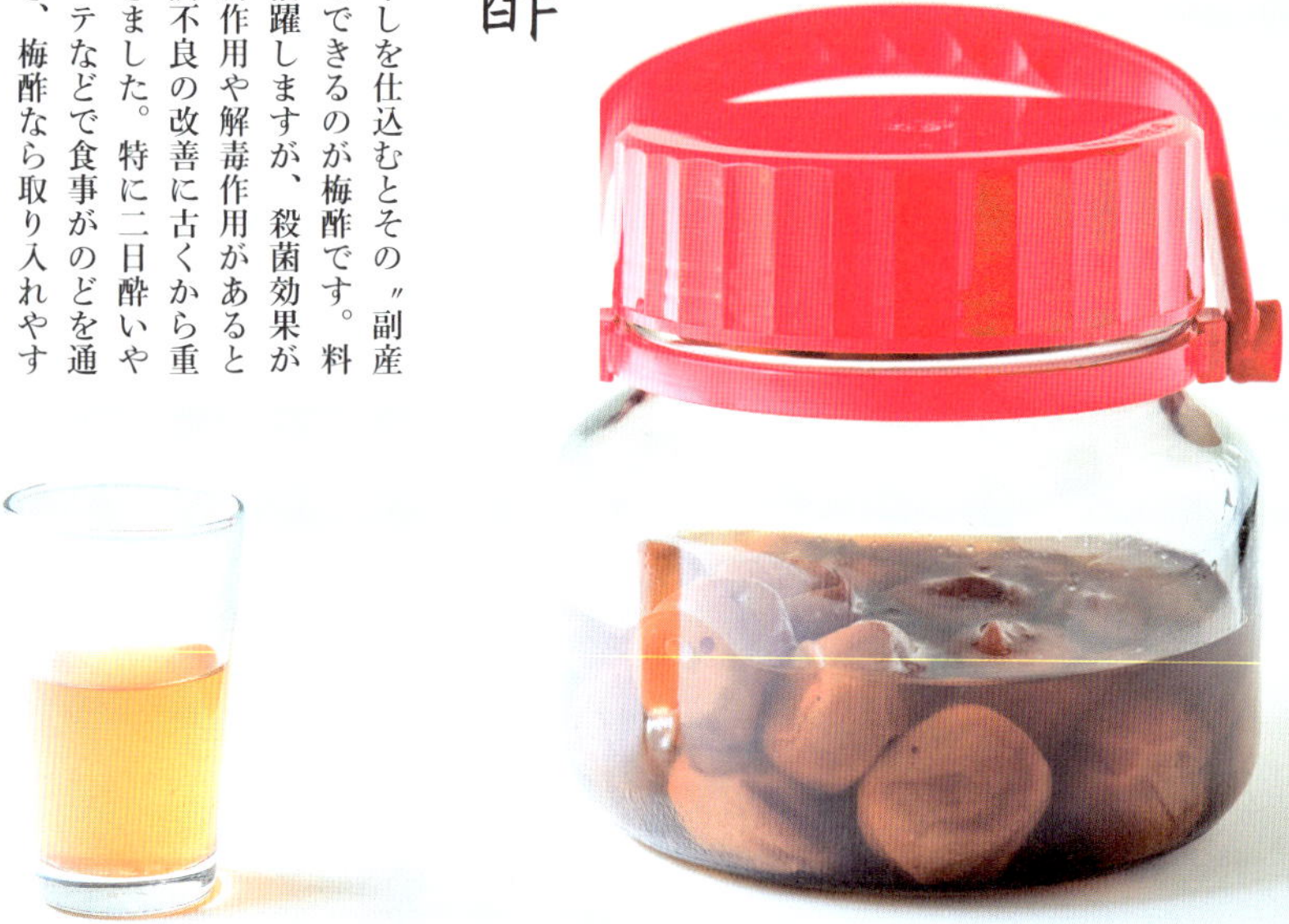

【材料】（作りやすい量）

黄熟梅…1kg

塩…100～120g（梅の10～12％）

【作り方】

① 梅を水で洗い、ふきんなどで水気をしっかり拭き取る。なり口（ヘタ）を竹串で取り除く。

② 梅と塩を交互に重ねて保存容器に入れ、最後は表面を塩で覆う。

③ ②の一番上に梅の重量と同じくらいの重石をのせてから蓋をし、暗く涼しい場所で保管する。

④ 2～3日で梅酢が上がってきたら、そのまま2週間以上おく。

⑤ 梅を取り出し、ざるに並べて3日間天日に干す。梅酢が入った容器も、蓋をしたまま同じく天日に当てる。

⑥ 梅（梅干し）を別の蓋付きの瓶に移し、それぞれ保存する。梅酢は、大さじ1杯を3倍の水で薄めて症状が出たときに1回飲む。はちみつなどを加えても。

※③の重石は、塩など形状を変えやすいものを二重にした清潔な袋に入れて使うのがおすすめ。保存容器は、梅の重量の3倍の大きさのものを用意しましょう。

焼き梅干し茶

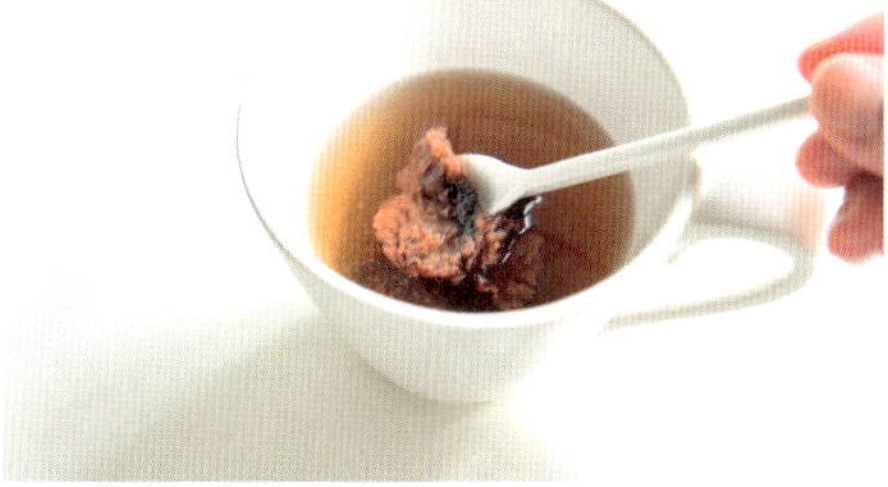

"医者いらず"と呼ばれる梅干しを、昔の人たちは黒くなるまで焼くことで更に効能が高まると考え、利用していたそうです。現代では、梅干しを加熱するとムメフラールという成分が生成されることがわかり、血流改善や代謝アップ、風邪予防に効果があるとされています。

【材料】（1回分）

梅干し…1個

熱湯または番茶…150㎖

【作り方】

① 梅干しをアルミホイルで包み、グリルで10分ほど黒くなるまで焼く。

② カップに①を入れて種を取ってほぐし、熱湯か番茶を注ぐ。1日に2〜3回飲む。

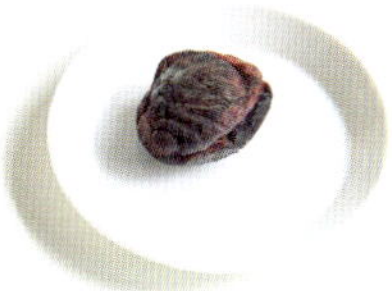

上はグリルで焼いたもの。私は市販の梅の黒焼き（烏梅）も、水を注ぎ飲んで夏バテ防止に利用しています。

梅醤番茶

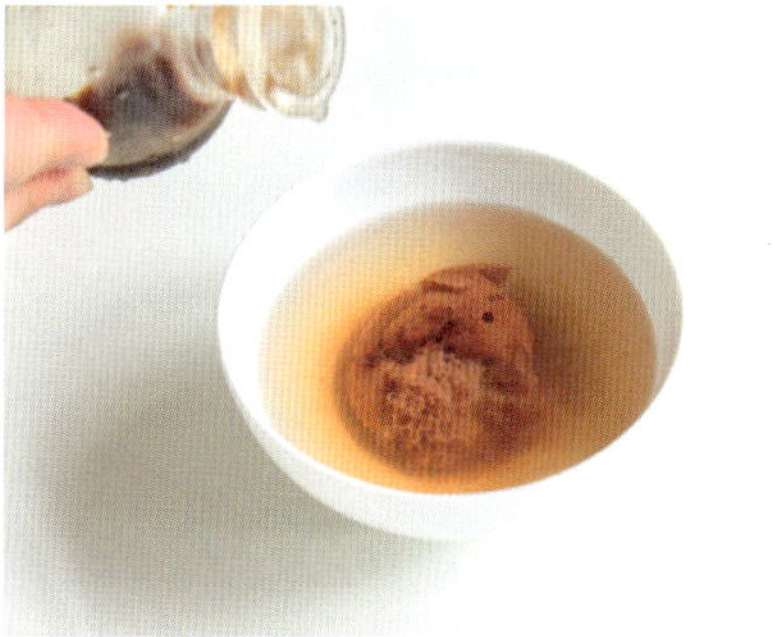

数ある梅を使った手当ての中でも、よく知られるのがこの梅醤番茶です。栄養学的にみても、梅干しのクエン酸が疲労物質である乳酸を体内で分解することで疲労を回復し、醤油が胃腸を活性化させ、番茶が抗菌作用をもたらす…など、幅広い効果が考えられます。私も疲れて元気が出ないなというときに、自分に"活"を入れるためによく飲みます。

【材料】（1回分）

梅干し…1個

醤油…小さじ1〜2

生姜（おろし汁）…1〜2滴

番茶…130〜200㎖

【作り方】

① 湯呑みに梅干しを入れ箸で種を取り、よくほぐす。

② ①に生姜のおろし汁を1〜2滴落とす。

③ ②に熱々の番茶を注ぎ、醤油を加えてよくかき混ぜ、熱いうちに飲む。1日1回、朝起きたら飲む。

二、生姜《しょうが》

昔から食用（香辛料）のみならず、漢方の生薬としても重用されてきた生姜。少量で大きな効用をもたらすとされ、おろし汁を煮詰めたり、また乾燥させてお粥に入れたりと、庶民の間でも様々なかたちで取り入れられていました。日本に現存する最古の医学書『医心方』には、平安時代の貴族たちが、風邪薬として生姜を服用していたという記録もあります。

昔から変わらず、その代表的な効能は、血行を良くして体を温め、発汗するというもの。風邪のひき始めに効果があり、私も子どものころから、熱が出たら母にはちみつ入りの生姜湯を飲ませてもらっていました。大人になってもその記憶を受け継ぎ、今も風邪には生姜が欠かせません。

初夏や秋のはじめに出回る新生姜と、一年中手に入るひね生姜（根生姜）がありますが、民間に伝わる手当ての際には、数ヶ月間貯蔵して辛味を引き出したひね生姜を主に使います。

なお生姜は、かつてしもやけの際におろし汁を塗ったり、肩こりや頭痛がするとき湿布として患部に貼ったり、外用剤として使われていた記録も多く残っています。

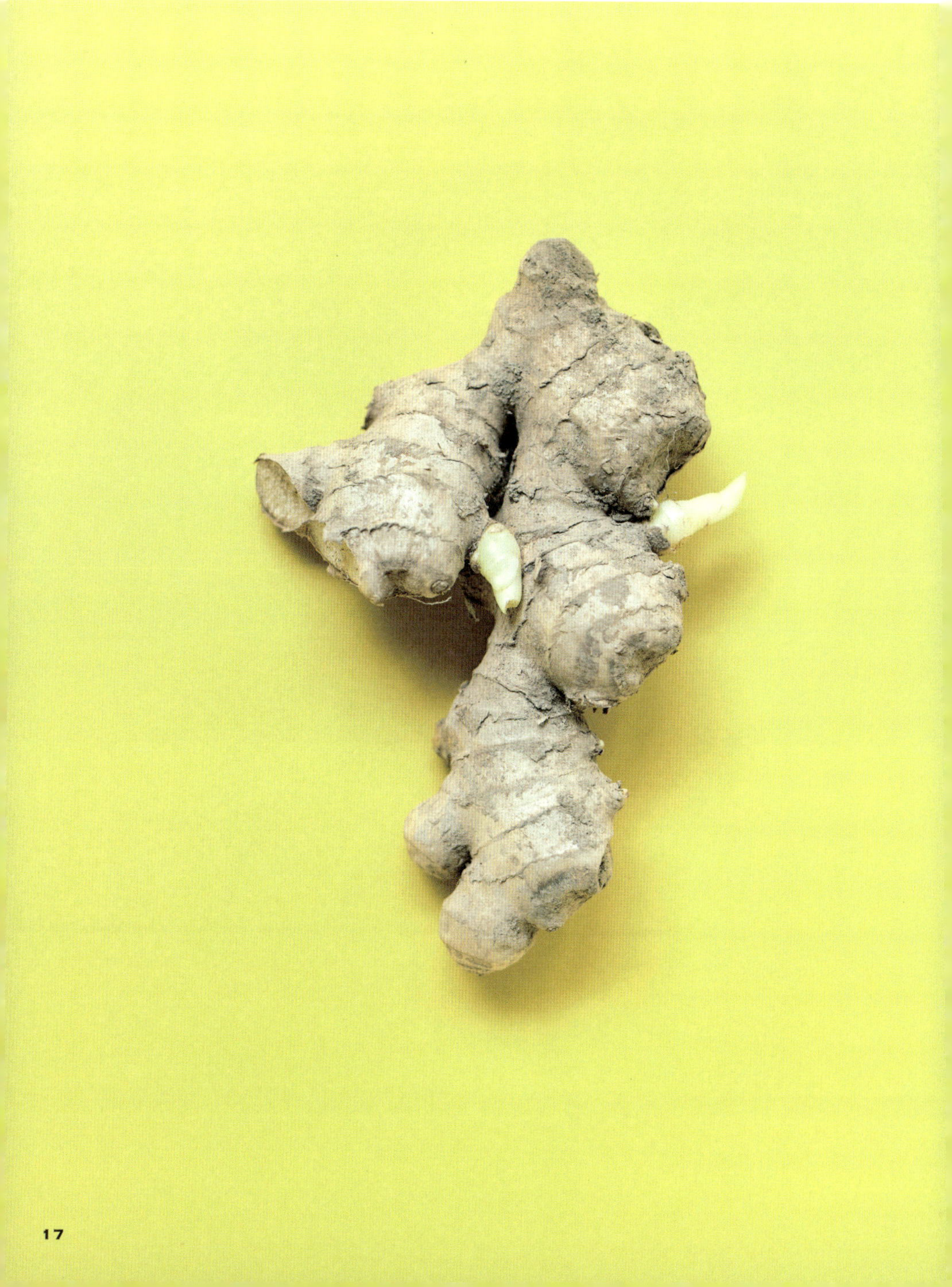

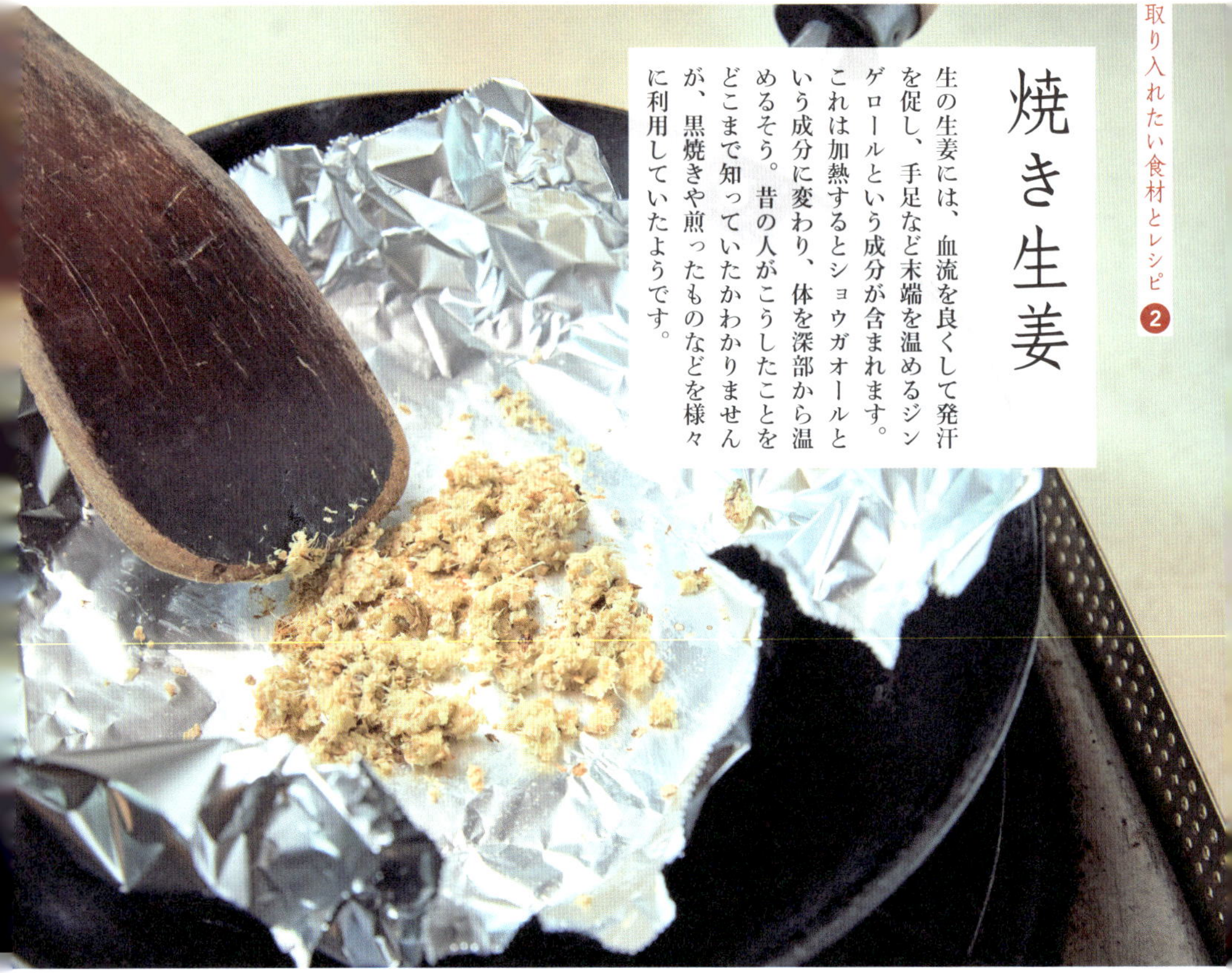

焼き生姜

生の生姜には、血流を良くして発汗を促し、手足など末端を温めるジンゲロールという成分が含まれます。これは加熱するとショウガオールという成分に変わり、体を深部から温めるそう。昔の人がこうしたことをどこまで知っていたかわかりませんが、黒焼きや煎ったものなどを様々に利用していたようです。

【材料】（作りやすい量）

ひね生姜…適量

【作り方】

① 生姜を皮ごとすりおろす。

② フライパンにアルミホイルを敷き、①を小さじ1杯分広げる。

③ ②を弱火にかけ、焦げつかないように混ぜながら煎る。

④ 軽く焦げ目がついたらできあがり。湯呑み茶碗1杯の湯やお茶になじむまで混ぜて、朝食前や寝る前などに飲む。

※胃への刺激が強いため、1日10gを目安に摂ります。

※余った場合は、密閉容器に入れて冷蔵で2～3日保存可能ですが、味が変質するので早めに飲み切るようにしましょう。

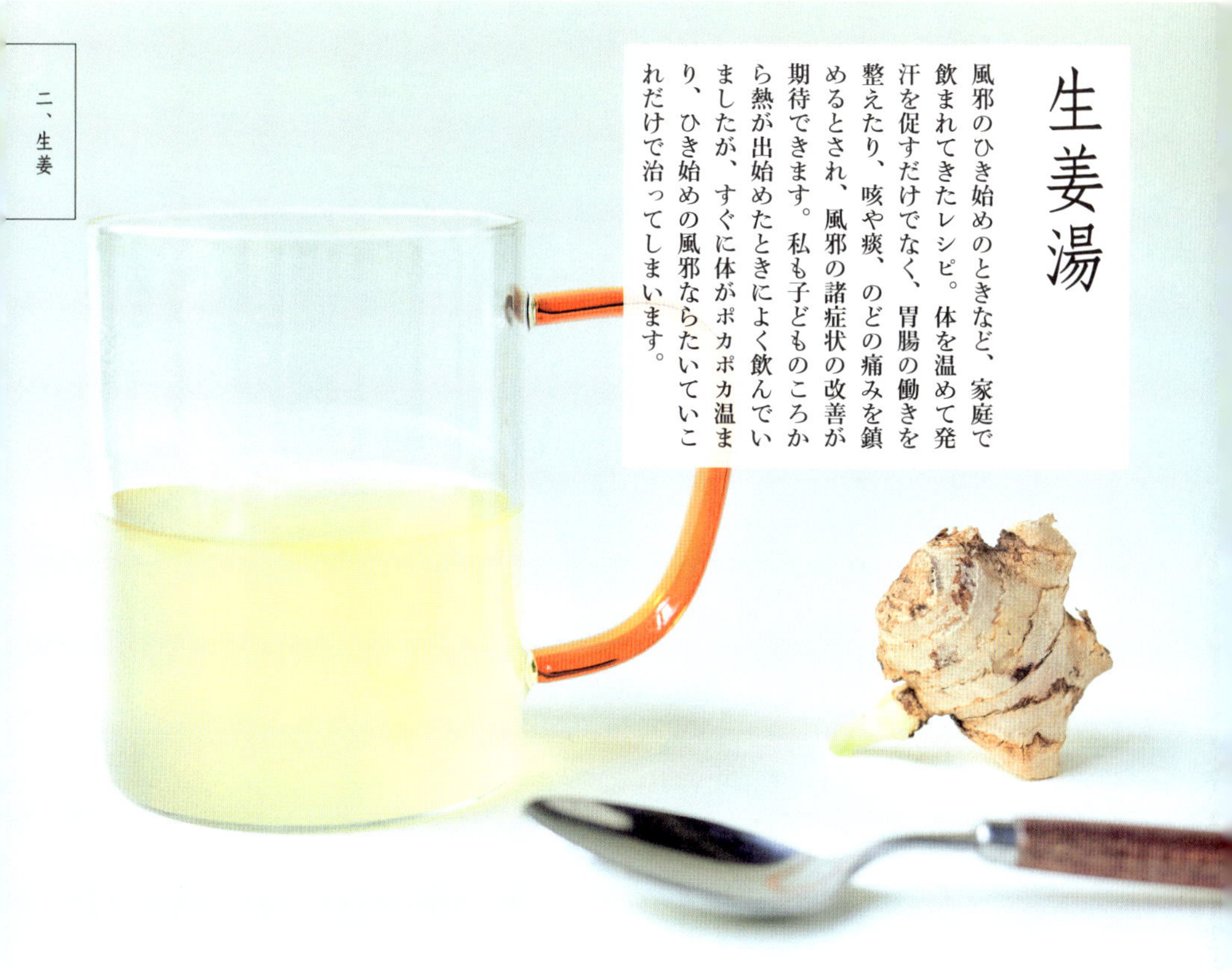

生姜湯

風邪のひき始めのときなど、家庭で飲まれてきたレシピ。体を温めて発汗を促すだけでなく、胃腸の働きを整えたり、咳や痰、のどの痛みを鎮めるとされ、風邪の諸症状の改善が期待できます。私も子どものころから熱が出始めたときによく飲んでいましたが、すぐに体がポカポカ温まり、ひき始めの風邪ならたいていこれだけで治ってしまいます。

【材料】（1回分）

ひね生姜…2/3かけ
熱湯…100㎖
はちみつ（好みで）…少々

【作り方】

① 生姜を皮ごとすりおろしてさらしなどでしぼり、汁をカップに入れる。

② 熱湯を注ぎ、就寝前に熱いうちに飲む。咳き込むときや飲みにくいときは、はちみつを加えても。

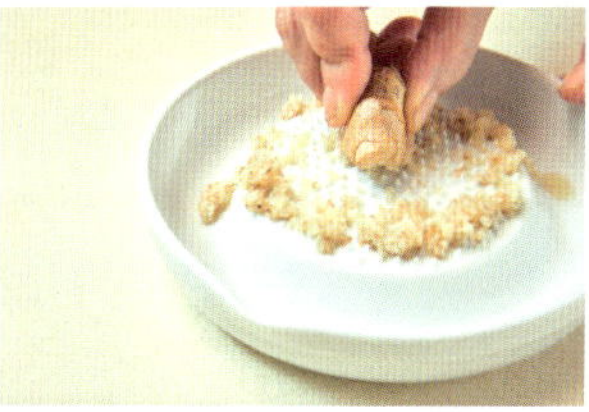

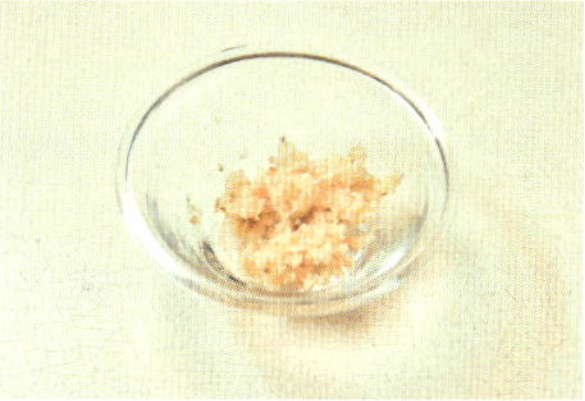

三、黒豆《くろまめ》

中国や日本では、古くから「黒豆は毒を解して腎を高める」といわれ、体内の毒素や老廃物を取り除き、腎機能を高めるとされてきました。私の学ぶ中医学の薬膳では、腎は生命力の要であり、腎を元気にすることは長寿の秘訣であると考えられています。おせち料理に黒豆が使われるのも、こうした効用を昔の人々は知っていたからでしょう。

日本の家庭では、腹痛や熱、咳、むくみなどの不調時に、煮汁や煎った黒豆のお茶が飲まれてきました。私も息子がまだ小さいころ、ひどい腹痛で寝込んでいたとき、黒豆の煮汁を飲ませたら、ぴたりと痛みがおさまったことがあります。以来、子どもと私にとってはお腹の〝くすり〟です。

現代の栄養学でも、黒い色素成分のアントシアニンはとりわけ抗酸化作用が高く、血流を促進しむくみや疲労を取り、炎症を抑制するといわれます。黒豆そのものはあまり消化が良くないのですが、黒い色素成分が溶け出した煮汁に高い効能があるので、余さず取り入れてください。私はおせちの黒豆煮も甘さ控えめに作り、煮汁をすべて飲み干せるようにしています。

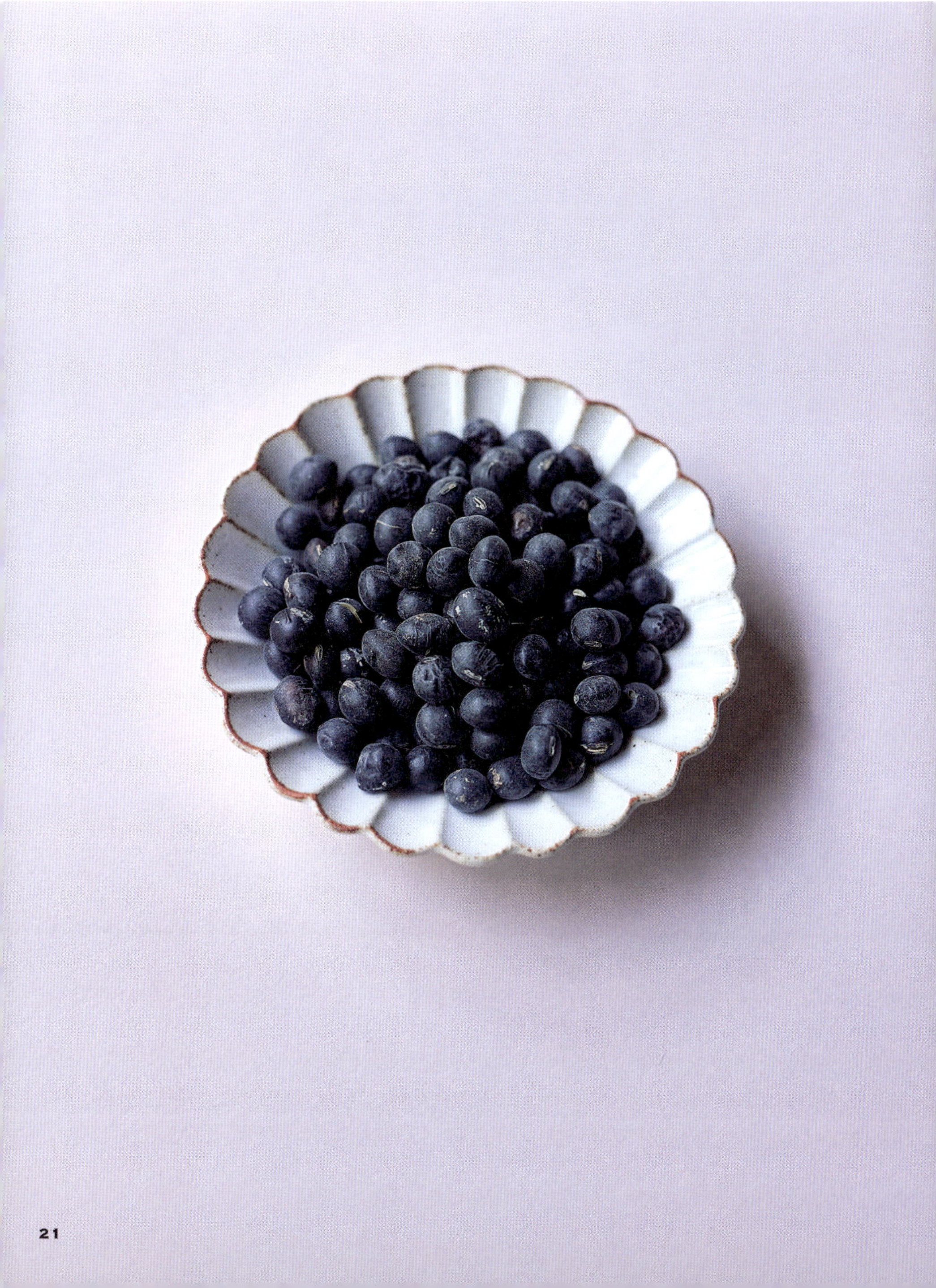

黒豆の煮汁

黒豆は豆そのものだけでなく、煮汁も〝くすり〟として利用されてきました。栄養学的にみても、抗酸化作用の高いアントシアニンは水溶性であるため、煮汁に多く流出します。残った黒豆は柔らかく煮て食べましょう。ホルモンバランスを整えるイソフラボンを含んでいます。

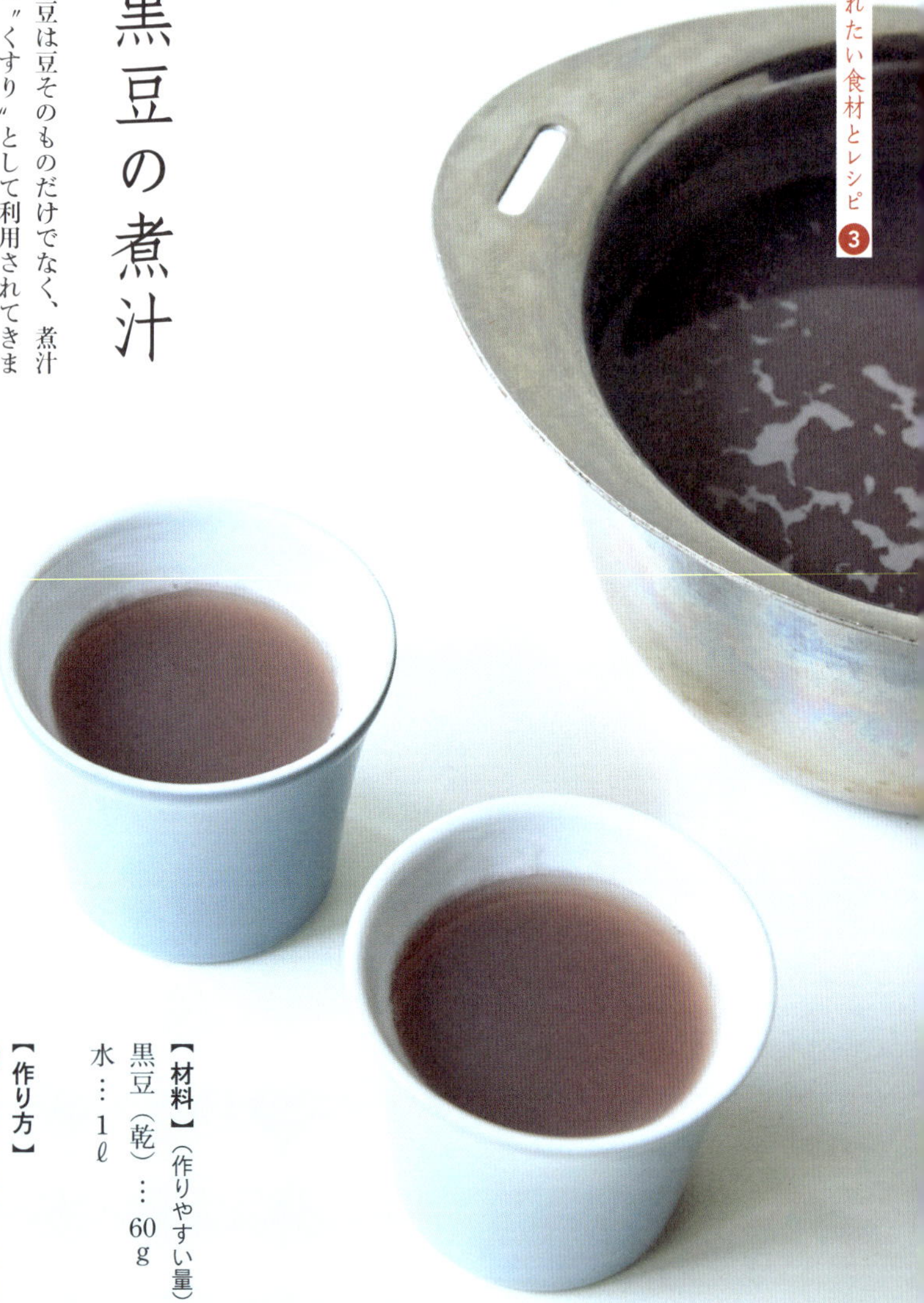

【材料】（作りやすい量）

黒豆（乾）…60g
水…1ℓ

【作り方】

① 黒豆は洗って分量の水に一晩浸けておく。

② 鍋に①を水ごと入れて中火にかけ、沸いたら弱火にして20分ほど煮る。茶こしで濾して、煮汁を1日に何回かに分けて飲む。

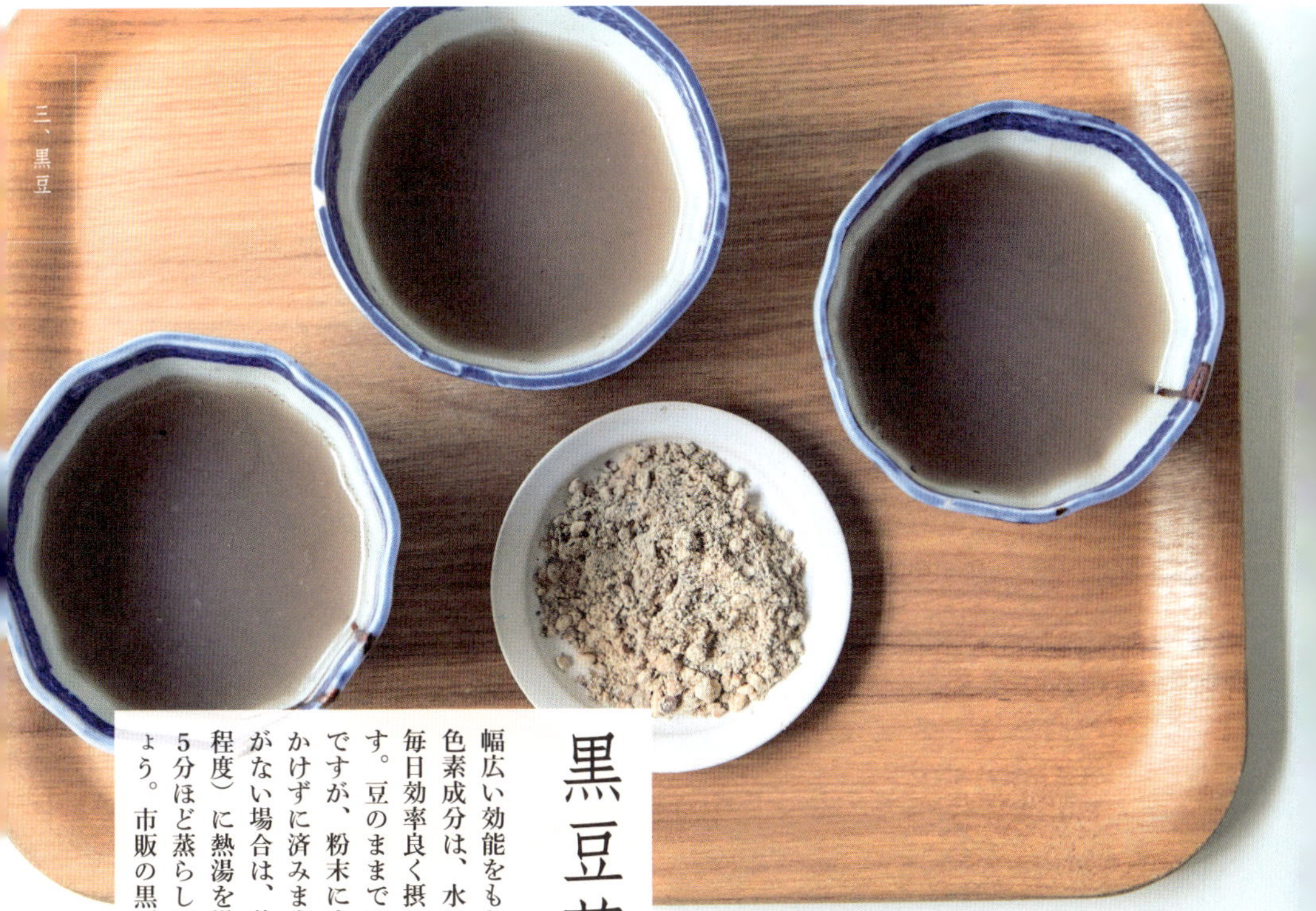

黒豆茶

幅広い効能をもたらすとされる黒い色素成分は、水に溶けやすいため、毎日効率良く摂るならお茶が一番です。豆のままでは消化が良くないのですが、粉末にすれば胃腸に負担をかけずに済みます。粉末にする道具がない場合は、煎った豆（10〜15粒程度）に熱湯を湯呑み1杯分注いで5分ほど蒸らして飲んでもよいでしょう。市販の黒豆茶を利用しても。

【材料】（作りやすい量）

黒豆（粉末）…3g

水…600㎖

【作り方】

① 乾燥黒豆（50gなど適量）は洗ってざるにあげて水気を切る。

② ①をフライパンに入れて乾煎りし、皮が破れて香ばしい香りがしたら、フードプロセッサーにかけて粉末にする。

③ 鍋に水と②の粉末3gを入れて中火にかけ、沸いたら弱火にして10分煮出す。1日何回かに分けて飲む。余った粉末は乾燥剤とともに密閉容器に入れ、冷暗所で保存する。

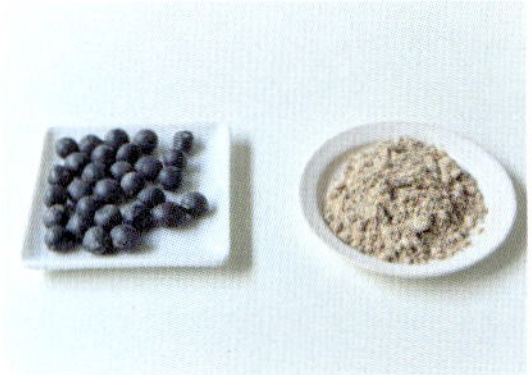

黒豆はかつて「母乳の出を良くする」ともいわれ、煎って粉にしたものや、豆のまま煎じたものが飲まれていたそうです。

黒豆粥

黒豆は、砂糖を加えて甘煮にして摂ることも多いのですが、黒豆そのものに甘みがありますし、砂糖には胃の働きを悪くする面があるため（糖反射）、私は入れずに作ります。お粥にすれば消化も良くなりおすすめです。また、先に黒豆だけ別に茹でるのではなく、生のお米と一緒にじっくり炊く方がおいしく、有効成分も摂りやすいでしょう。

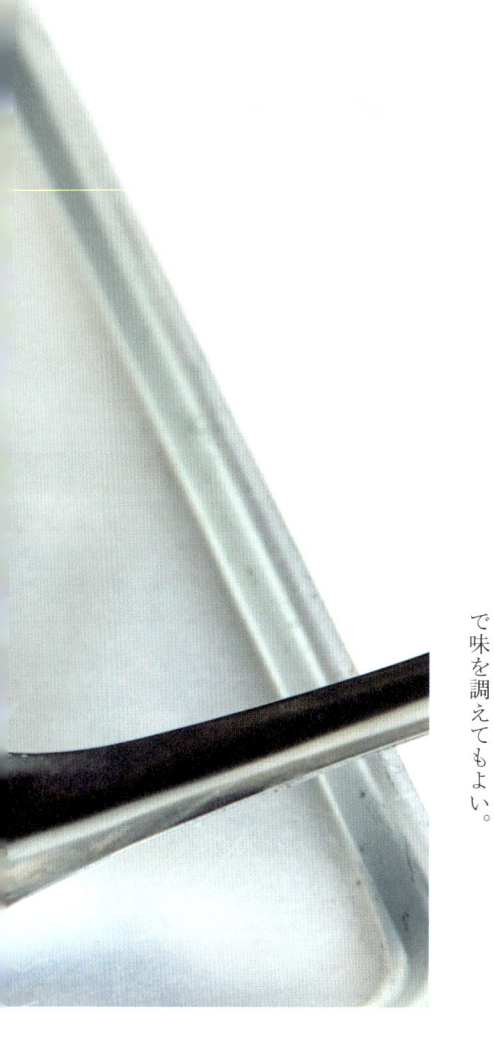

【材料】（2人分）

黒豆（乾）…20g

米…1/2合

水…500〜600mℓ

塩（好みで）…少々

【作り方】

① 黒豆は洗ってざるにあげて、水気を切る。

② ①をフライパンに入れて中火にかけ、皮が破れて香ばしい香りがするまで乾煎りする。

③ 鍋に米と②、水を入れて中火にかけ、沸いたら弱火にしてお粥を炊く。塩で味を調えてもよい。

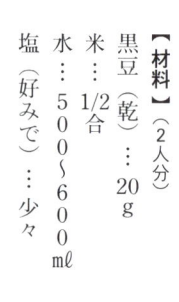

三、黒豆

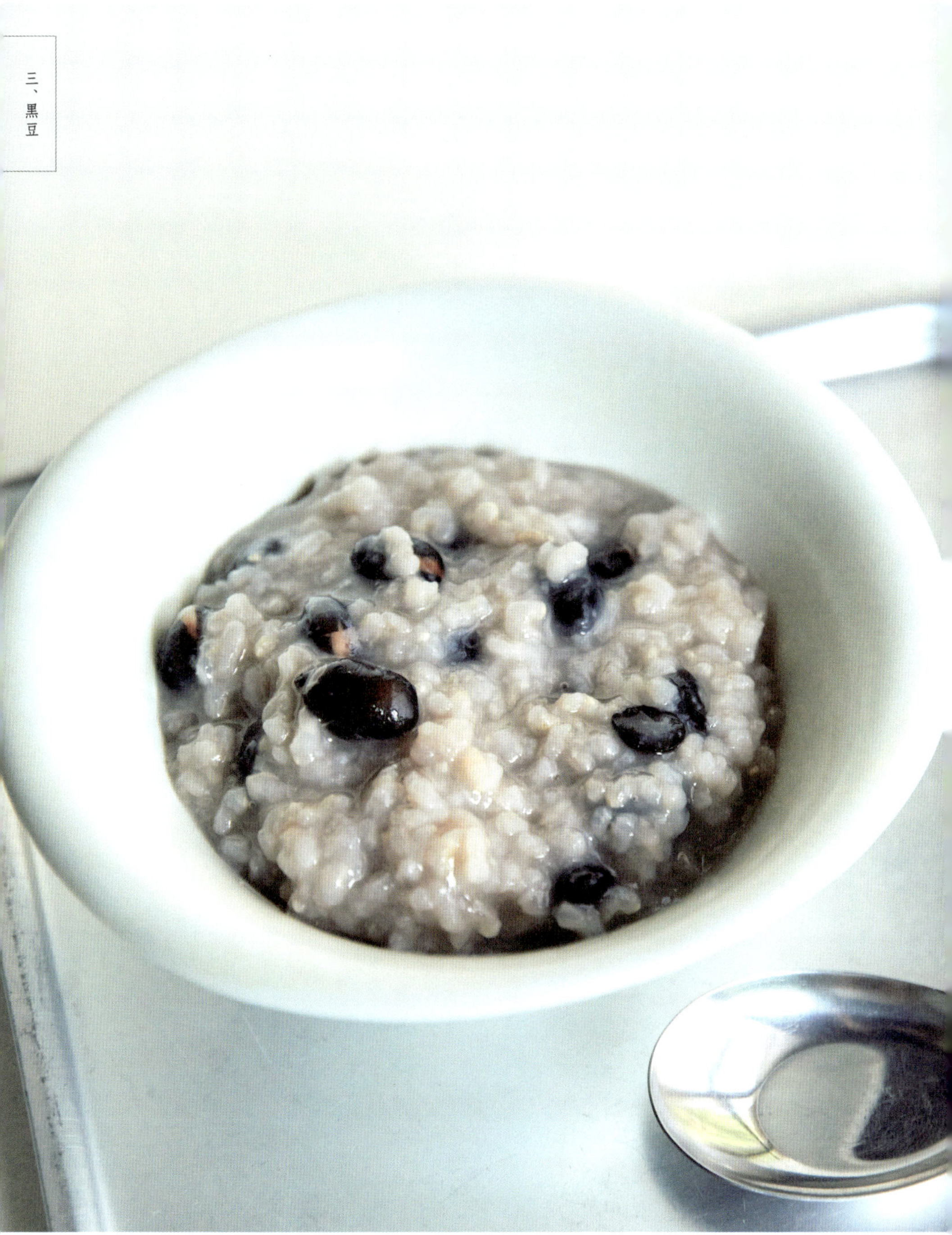

四、玄米《げんまい》

昔から、食療法の本に多く登場する玄米。タンパク質、ビタミンＢ群、ビタミンＥ、各種ミネラルに不溶性の食物繊維、フィチンやＧＡＢＡなどを含み、現代の栄養学に照らし合わせても玄米は完全食といえます。

これらの成分は、体力をつけ疲労を回復し、自律神経を整え、皮膚や粘膜を健康に保ち、腸内環境を整えて便秘を解消するなど、実に幅広い効果をもたらすとされています。解毒作用も高く、老廃物などを体外に排出するデトックス作用もよく知られます。

難点は、不溶性食物繊維を含むため消化が良くないこと。玄米を炊いて食べようとしても、私の場合、体が素直に受け付けようとしません。子どもにとっても好みではないようです。そこで数ヶ月に一度、体の大掃除を目的に、小豆と一緒にコトコトと1時間くらい炊いてお粥にして食べるようにしています。

このほか、民間で伝えられてきた取り入れ方としては、玄米の持つ力をうまく発揮させるとして、玄米を黒くなるまで煎ってからスープにしたり、煎って粉末にしたものをコーヒーのように飲んだりするものがあります。

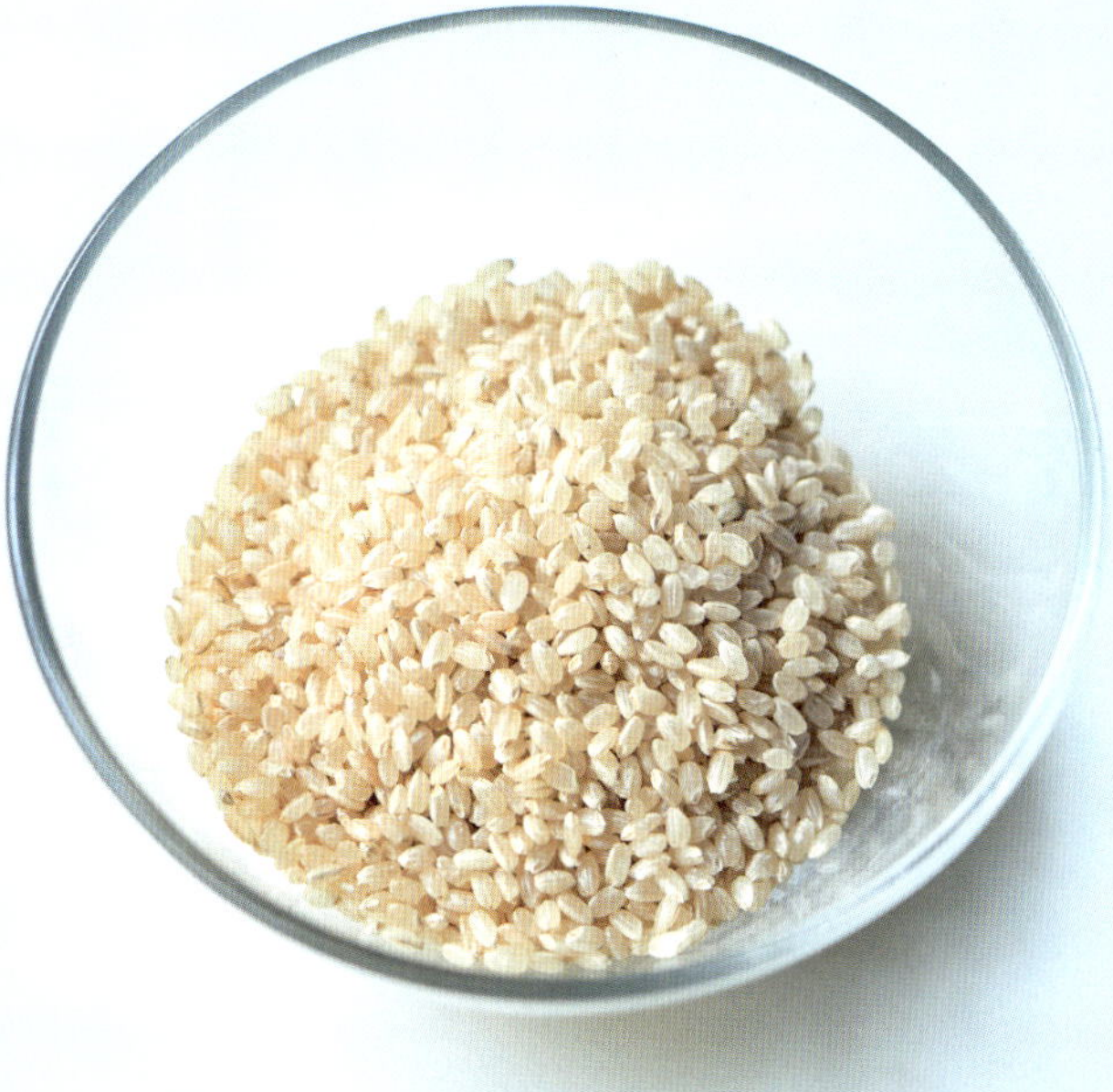

玄米スープ

玄米を煎って更に煮出したスープ。〝究極の養生スープ〟として、明治、大正時代の食養雑誌でも「近頃、大流行」「如何なる状態の病人にも用いるを、これ以上の重宝なる飲料なし」と紹介されていました。体内にたまった毒素を排出する働きもあるとされ、定期的に飲んでデトックスするのもおすすめです。

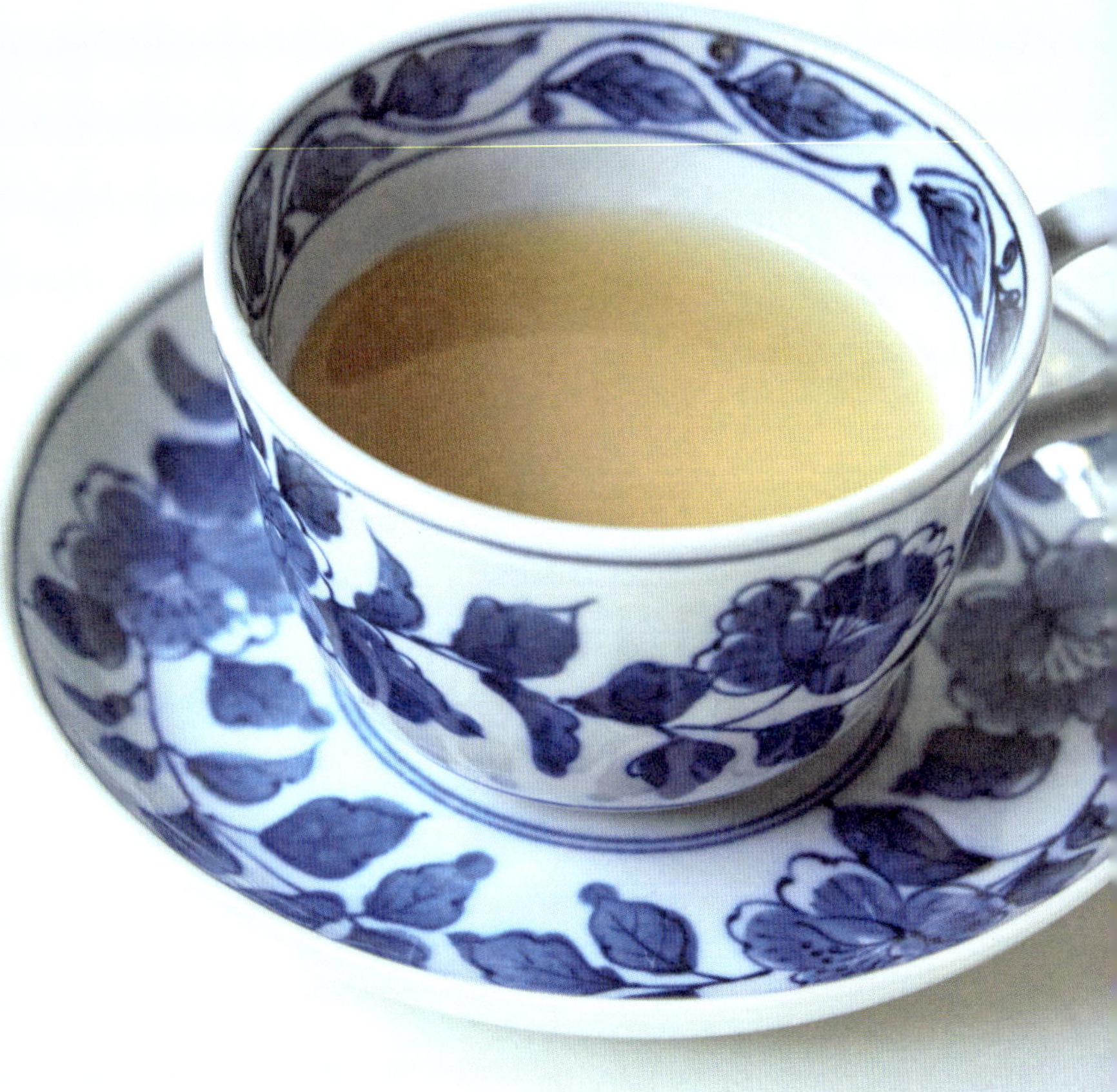

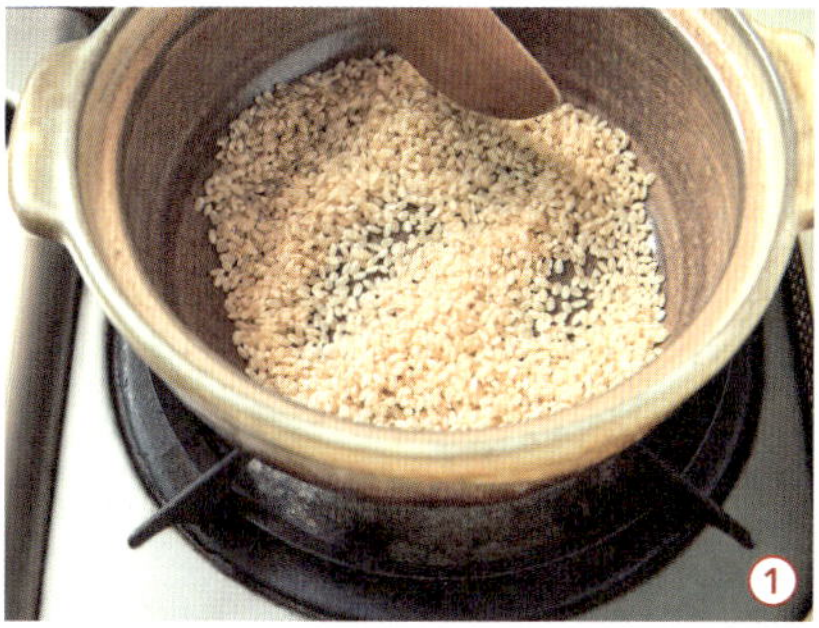

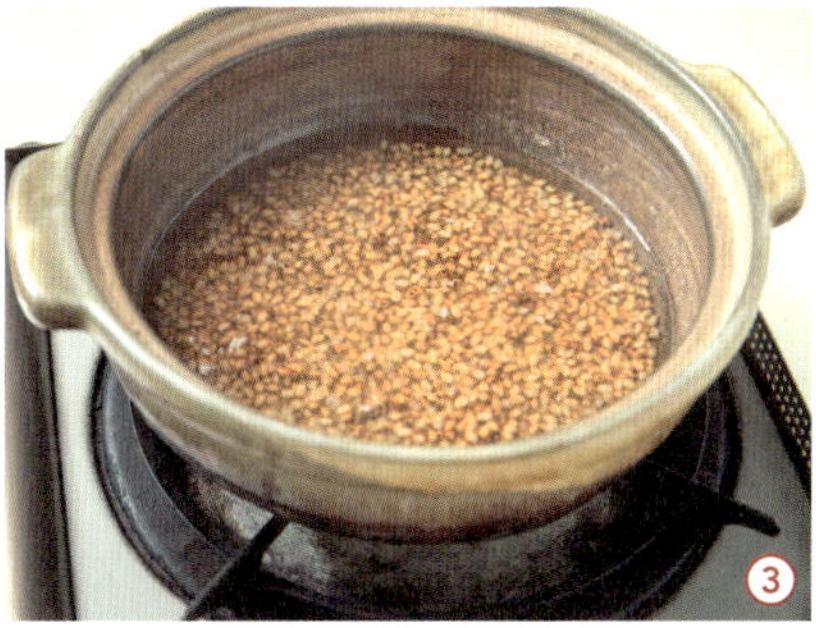

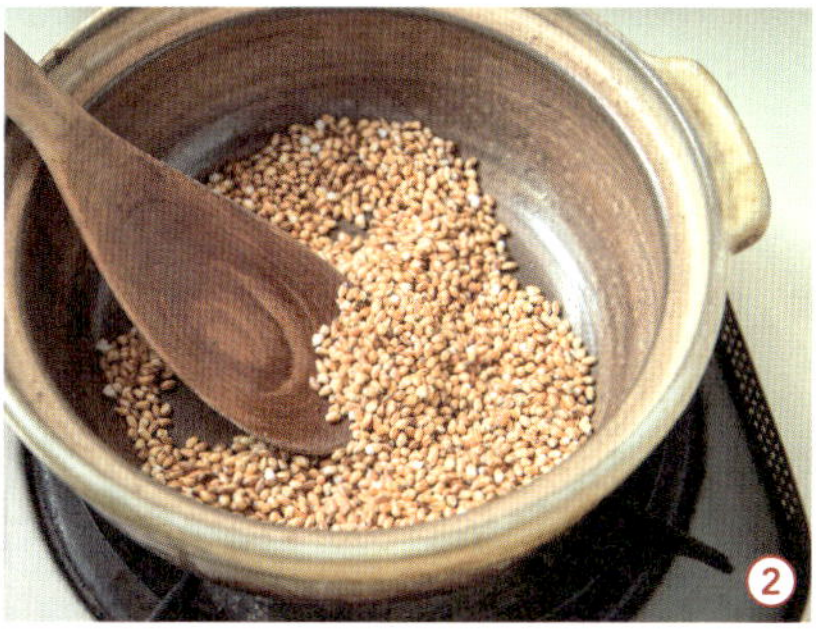

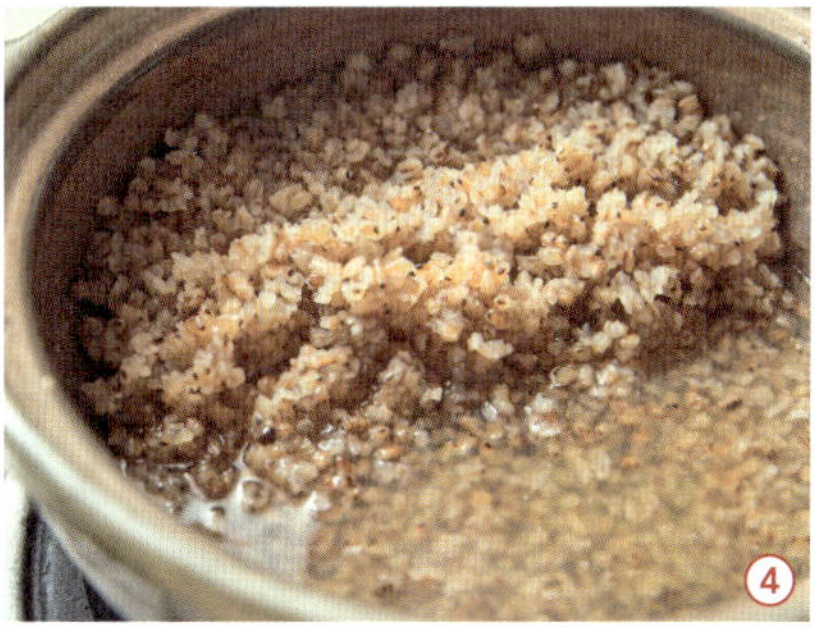

玄米スープの味付けには塩のほかにごまや醤油、砂糖を入れるものもあったようで、玄米と水の配合も様々なレシピが伝えられています。

【材料】（作りやすい量）

玄米…1/2合
水…800mℓ
塩…ひとつまみ

【作り方】

①土鍋に玄米を洗わずに入れ、木べらでかき混ぜながら、弱火でじっくり煎る。

②30分ぐらいして焦げ茶色になったら火を止める。

③水を加えて中火にかける。

④沸いたら蓋を少しずらした状態で弱火にし、水分が2/3ぐらいになるまで煮詰める。塩で味を調え、茶こしなどで濾して1日2〜3回に分けて飲む。飲むたびに温め、濾したあとの玄米も食べると良い。

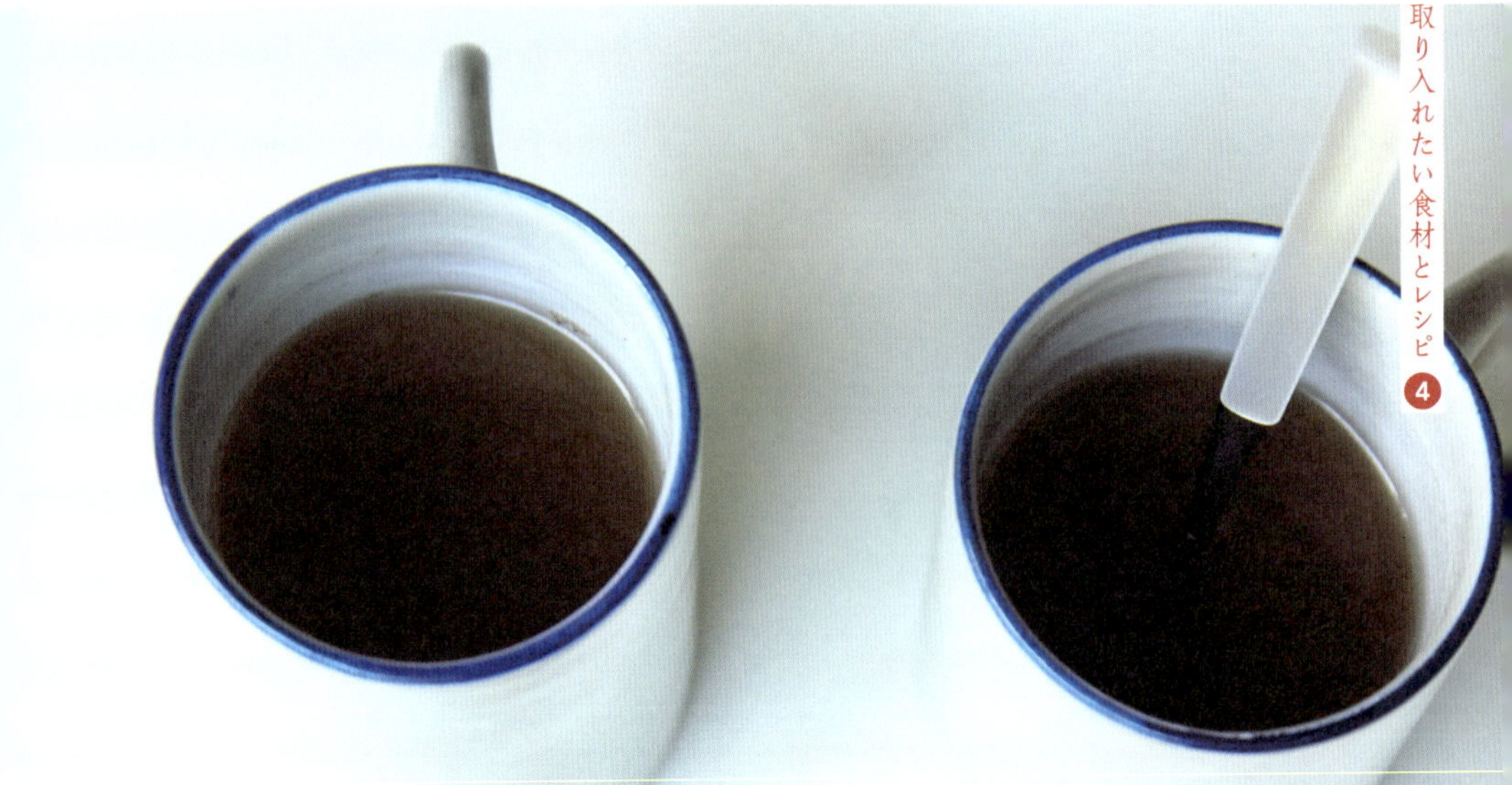

玄米コーヒー

玄米は、体が弱ったときの回復食として取り入れられてきました。玄米コーヒーもその一つ。玄米を、コーヒーのように真っ黒になるまで煎って粉末にすることで、消化吸収が格段に高まり、栄養も摂りやすくなります。焦がさずに根気よく煎るのがポイントです。

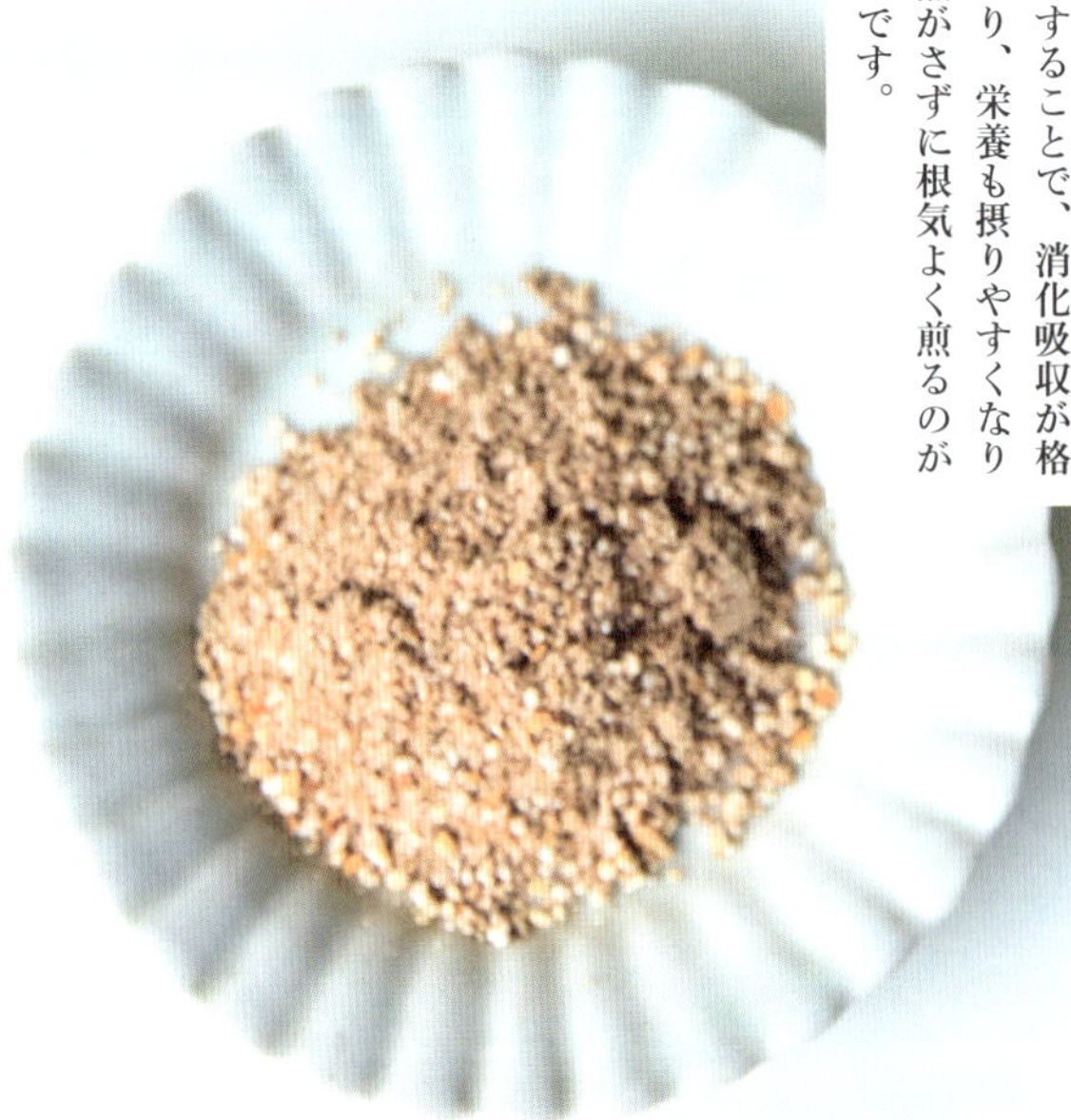

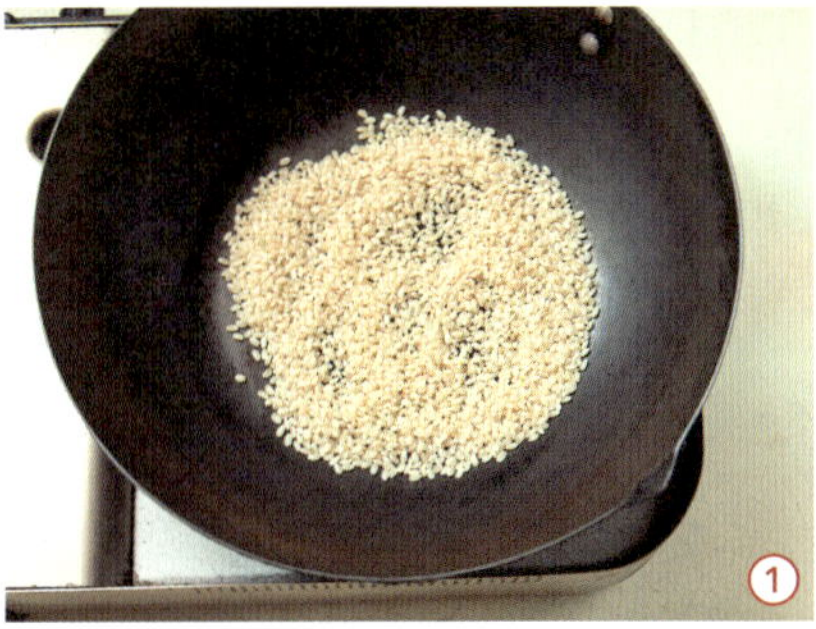

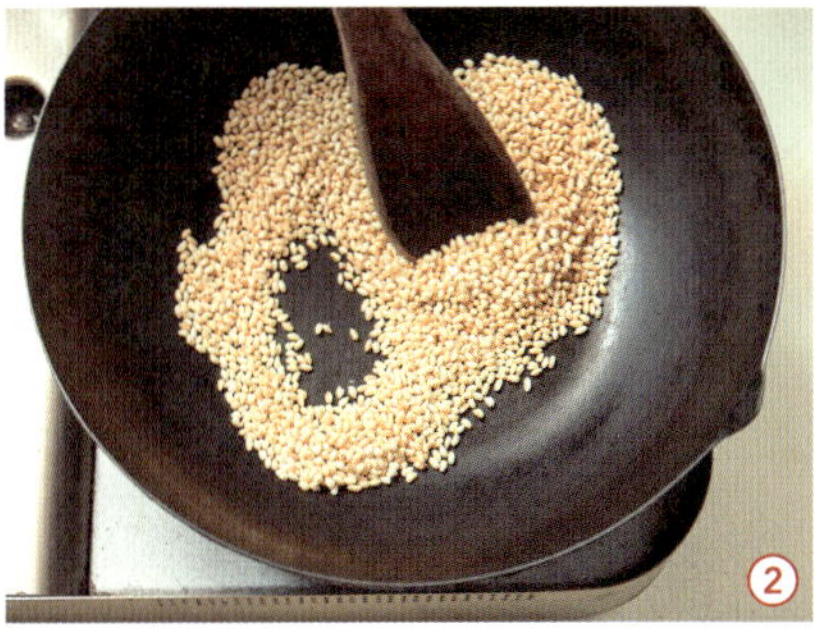

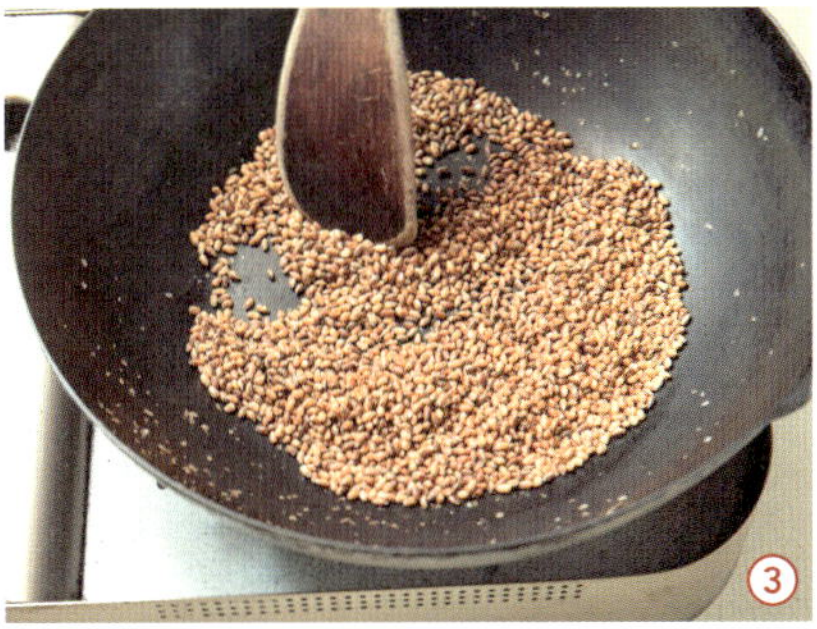

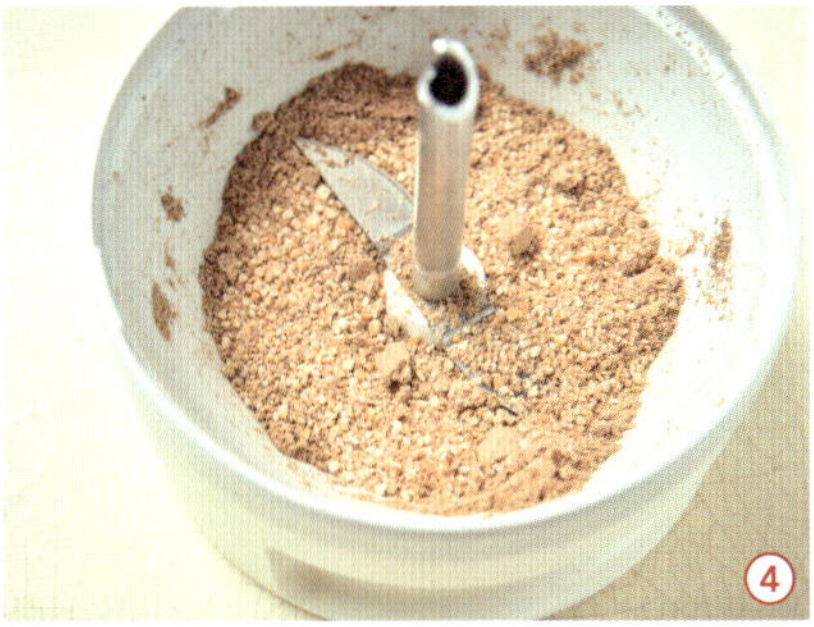

【材料】（作りやすい量）

玄米…大さじ3

熱湯…200㎖

【作り方】

① フライパンに玄米を洗わずに入れ、弱火で煎る。

② 玄米がはじけたり、焦げたりしないように火加減を調整しながら、木べらで絶えずかき混ぜる。

③ 30〜40分ぐらいして焦げ茶色になったら火を止める。

④ ③をフードプロセッサーやすり鉢などで粉末にする。小さじ1をカップに入れ、熱湯を注いで飲む（1日1杯が目安）。余った粉末は密閉して冷凍保存する。

五、大根《だいこん》

葉も皮も捨てることなく利用できる大根には、様々な種類の消化酵素が豊富に含まれ、昔から家庭でも消化不良や胸焼け、胃もたれのときの対処に用いられてきました。薬味として焼き魚や天ぷらに大根おろしを添え、刺身にせん切り大根を合わせるのも、消化酵素の働きを利用したすばらしい組み合わせです。

薬膳の考えでも、体の熱を冷まし、炎症を鎮めるとされ、発熱やのどの痛み、歯痛の対処法にもよく利用されてきました。我が家でものどが痛いとき、イガイガするときは大根飴が定番です。

こうした大根の効用をもたらす消化酵素やビタミン、辛味成分は熱に弱いため、生で摂るのが理想的ですが、最も手軽に利用できるのが大根おろしです。おろし汁に生姜のしぼり汁を加えて飲んだり、おろし汁でうがいをすると良いでしょう。

秋冬に旬を迎え、甘みが増して栄養価も高まる大根。空気が乾燥する秋から冬は、肺や気管支も渇いて、咳やのどの痛みが起こりやすくなります。風邪などの感染症も流行りやすい時期ですから、タイミング良くこの時期に出回る大根を利用するのは、とても理にかなっています。ただ、一度にたくさん摂ると胃酸の分泌が増えて胃痛の原因になるので、少量ずつ摂るようにしましょう。

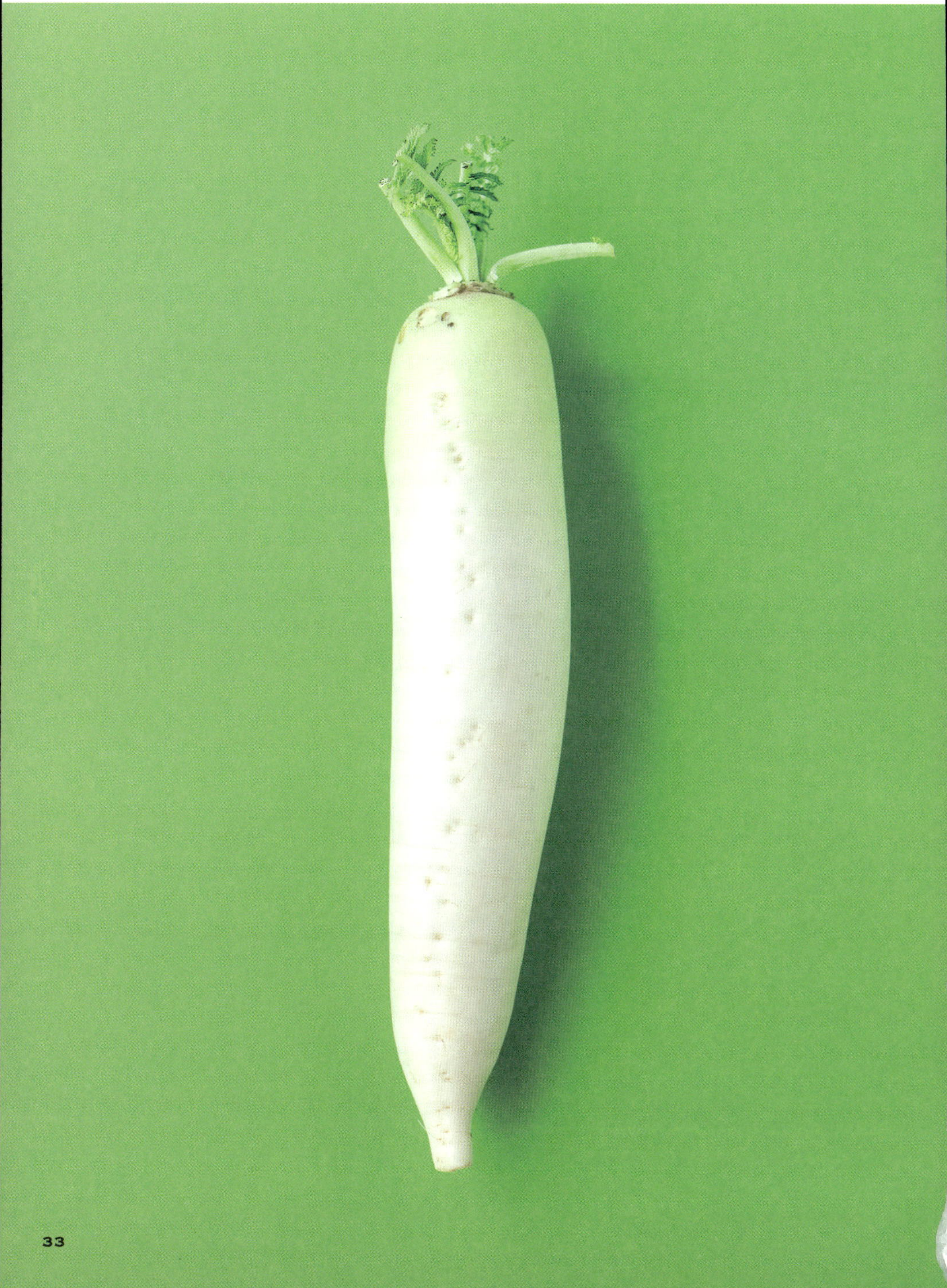

大根飴

大根は、栄養学的にその辛味成分に消炎作用があり、のどの炎症を鎮めるとされます。また、薬膳でも痰を取り除く働きがあるといわれてきました。この大根飴は、かつては水飴に大根を浸して作られていましたが、近年では殺菌作用の高いはちみつを加えるやり方も知られています。数時間でエキスが上がって飲み始めることができるので、私は咳が出始めたなと思ったらすぐに作ります。1週間ぐらい保存がきくので、飲み終わるころにはたいてい咳がおさまっています。

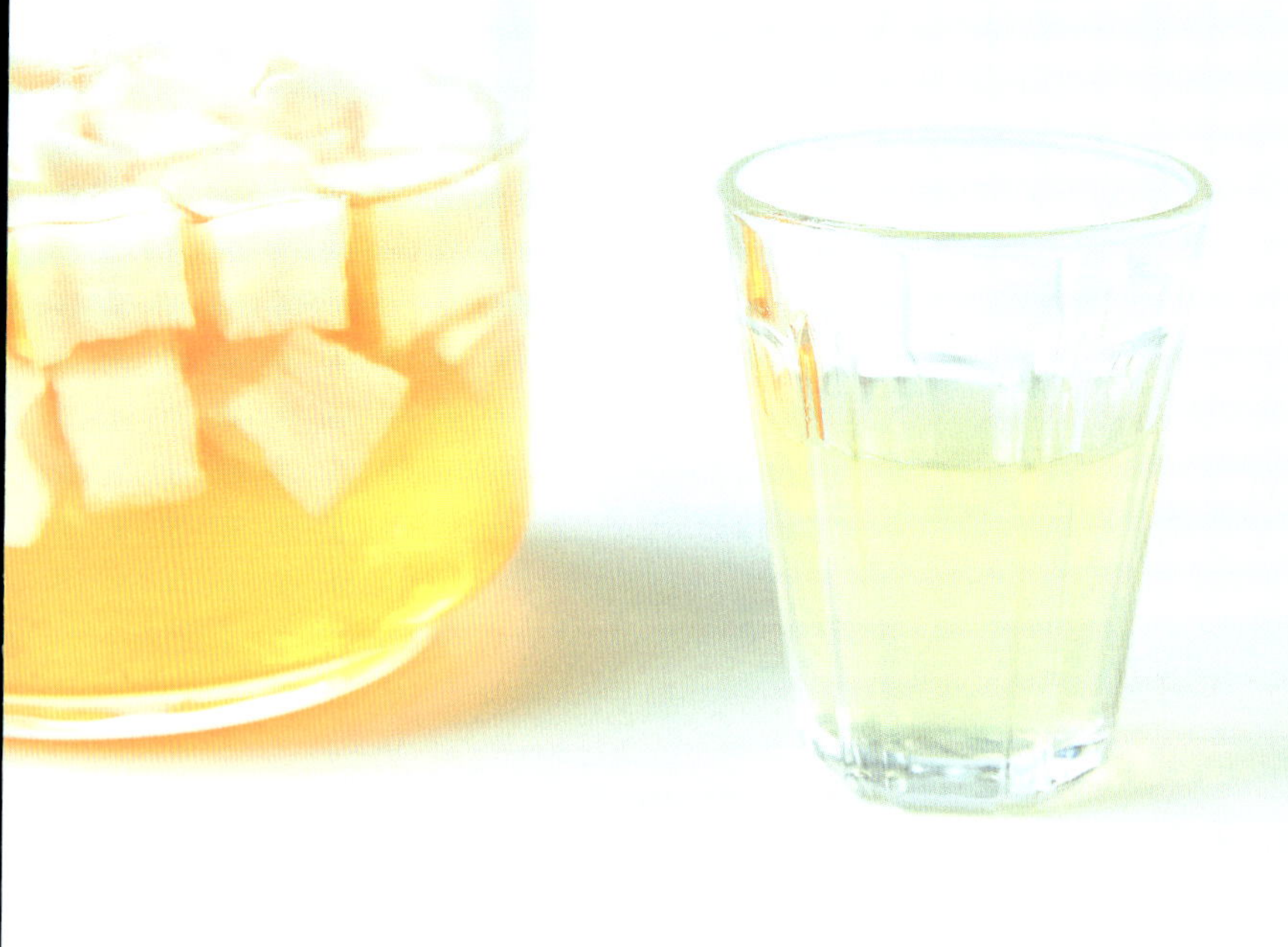

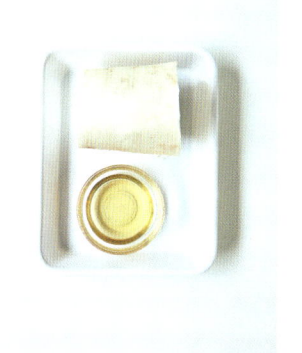

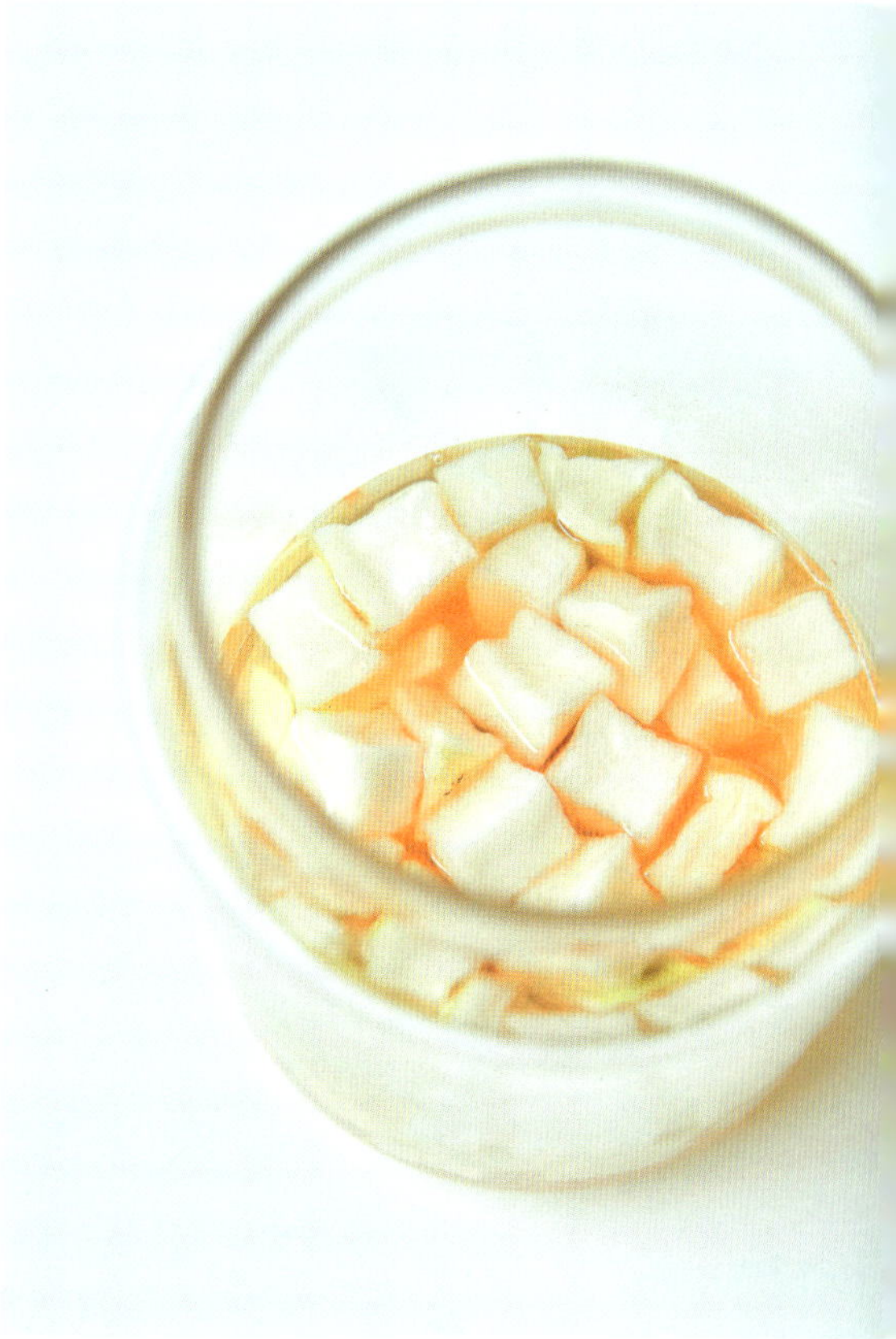

【材料】（作りやすい量）

大根…１５０ｇ

はちみつ…適量

【作り方】

①大根は皮ごと１㎝角に切り、瓶などの蓋付き保存容器に入れてひたひたになるまではちみつを注ぐ。

②数時間～半日ほどで大根からエキスが出たら飲み始められる。

③１日ほどおいたらしぼんだ大根を引き上げ、エキスは容器のまま冷蔵保存する（１週間ほど保存可能）。１日２～３回、盃１杯ずつをそのままか水で薄めて飲む。

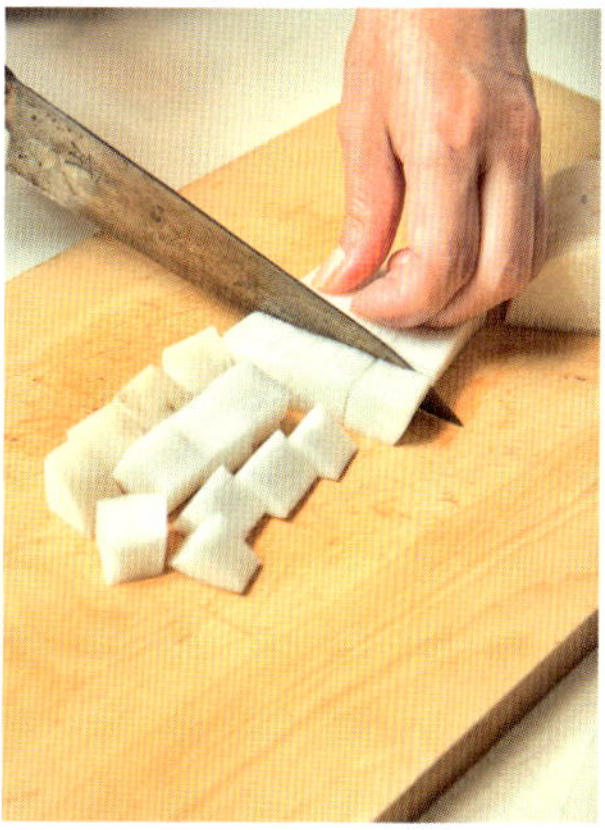

六、れんこん

子どものころ、扁桃腺が腫れやすく、のど風邪を引くことの多かった私は、のどを潤したり、炎症や痛みを取ったり、ウイルスの殺菌作用のあるような手当てをいろいろ利用してきました。たとえば、梅酢や梅肉エキス、金柑の蜜煮、かりんシロップ、大根飴など。食材の出回る時期が違うので、その季節にあるものを使って母がいろいろ飲ませてくれたのを覚えています。れんこんのおろし汁やれんこん湯もその一つです。

栄養学的にみても、れんこんは抗酸化作用が高いビタミンCを含み、皮や節の近くには消炎作用や抗酸化作用があるタンニンを含みます。古くから咳や痰を止め、のどの炎症を抑え、下痢を止めるといわれてきたのも納得です。止血作用もあるため、痔や胃潰瘍などの傷の治りにも利用されていたそうです。なお、効率良くタンニンを摂取するためには、水に長く浸けず、汁ごと使うのがおすすめです。

おろし汁は決しておいしいものではなく、子どものころは苦手だったのですが、今はアトリエでおこなっている薬膳教室の生徒さんにも、「のどの炎症をおさめるには、れんこんをすりおろして生で飲んでね。飲みにくかったらはちみつを加えてね」とすすめています。とろりとして、飲めばのどが潤うのが実感できるはずです。

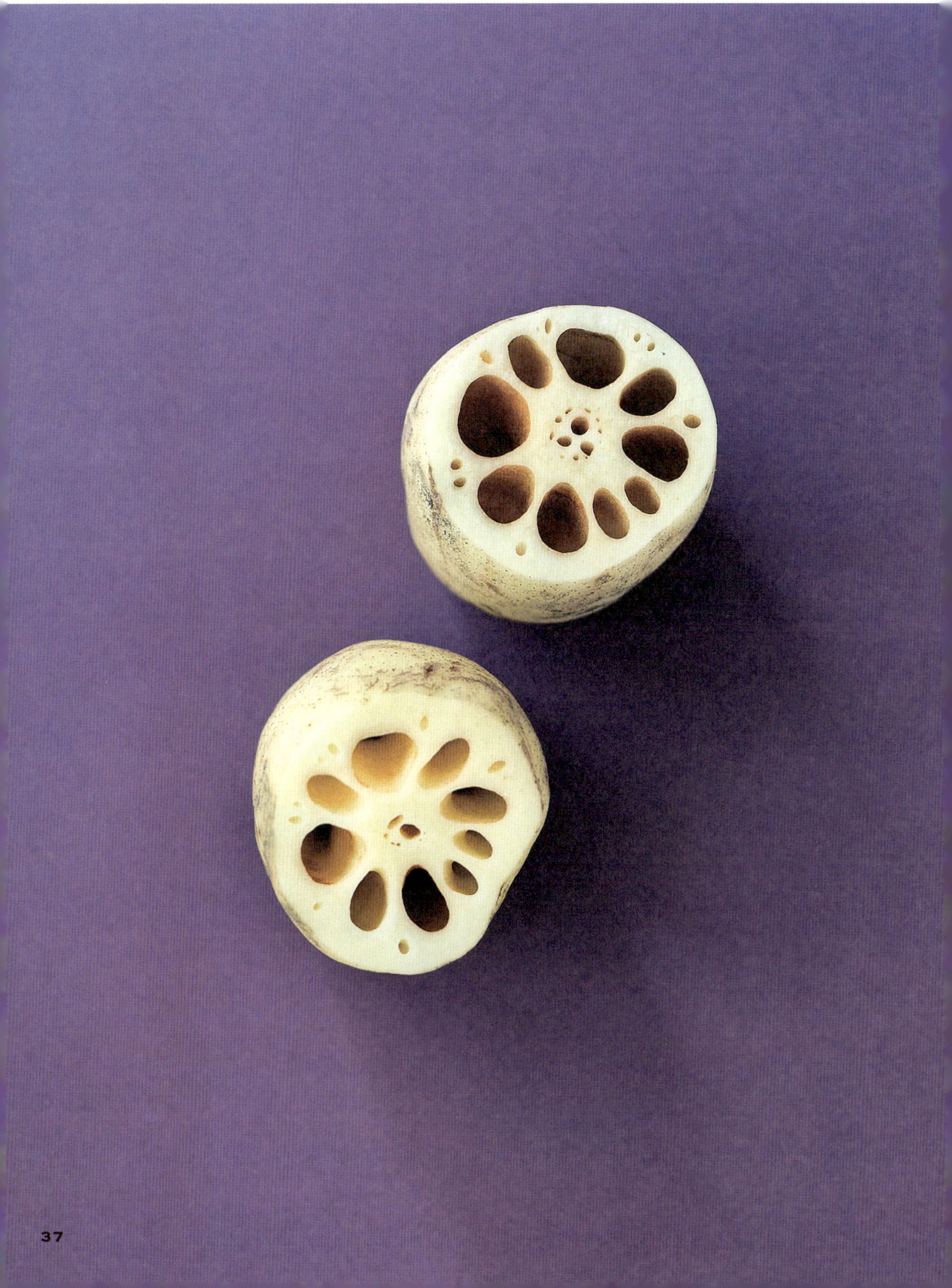

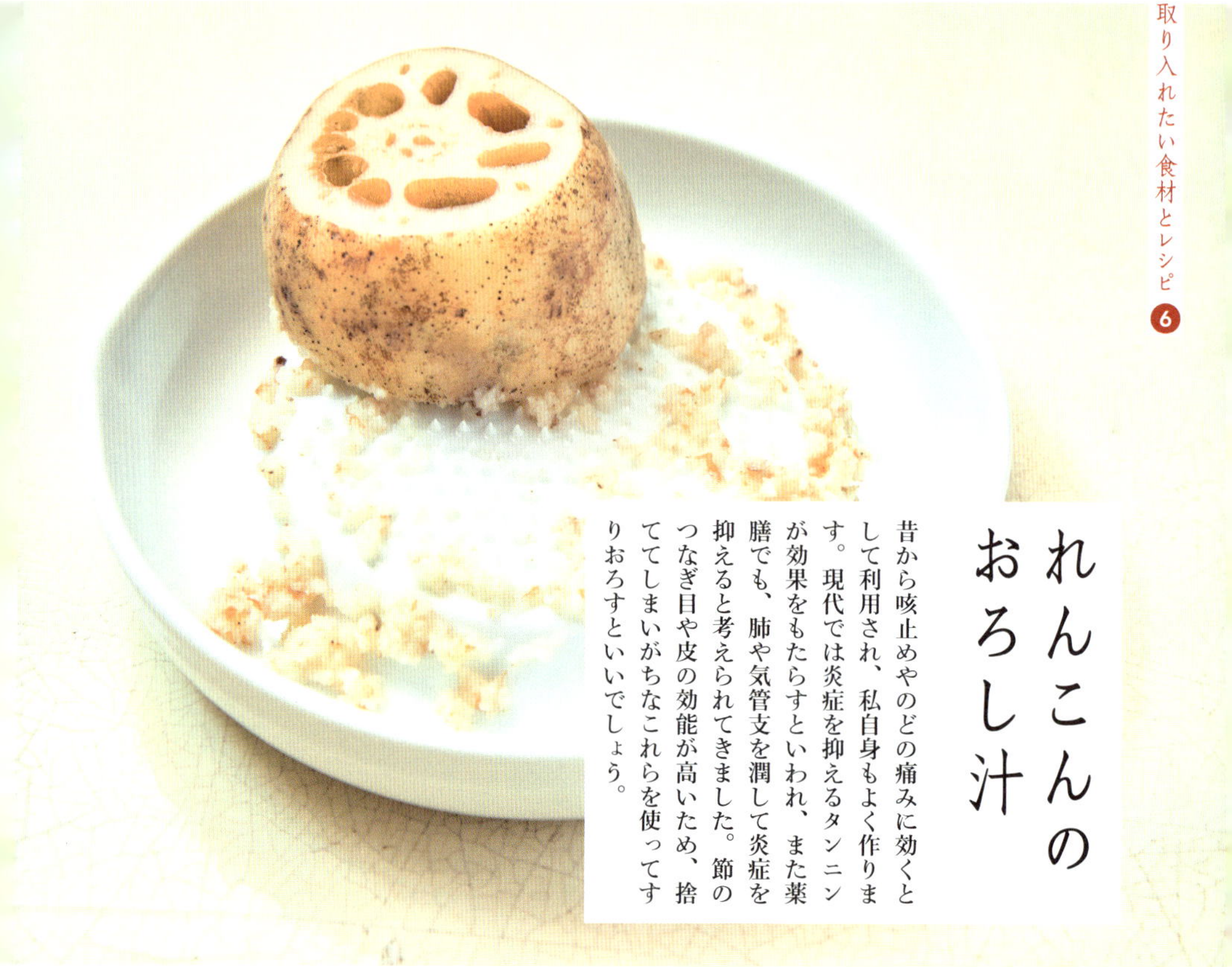

れんこんのおろし汁

昔から咳止めやのどの痛みに効くとして利用され、私自身もよく作ります。現代では炎症を抑えるタンニンが効果をもたらすといわれ、また薬膳でも、肺や気管支を潤して炎症を抑えると考えられてきました。節のつなぎ目や皮の効能が高いため、捨ててしまいがちなこれらを使ってすりおろすといいでしょう。

【材料】（1回分）

れんこん…40g
はちみつ（好みで）…適量
水（好みで）…適量

【作り方】

① れんこんをよく洗って皮ごとすりおろす。
② さらしなどで包んで汁をしぼる。盃1杯程度を、好みで水で割ったり、はちみつを加えて飲む。

※胃腸が弱い人、消化不良を起こしやすい人は摂りすぎに注意しましょう。

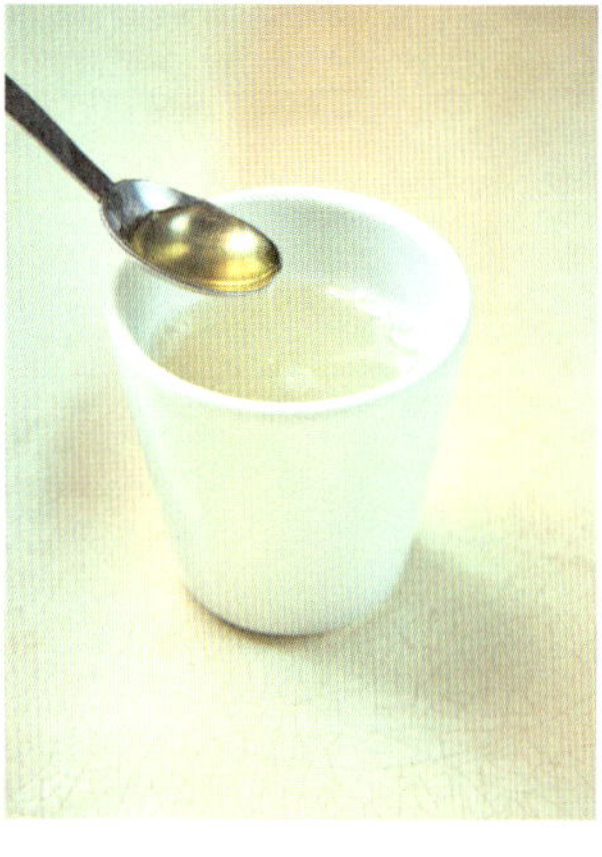

れんこん湯

かねて、咳やぜんそくのときに飲むと即効性があるとされてきたもの。皮や節のつなぎ目部分まで、よく洗って丸ごと使用します。あまりおいしいとはいえませんが、私も子どものころに咳が出ているとき鼻をつまんで飲んだ記憶があります。

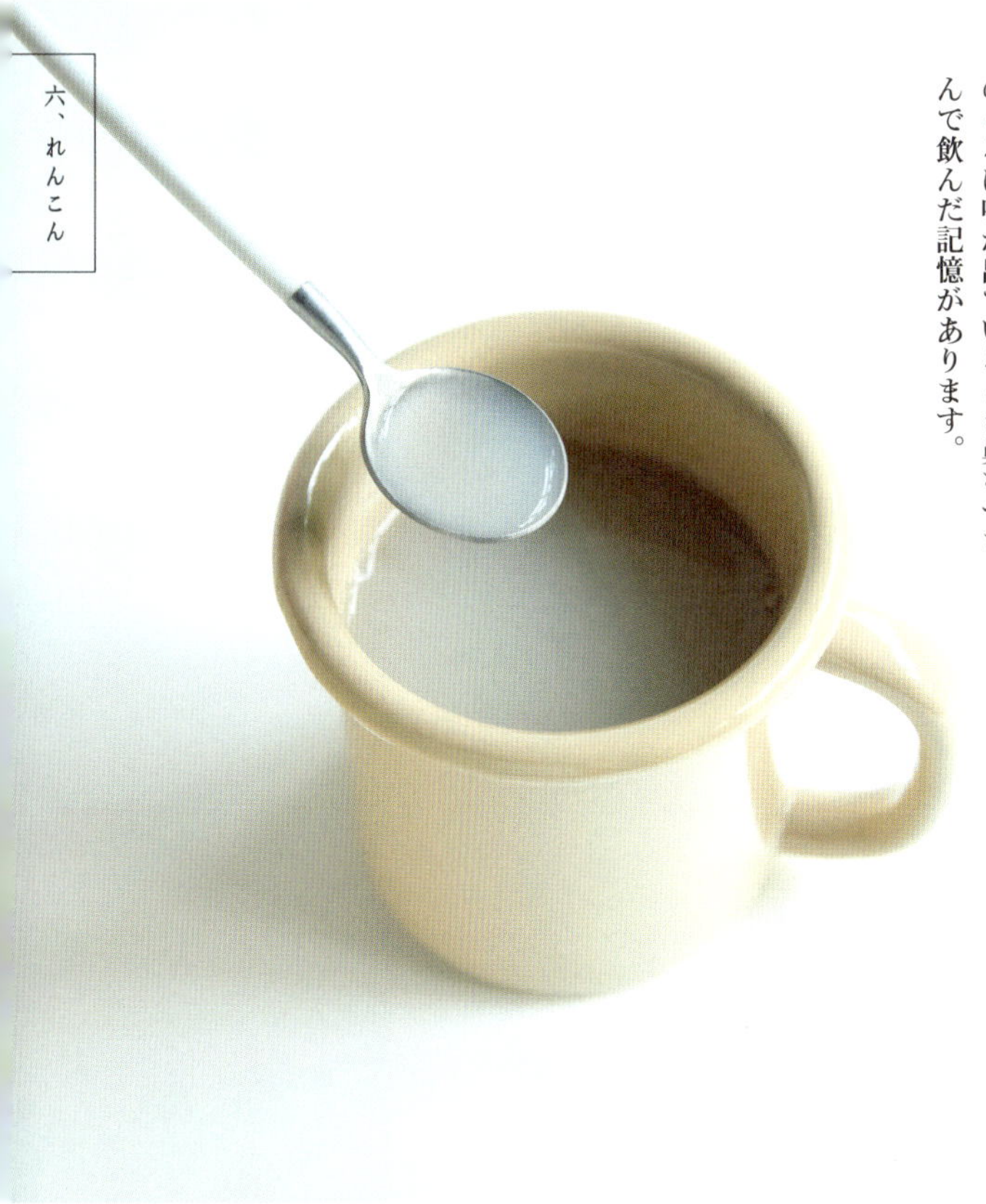

【材料】（1回分）

れんこん…70g
ひね生姜（おろし汁）…少々
醤油…少々
葛粉…小さじ1
熱湯…150㎖

【作り方】

① れんこんはよく洗って皮ごとすりおろし、さらしなどで包んでしぼり、大さじ2程度をカップに入れる。
② ①に生姜のおろし汁を少々加える。醤油で味を付け、葛粉を加えて練る。
③ 熱湯を注いでよく混ぜ合わせ、熱いうちに1日に2回飲む。

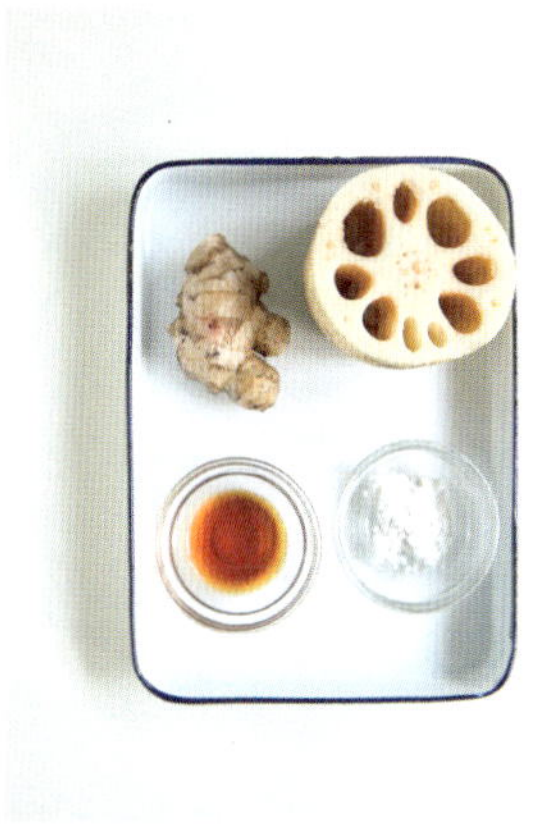

七、玉《たま》ねぎ

日本では明治以降に普及した歴史の浅い野菜ですが、西洋や中近東、インドなどでは昔から〝民間薬〟として利用されてきたそうです。紀元前１５００年頃の古代エジプトの古文書にも、玉ねぎが心臓病、頭痛、咬み傷、寄生虫などの回復に良いと記されています。

栄養学的には、効能をもたらすのは主に玉ねぎを切ったときに発生する硫化アリルという成分で、新陳代謝を活発にし、血液をサラサラにして血流を良くする作用があるとされます。また、強力な殺菌作用で風邪を予防したり、疲労回復に良いビタミンB_1の吸収を高める効果があります。また玉ねぎは、民間に伝わる療法を伝える昭和初期の本などでは、神経の高ぶりを鎮める効果があると度々紹介されていました。

私の薬膳の師匠はもう何十年も、毎朝、小皿1杯の酢玉ねぎを食べているそうです。その話を聞いて以来、私も1日1回を習慣にしています。硫化アリルは水や加熱に弱く、酸素に触れると揮発してしまうため、酢に漬け込んだり、サラダのように食べるのが効率的です。とはいえ、生のものを摂りすぎると胃酸の分泌を促して吐き気や胃痛、腹痛などを起こすことがあるので食べすぎには注意しましょう。

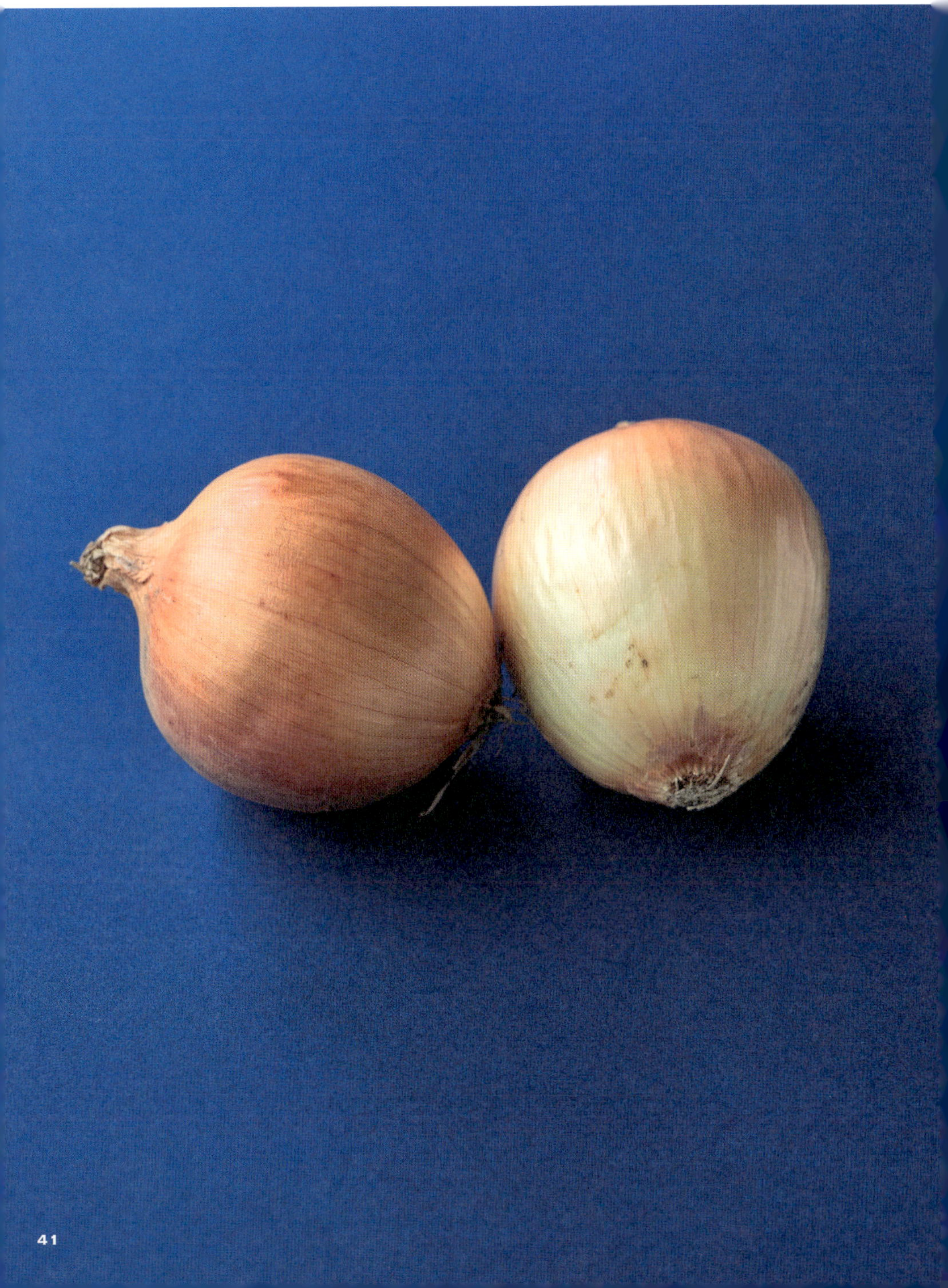

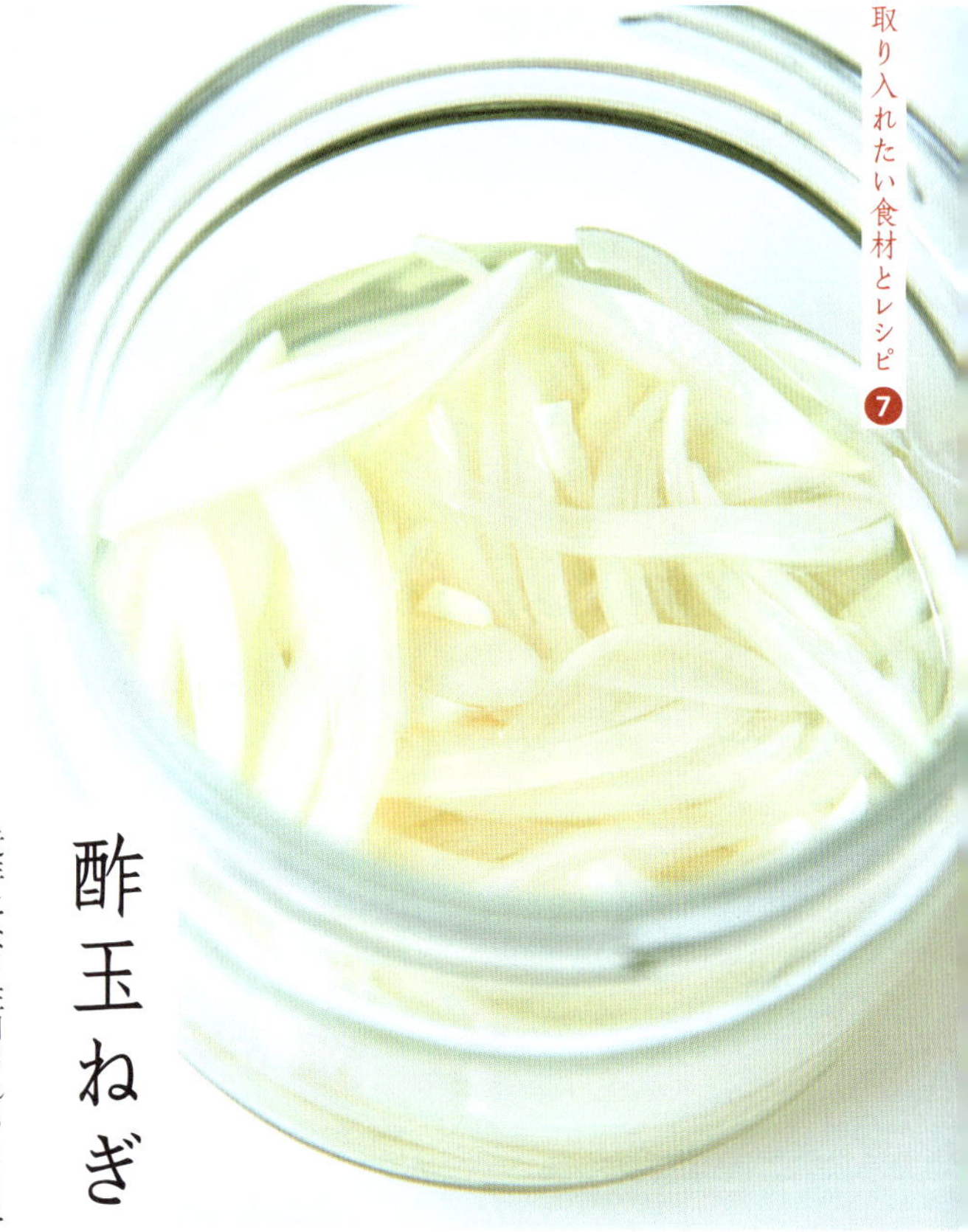

酢玉ねぎ

近年になり注目されるようになったレシピです。玉ねぎと酢、どちらも血流を良くする作用があるため、2つを合わせることでより効果が期待できます。玉ねぎの有効成分は水にさらすと流出してしまい、かといって生でそのまま食べると胃への刺激も強くなりますが、その点、酢に浸けておけば辛味や匂いもマイルドになって食べやすくなるのも利点です。

【材料】（作りやすい量）

玉ねぎ…1個
酢（黒酢でも）…100ml
はちみつ…小さじ1
塩…少々

【作り方】

① 玉ねぎは薄くスライスし、30分ほどおいて保存容器にいれる。
② 酢、はちみつ、塩を加えて混ぜ合わせ、蓋をして冷蔵庫で2〜3日おく。朝晩2回、小皿に1杯ずつ食べる。冷蔵で10日ほど保存可能。

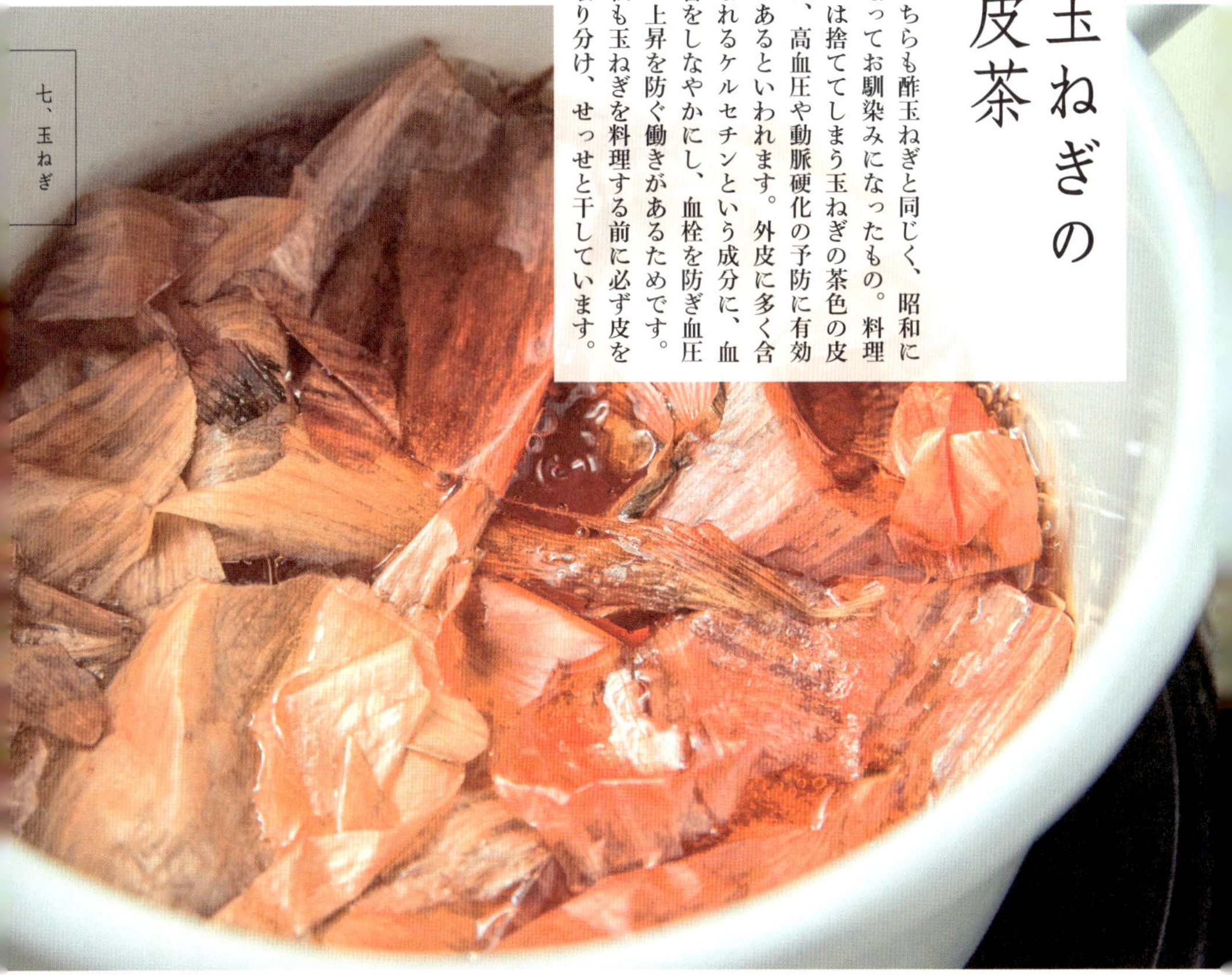

玉ねぎの皮茶

こちらも酢玉ねぎと同じく、昭和になってお馴染みになったもの。料理では捨ててしまう玉ねぎの茶色の皮は、高血圧や動脈硬化の予防に有効であるといわれます。外皮に多く含まれるケルセチンという成分に、血管をしなやかにし、血栓を防ぎ血圧の上昇を防ぐ働きがあるためです。私も玉ねぎを料理する前に必ず皮を取り分け、せっせと干しています。

【材料】（1日分）

玉ねぎの皮（乾）…5g

水…500㎖

【作り方】

① 玉ねぎの皮（10個分など適量）は洗ってざるにのせ、天日で1週間ほど乾燥させる。

② ①を5gと水を鍋に入れて蓋をして、弱火で半量になるまで煎じる。汁を濾して1日3回に分けて飲む。

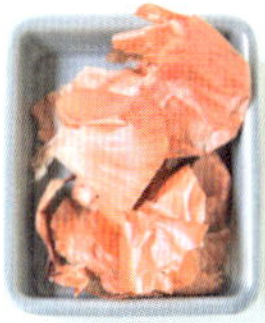

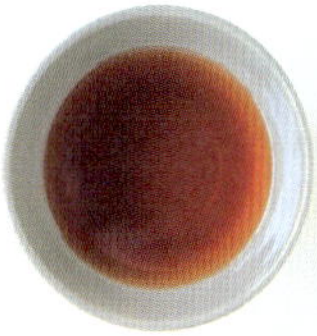

八、にんにく

古くから滋養強壮剤として知られるにんにく。古代エジプトのピラミッド建設にたずさわる労働者が常用していた話は有名ですが、日本でも長らく薬用として位置付けられていました。「源氏物語」「今昔物語集」などにもにんにく服用の記述が見られますが、風邪や暑気あたりの予防や治療薬という意味合いが強かったようです。また、江戸時代、コレラが流行したときにはにんにくの黒焼きが特効薬として人々から求められたそう。関東のある地方では、風邪が流行っている時期に、にんにくを小袋に入れて帯に下げておくと予防になると信じられていたことが伝わっています。

現在、にんにくの様々な栄養成分が明らかになっており、香気成分のアリシンは、糖を代謝してエネルギーを生み出すビタミンB_1と結び付くことで疲労回復、食欲増進、スタミナ増強といった効果をもたらすといわれます。またアリシンは、血流促進や殺菌作用も発揮します。

効能を考えると生で食べるのが効果的ですが、摂りすぎると胃腸への刺激が強く、胃腸の粘膜を荒らしたり、有用な菌まで殺してしまうことも。そのため、昔の人々もごく短時間加熱したり、味噌やはちみつなどに漬け込んで食べやすく工夫していたようです。

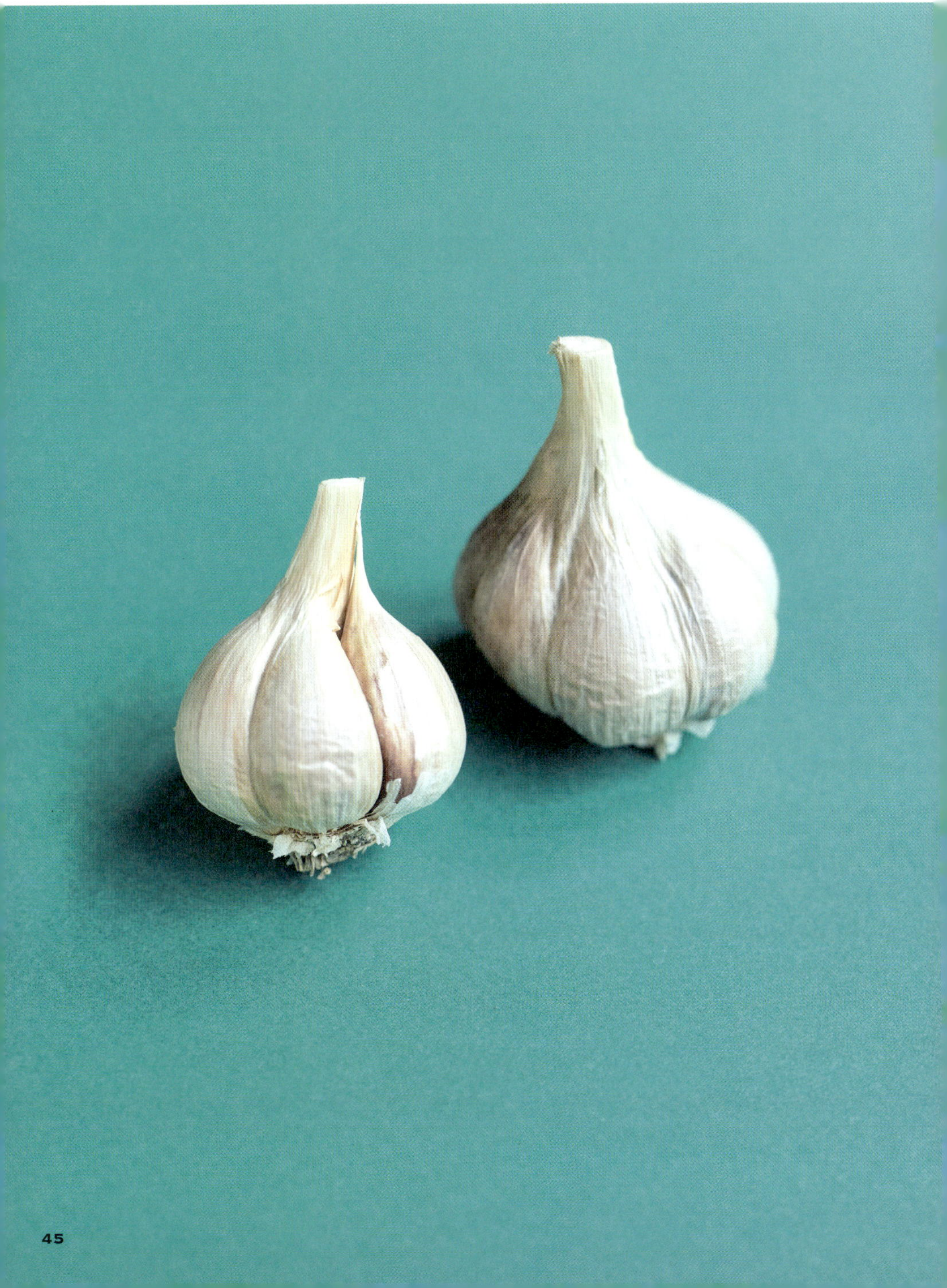

焼きにんにく

にんにくを生のままおろして食べることをすすめる療法も伝わっていますが、生は刺激が強いもの。短い時間で火の通るホイル焼きなら、加熱に弱い成分も効率良く摂取できます。加熱すると刺激や匂いも穏やかになり、ほくほくと甘みが出ておいしくなります。滋養強壮はもちろん、血流促進効果による冷え性の改善も。

【材料】（作りやすい量）

にんにく…1玉

塩…少々

【作り方】

①にんにくは小片に分け、薄皮をむく。

②アルミホイルににんにくをのせ、塩を振り包む。

③焼き網かフライパンに②をのせ、中火で数分蒸し焼きにする。熱いうちに2、3片を食べる（1日分）。子どもは1日1片に。

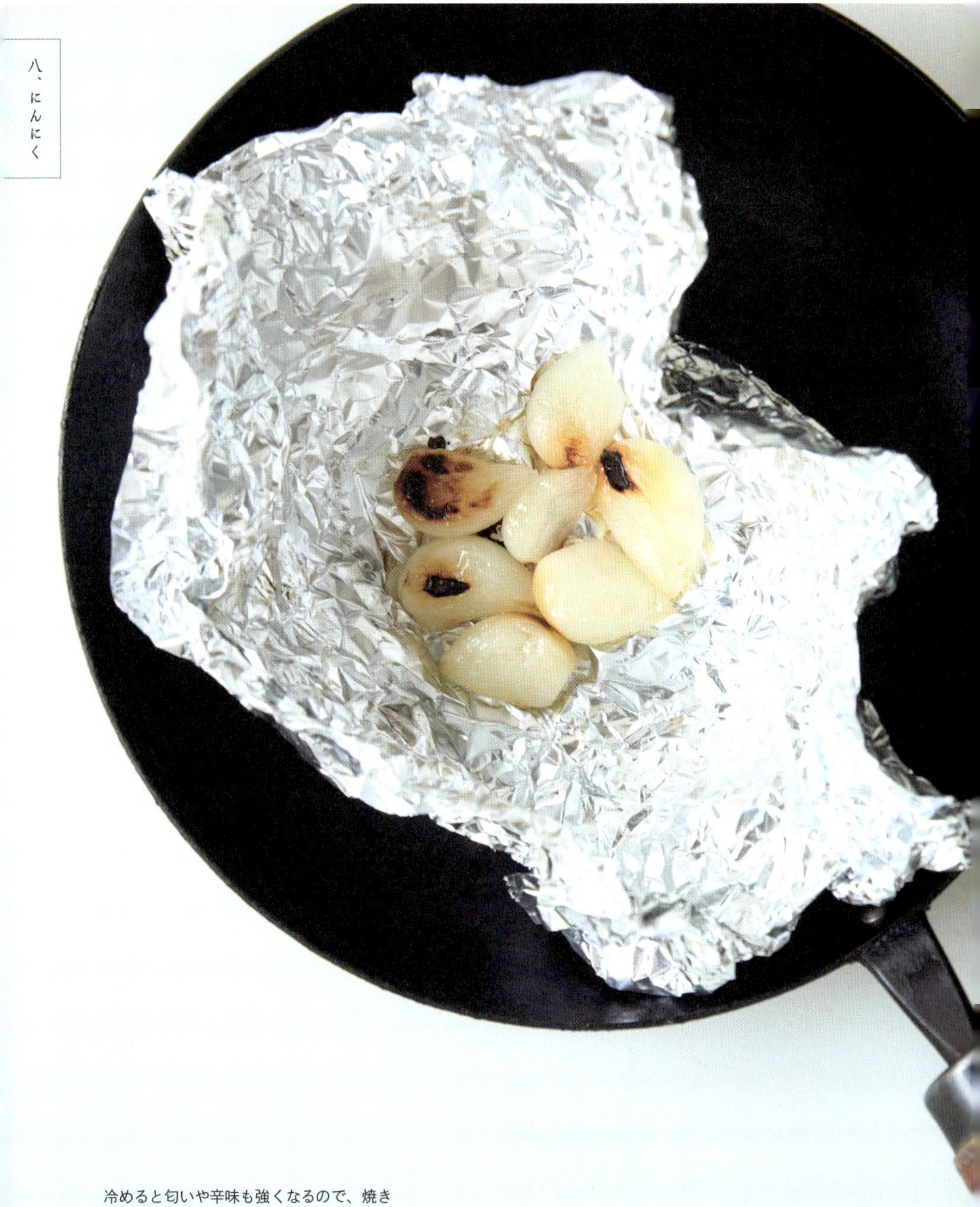

冷めると匂いや辛味も強くなるので、焼きたてを食べるように。また食べすぎも胃腸に負担をかけるので注意します。

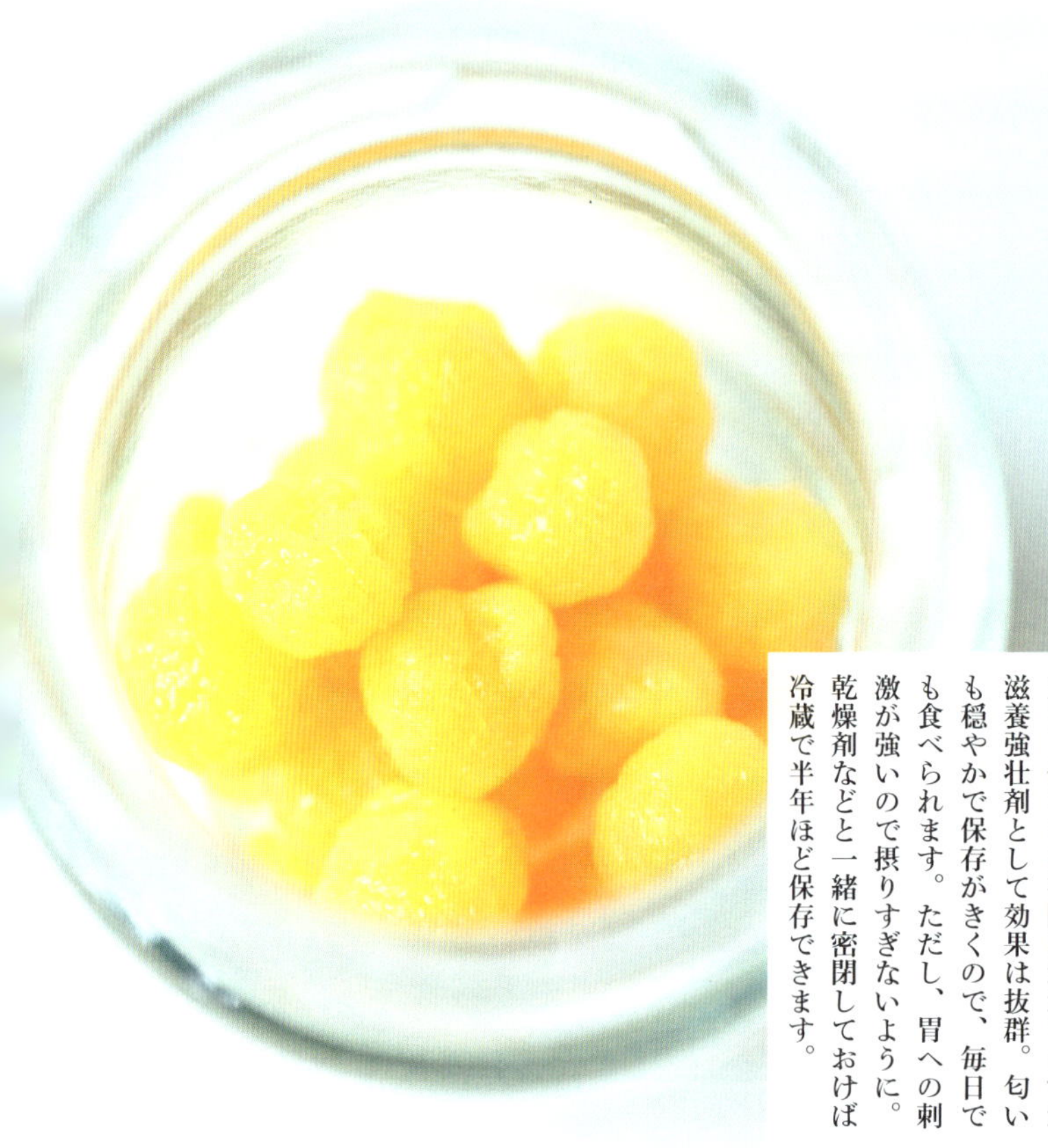

にんにく玉

かつて病気見舞いにも利用されていた卵とにんにくを合わせたにんにく玉は、作るのに手間はかかりますが滋養強壮剤として効果は抜群。匂いも穏やかで保存がきくので、毎日でも食べられます。ただし、胃への刺激が強いので摂りすぎないように。乾燥剤などと一緒に密閉しておけば冷蔵で半年ほど保存できます。

【材料】（作りやすい量）

にんにく…2玉
水…30㎖
卵黄…1個分

【作り方】

①にんにくは小片に分け、薄皮をむいてすりおろす。
②①を小鍋に入れ、分量の水を加える。
③弱火でクリーム状になるまで練る。
④一旦火を止めて、冷めたら卵黄を加える。
⑤かき混ぜ、再び弱火で15～30分ほど混ぜながら練り上げる。
⑥ヘラに付くくらいの粘度になったら火を止める。
⑦手に油（分量外）を軽くまぶして直径7～8㎜程度の小玉に丸め、クッキングシートの上に並べて1日天日に干して乾燥させる。1日2～3粒を水と一緒に飲む。

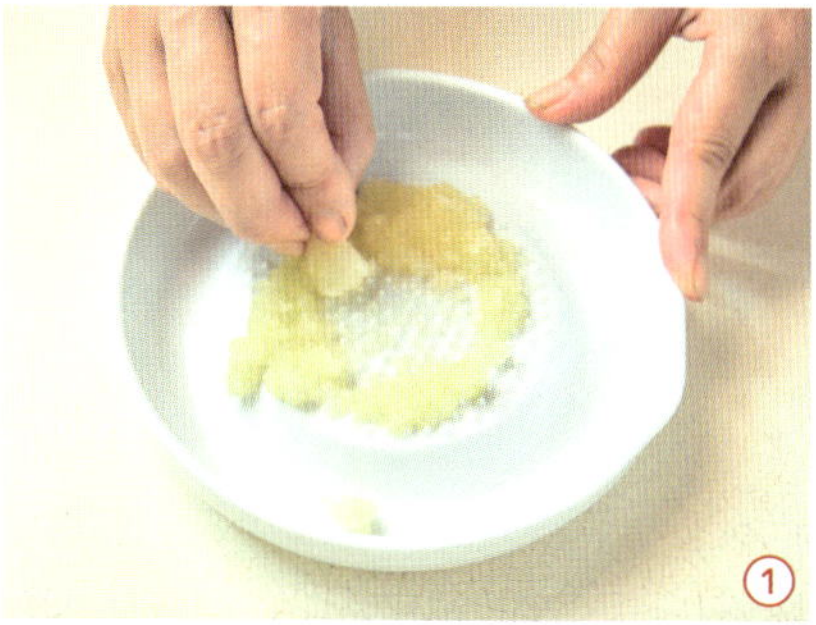

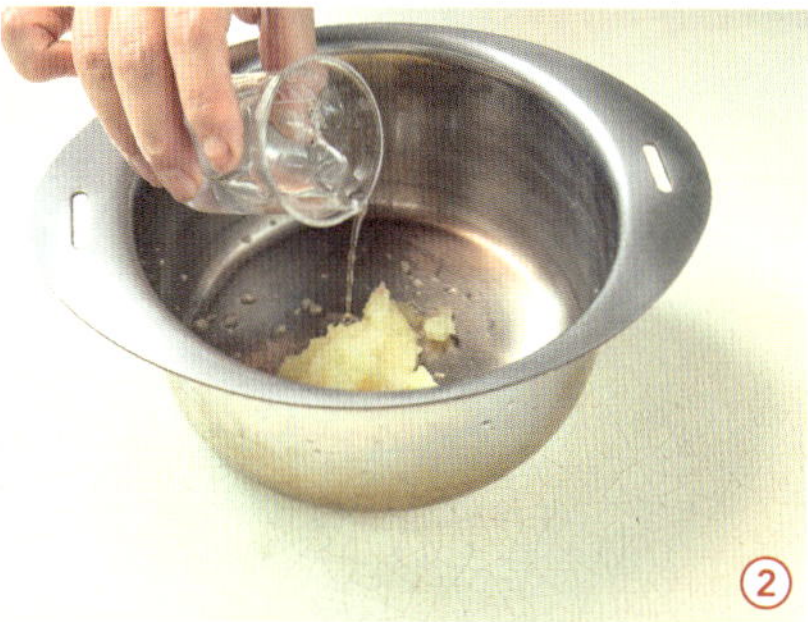

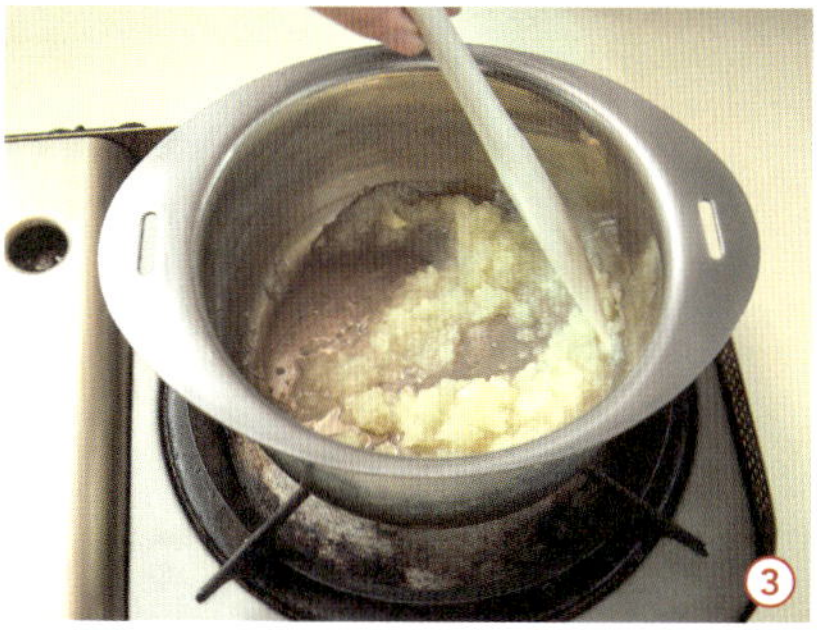

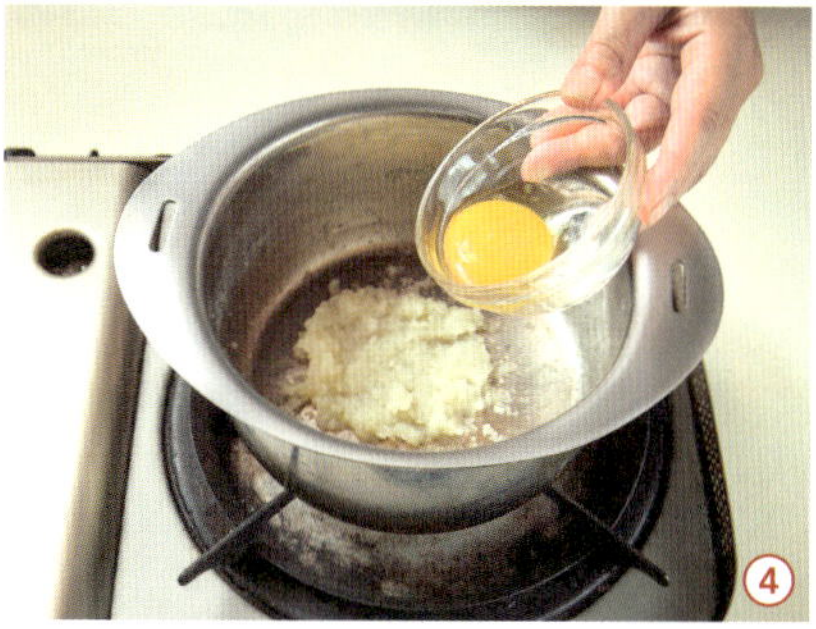

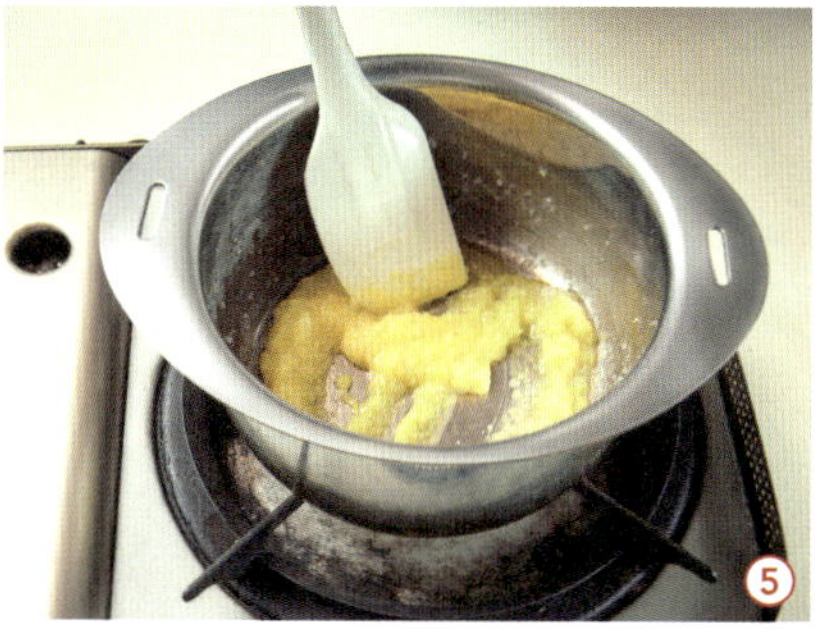

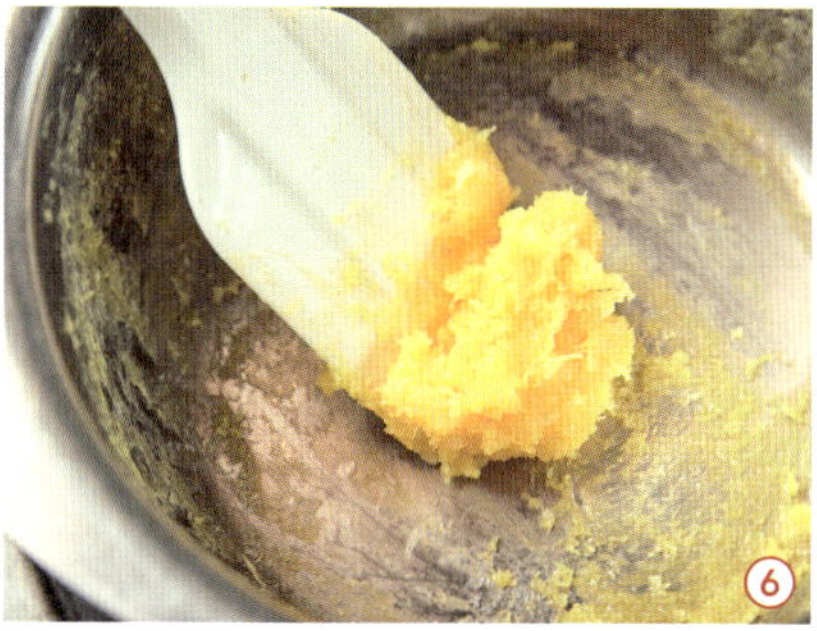

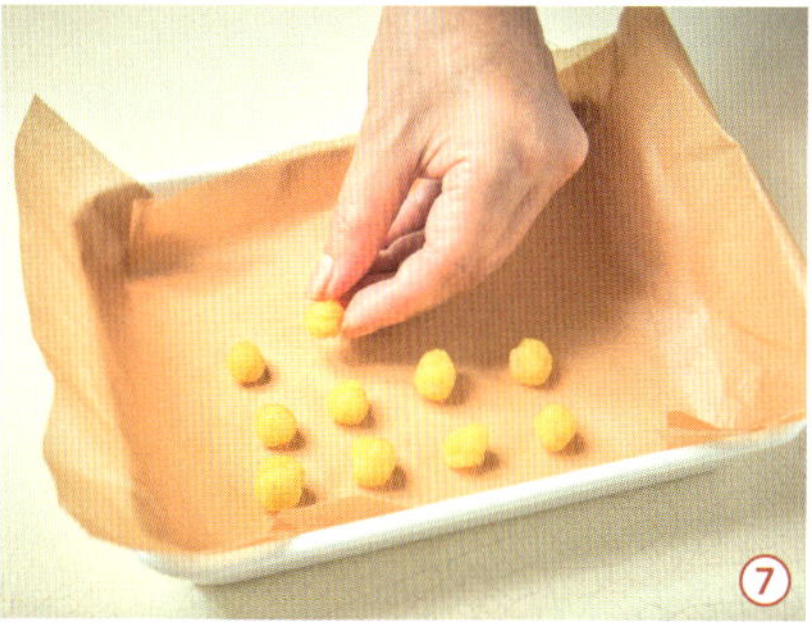

・天日干しせず、クッキングシートのままフライパンで乾煎りしてもよいでしょう。
・一説には、江戸時代から薩摩地方の家庭で作られていたといわれます。

九、りんご

子どものころ、風邪をひいて食欲がないときや、お腹を壊したときには、よくりんごのすりおろしを食べさせてもらいました。同じことを今、私も息子にしていますが、穏やかで食べやすく、家庭に伝えられる食べ物を使った手当てのなかでも、子どもにとって最も取り入れやすいレシピだと思います。

りんごが日本で本格的に栽培され始めたのは明治時代ですから、歴史はそれほど古くありませんが、ヨーロッパでは「1日1個のりんご、医者いらず」ということわざがあり、古くから効能や栄養価の高い果物として知られていました。それも納得、りんごにはリンゴ酸やクエン酸などの有機酸やカリウムが豊富に含まれ、疲労回復や血圧を下げる効果をもたらすとされます。また、水溶性の食物繊維ペクチンは天然の整腸剤ともいわれ、腸内の善玉菌を増やし、便秘と下痢、どちらにも効果を発揮するありがたい存在です。

特にすりおろして食べると消化吸収が良くなり、胃に負担をかけないため、風邪や下痢で弱った胃腸にも安心です。ペクチンは実よりも皮に多く含まれるので、できるだけ低農薬や無農薬のものを選び、生のまま皮ごと食べるようにしたいものです。

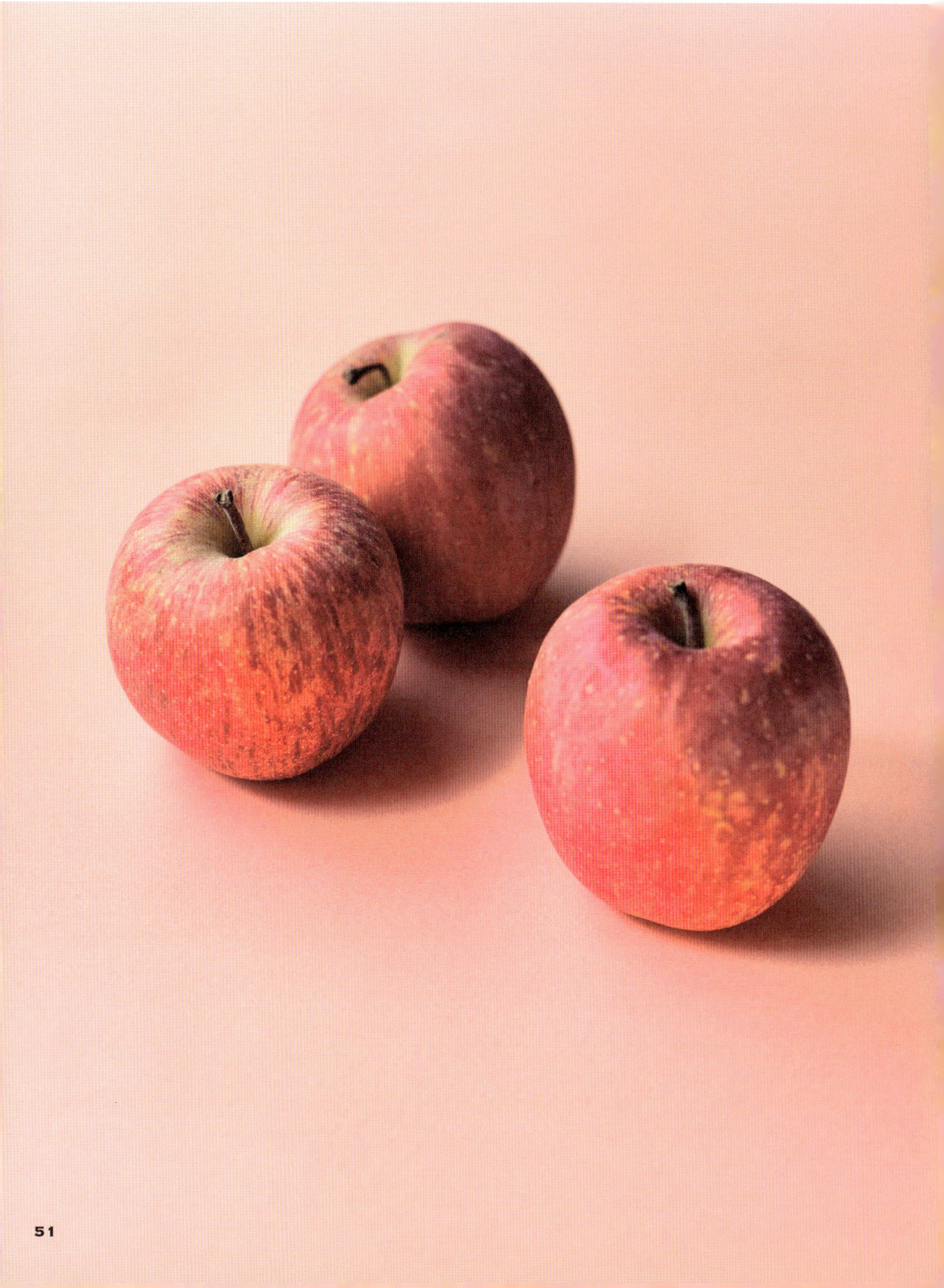

蒸しりんご

生で取り入れるのも良いですが、食欲がないときに、私がおやつ代わりに作るのが蒸しりんごです。加熱してもペクチンの整腸作用は変わらず、また、甘みが増して柔らかくなり、食べやすくておすすめです。

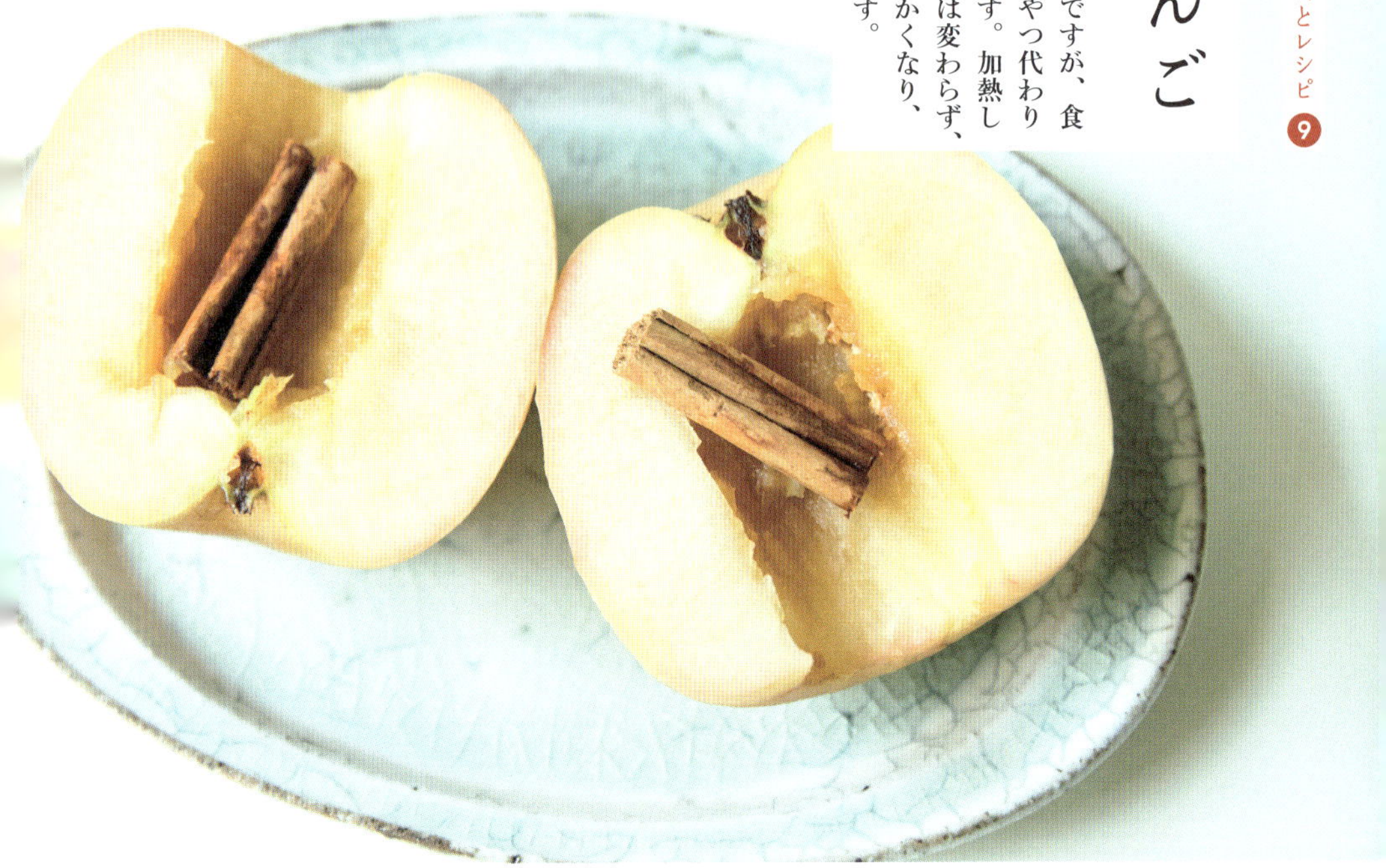

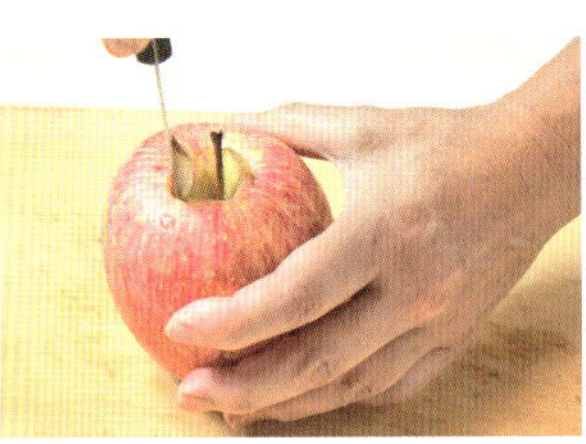

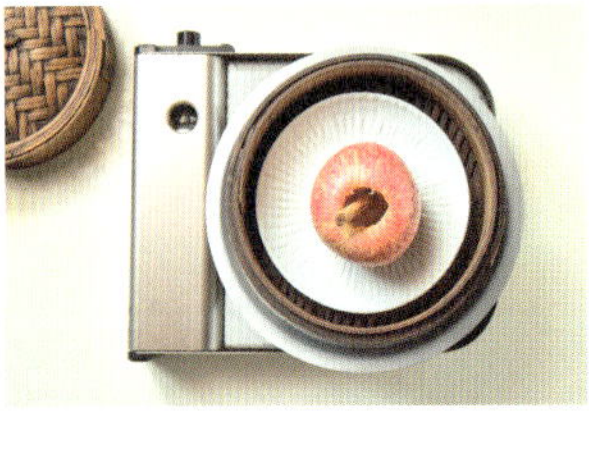

【材料】（1人分）

りんご…1個
シナモンスティック…1本
塩…少々

【作り方】

① りんごは小さな包丁やスプーンなどで芯と種を取り除く（左写真上）。
② 中心に塩を振り入れたら、シナモンスティックをさす。
③ 耐熱皿に②を置き、せいろや蒸気の上がった蒸し器で20分ほど蒸す（左写真下）。

2章

症状別

身近な不調を回復へと導くレシピ

だるさや不眠、頭痛、むくみなど、
気になる不調が軽快するといわれる手当ての方法を、症状別に紹介します。
※不調の大分類は便宜的なものです。

◉日々の不調

一、疲労

ひとくちに疲労といっても、原因や対策は様々。疲れを感じやすい人や慢性的にだるい人はエネルギー不足が原因で、胃腸が弱く、食べてもうまくエネルギーが作れていない可能性があります。眠気が取れない人や気力が湧かない人は、リラックスして気持ちを穏やかにするよう心がけましょう。

にんにくの
味噌漬け
はちみつ漬け
醤油漬け

44ページでも紹介したように、昔からにんにくは疲労回復、滋養強壮の最強食材。疲れやすいとき、疲れが取れないときに一片かじるだけで、みるみる力が湧いてくるのを実感できます。

- 醤油漬けは、にんにくを半分に切って漬ければ味がしみるのが早まり、1週間ほどで食べられます（浅漬け）。
- にんにくは摂りすぎると胃を荒らすので、適量を心がけましょう。

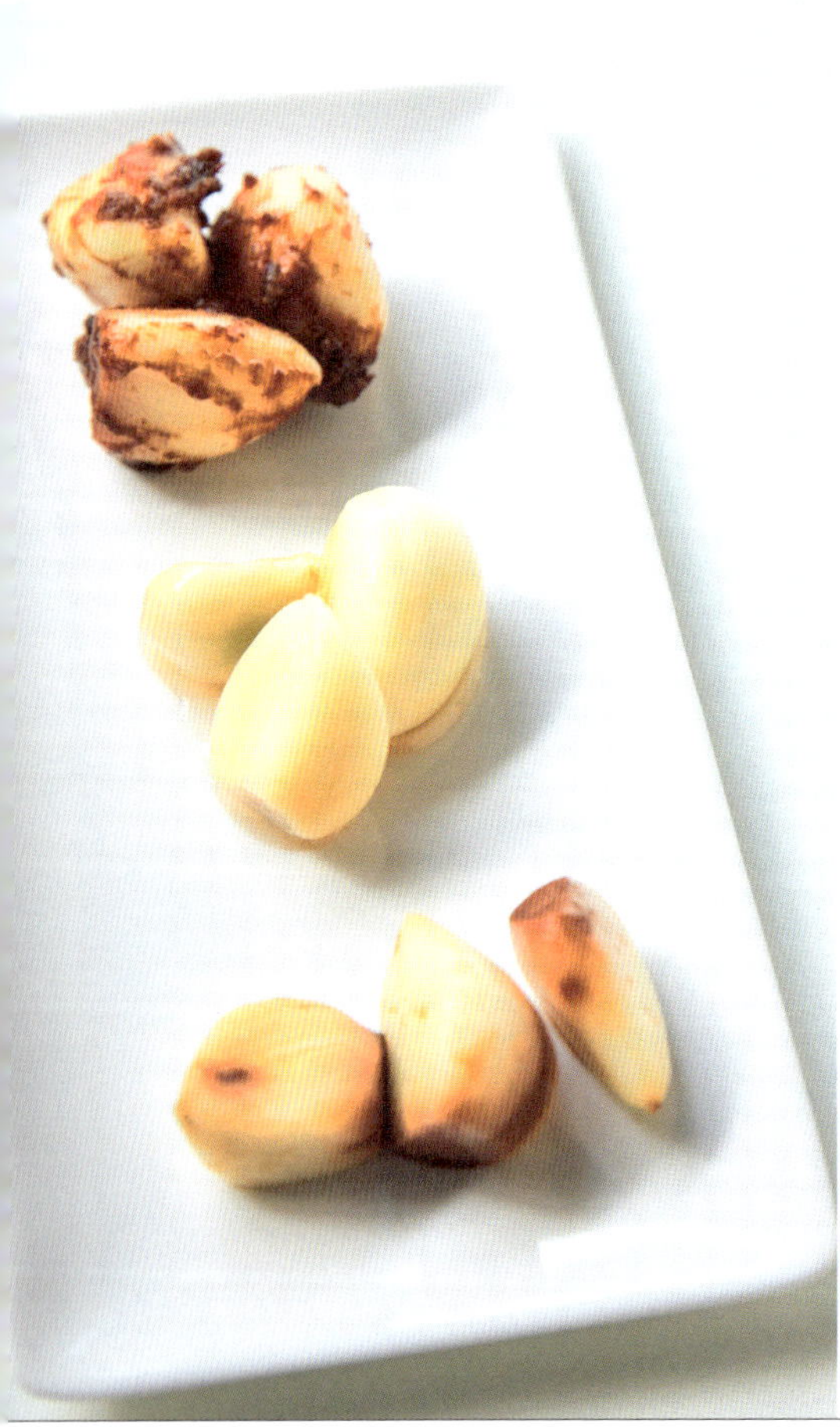

味噌漬け

【材料】（作りやすい量）
にんにく … 1玉
味噌 … 大さじ1と2/3
みりん … 大さじ1強

① にんにくは1片ずつばらして薄皮をむき、熱湯でさっと茹で水気を切る。
② 味噌とみりんをよく混ぜ合わせて密閉容器に入れ、①を一晩以上漬け込む。冷蔵で2週間ほど保存可能。

はちみつ漬け

【材料】（作りやすい量）
にんにく … 1玉
はちみつ … 大さじ4

① にんにくは1片ずつばらして薄皮をむき、熱湯でさっと茹で水気を切る。
② 密閉容器に入れてはちみつを注ぐ。冷蔵で1ヶ月ほどおくとまろやかになる。冷蔵で1年ほど保存可能。

醤油漬け

【材料】（作りやすい量）
にんにく … 2玉
醤油 … 180mℓ

① にんにくは1片ずつばらして薄皮をむき、熱湯でさっと茹で水気を切る。
② 保存瓶に入れて醤油を注ぎ、蓋をして冷蔵で1ヶ月ほどおく。冷蔵で1年ほど保存可能。

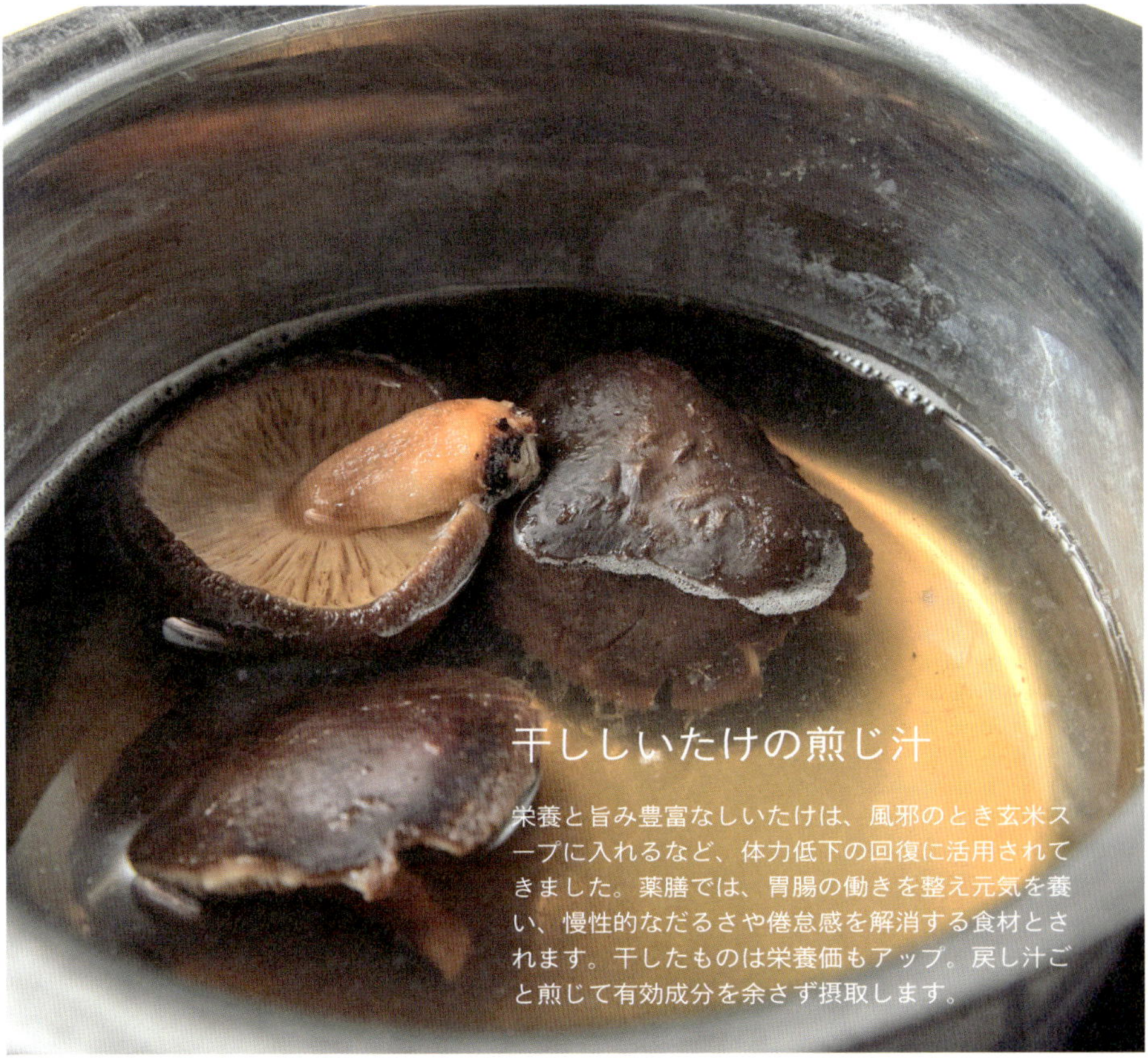

干ししいたけの煎じ汁

栄養と旨み豊富なしいたけは、風邪のとき玄米スープに入れるなど、体力低下の回復に活用されてきました。薬膳では、胃腸の働きを整え元気を養い、慢性的なだるさや倦怠感を解消する食材とされます。干したものは栄養価もアップ。戻し汁ごと煎じて有効成分を余さず摂取します。

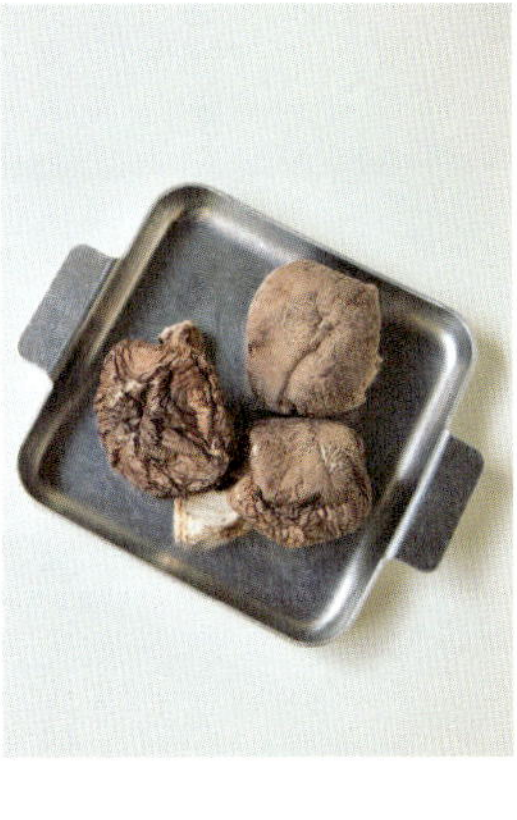

【材料】（1日分）
干ししいたけ… 3～4枚
水… 1ℓ

① 干ししいたけは分量の水に一晩浸けて戻す。
② ①を戻し汁ごと鍋に入れて中火にかけ、蓋をして半量になるまで煮詰める。1日数回に分けて飲む。

※加熱が不十分だと、しいたけ皮膚炎発症の可能性があるため注意が必要です。

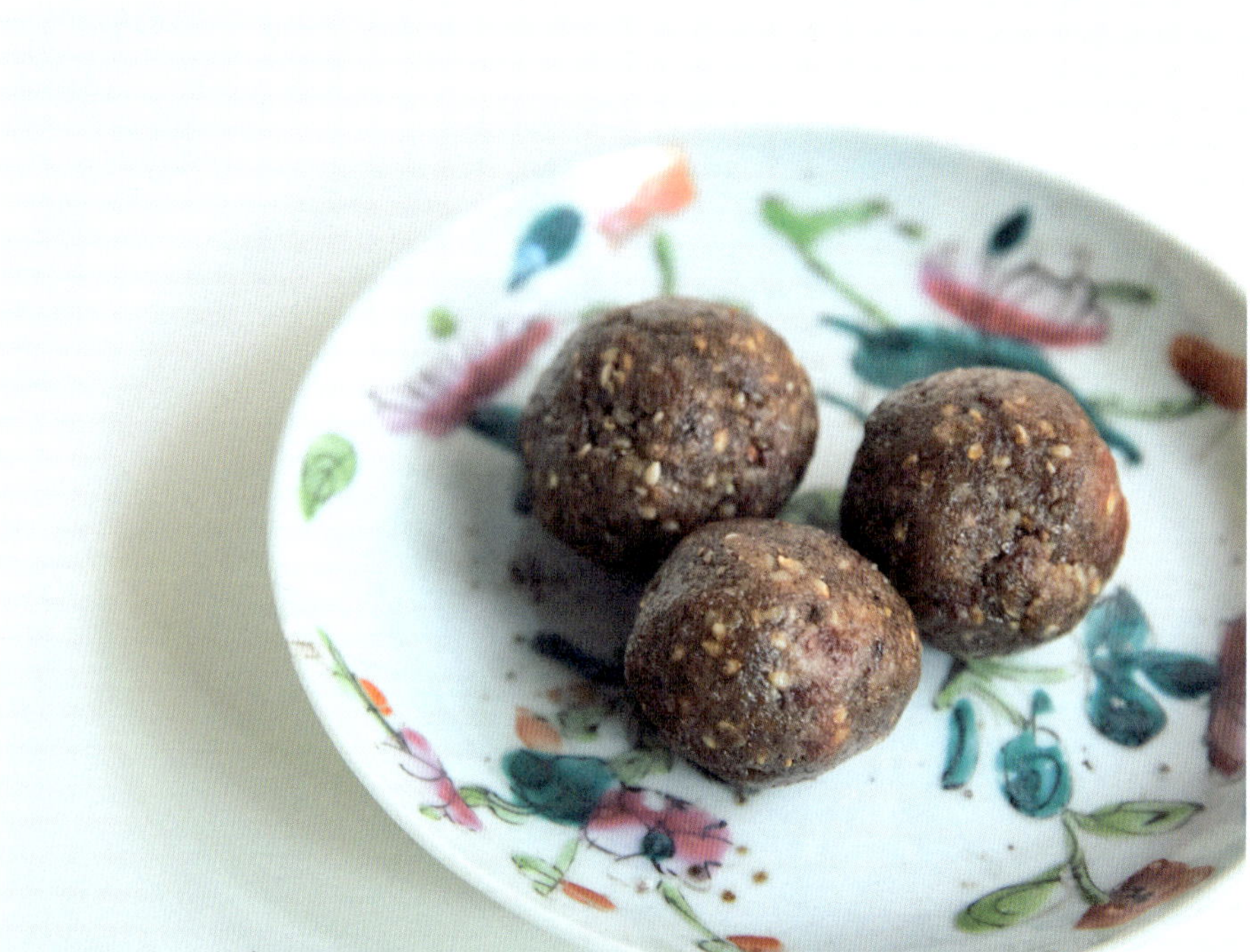

梅干しごま団子

腐敗を防ぎ疲労回復に役立つと、日本人に重宝されてきた梅干し。戦国時代の武士や忍者も、梅を練り込んだ「梅干丸」「兵糧丸」を食料袋に携帯していたそうです。その梅干しにごまやくるみなど、栄養価の高い食材を加えてアレンジしました。1つ食べれば1日動き回れる元気が養えます。

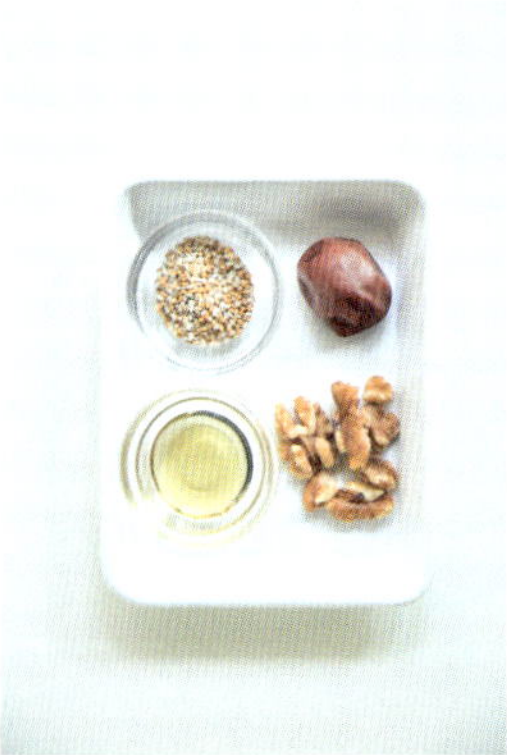

【材料】（1日分）
梅干し … 1個
くるみ … 30g
煎りごま（白）… 大さじ1
はちみつ … 大さじ1

① くるみは乾煎りする。
② ごまとくるみをすり鉢でなめらかになるまでする。種を取った梅干しも加えて更にする。
③ ②にはちみつを加えて練り混ぜ、3～4㎝程度の団子に丸める。

甘酒

江戸時代から夏の暑さを乗り切る健康ドリンクとしてお馴染みだった甘酒は、飲む点滴といわれるほど栄養価が高く、疲れがとれないときすぐにエネルギーを補って気力を増してくれます。胃腸の働きを落とさないように冷やさず常温で、生姜を加えて飲みましょう。

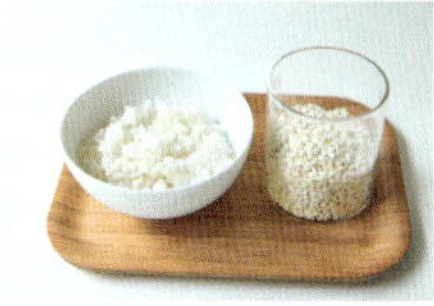

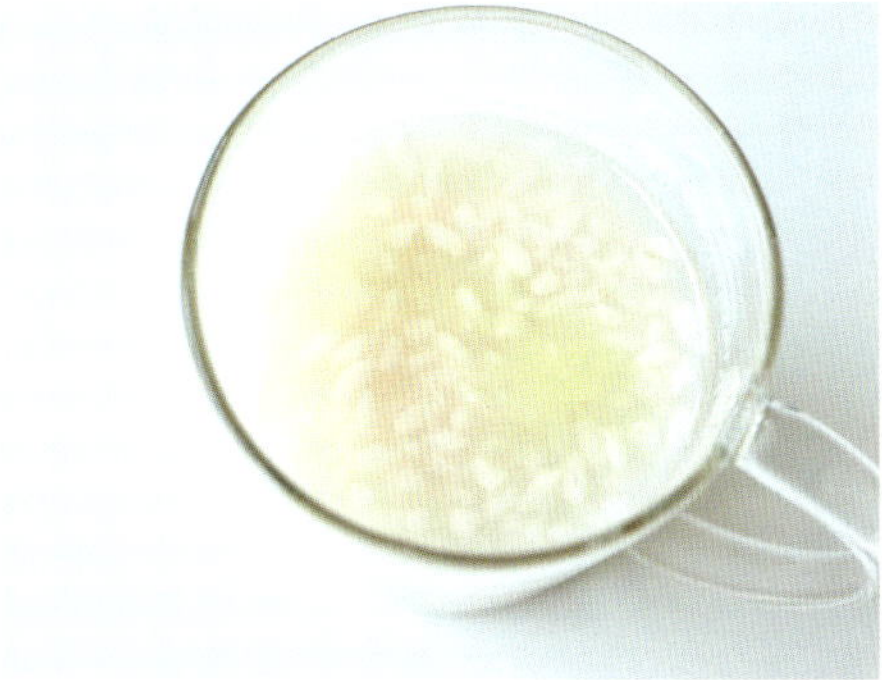

【材料】（作りやすい量）
ご飯 … 100g
米麹（乾）… 100g
水 … 300mℓ
ひね生姜（おろし汁）… 少々

① ご飯に水を加えて中火にかけ、柔らかいお粥になったら65℃まで冷ます。
② ①に米麹を加えてよく混ぜ、55℃前後で８時間ほど保温する。
③ 好みで水で薄め、冷やさず常温で生姜を加えて飲む。

※保存は、密閉容器に入れて冷蔵で。１週間程度で飲み切るようにして、それ以上保存する場合は冷凍します。

なつめくこ陳皮茶

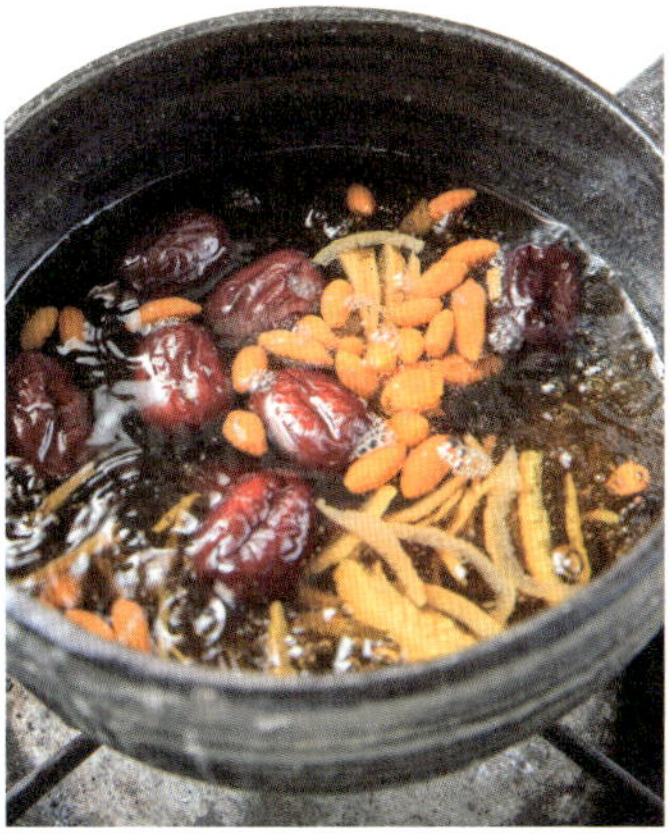

なつめもくこも、古くから強壮の“くすり”として知られていました。薬膳では気や血を補うものとして、気力が湧かないときに良いとされます。鬱々とした気持ちをすっきり晴らしてくれる陳皮（乾燥させたみかんの皮）を組み合わせて、より効果を高めるレシピを考えました。ほんのりとした甘みで飲みやすいです。

【材料】（１日分）
なつめ（乾）… 10個
くこの実（乾）… 大さじ１
陳皮 … ３g
水 … １ℓ

① 鍋に分量の水となつめ、くこの実、陳皮を入れ、蓋をして弱火で30分〜１時間ほど煎じる。１日に数回に分けて飲む。

・金属製の鍋は陳皮の酸で変質する可能性があるため、ホーローもしくは土鍋を使います。
・陳皮は市販もされていますが、自分で作る場合のやり方は86ページで。

レモンが日本に伝わったのは、明治時代に入ってから。歴史は浅いですが、風邪や疲労回復に良いとしてはちみつレモン湯やレモンのはちみつ漬けが親しまれてきました。

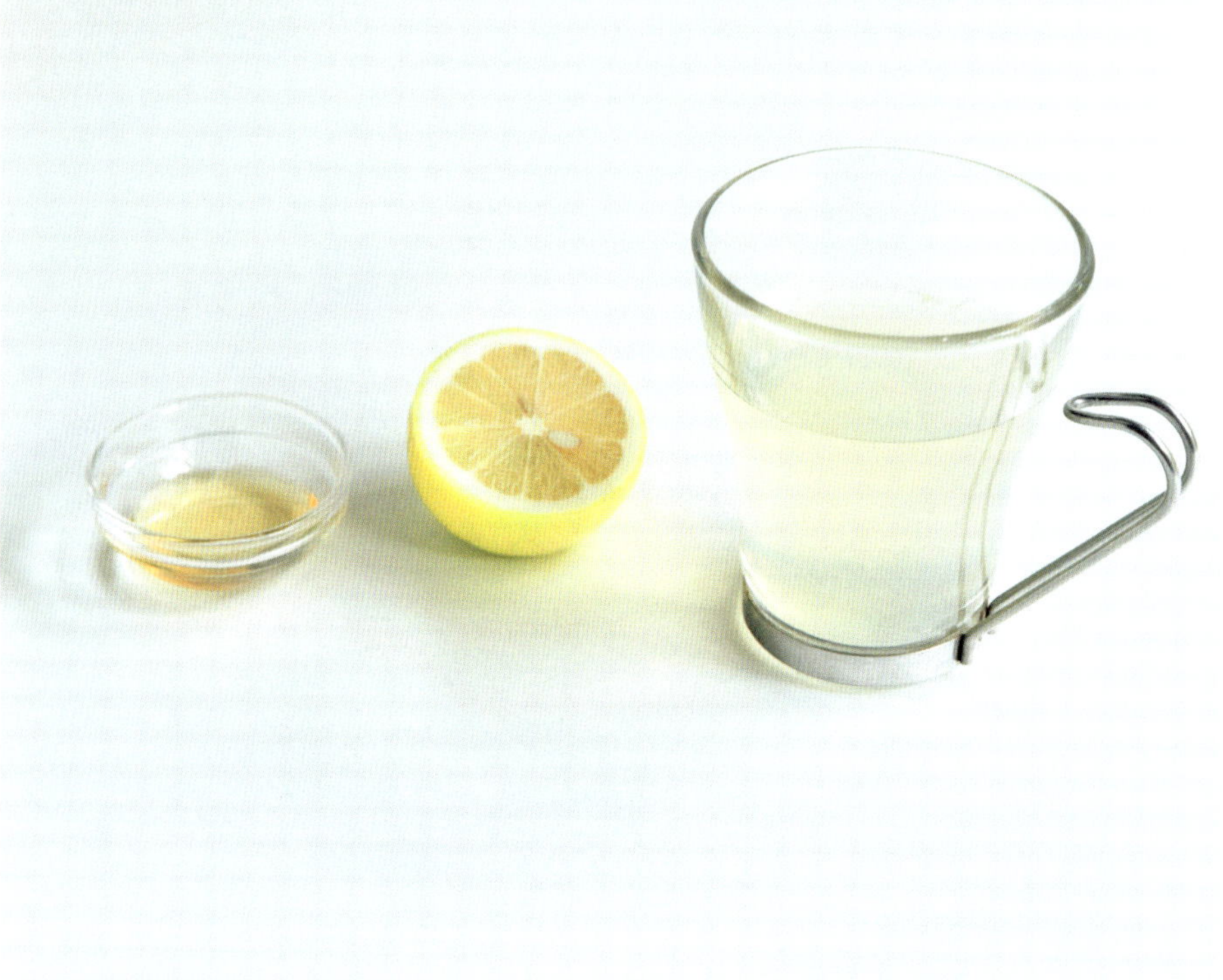

はちみつレモン湯

眠気が取れずなかなか起きられないときは、気持ちが沈んで鬱々としがちです。爽やかな芳香が気持ちを晴らしてくれるレモンにはちみつを加えた、シンプルながら効果の高いレシピを試してみてください。はちみつにはトリプトファンと呼ばれるアミノ酸が含まれ、リラックス効果や精神安定作用をもたらしてくれます。

【材料】（1回分）
レモン汁 … 大さじ1と1/3
（1/2個分）
はちみつ … 小さじ1～2
熱湯 … 200mℓ

① カップに熱湯を入れ、レモンのしぼり汁とはちみつを加えて混ぜる。熱いうちに飲み切る。

二、頭痛

日本人のおよそ4割が頭痛持ちといわれます。家庭でも昔から頭痛を和らげるための対処法がいろいろと伝えられてきました。体を温めて血流を良くしたり、気持ちの高ぶりを鎮めて自律神経を整えたり、痛みや炎症を抑えたりする食材を上手に利用してきたようです。

セロリの温かいジュース

セロリが食用として日本で普及したのは昭和に入ってからのことですが、ヨーロッパでは古くから薬用植物として利用されてきました。薬膳でも、頭痛への効能がよく知られています。精神的なストレスや睡眠不足などが一因の頭痛の際は、気持ちの高ぶりやイライラを鎮めてくれるセロリとレモンでリフレッシュしましょう。

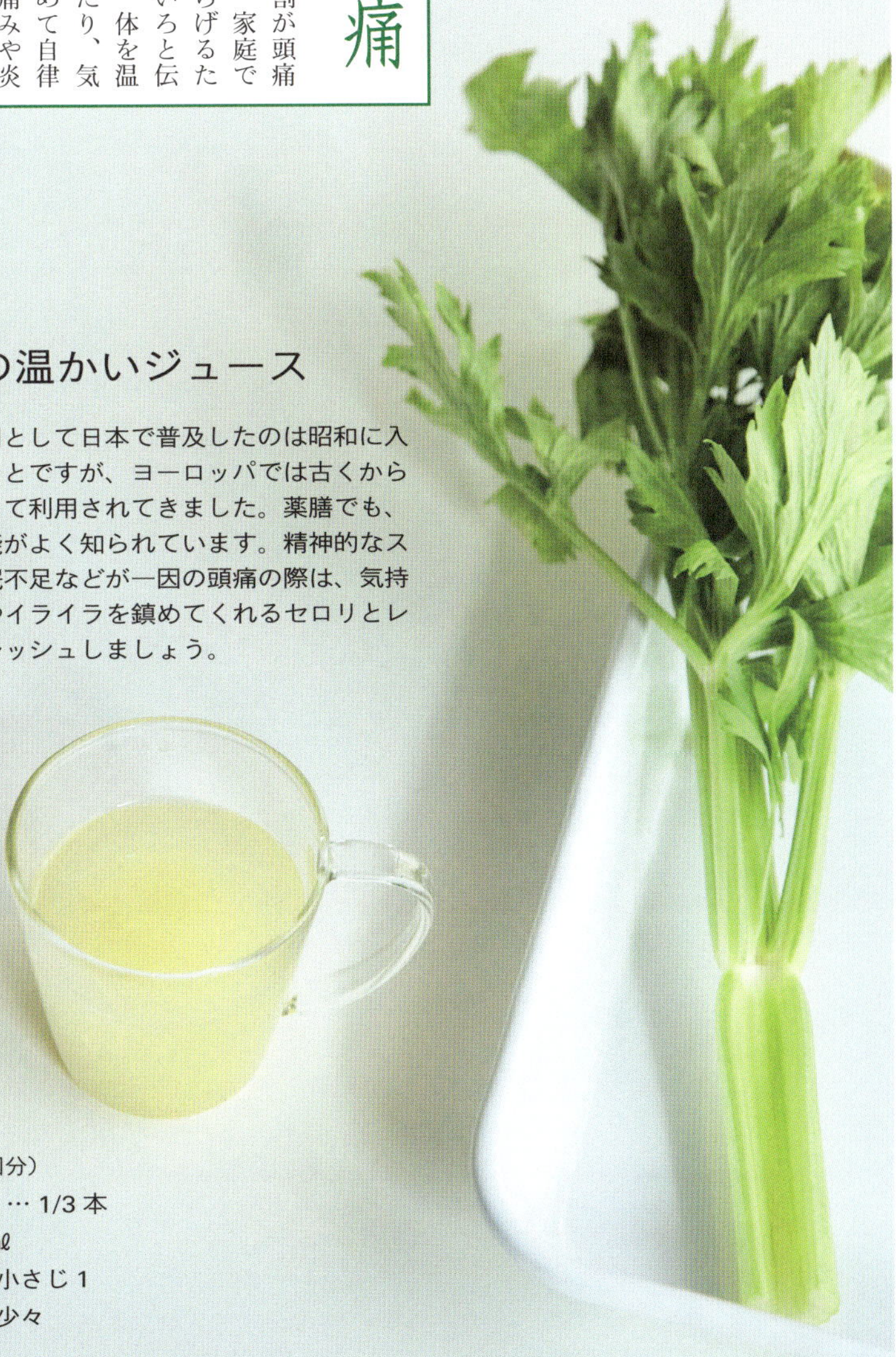

【材料】（1回分）
セロリ（茎）… 1/3本
熱湯 … 150mℓ
はちみつ … 小さじ1
レモン汁 … 少々

① セロリは筋を取ってからすりおろす。
② カップに①を入れたら熱湯を注ぎ、かき混ぜ、はちみつとレモン汁を加えて飲む。

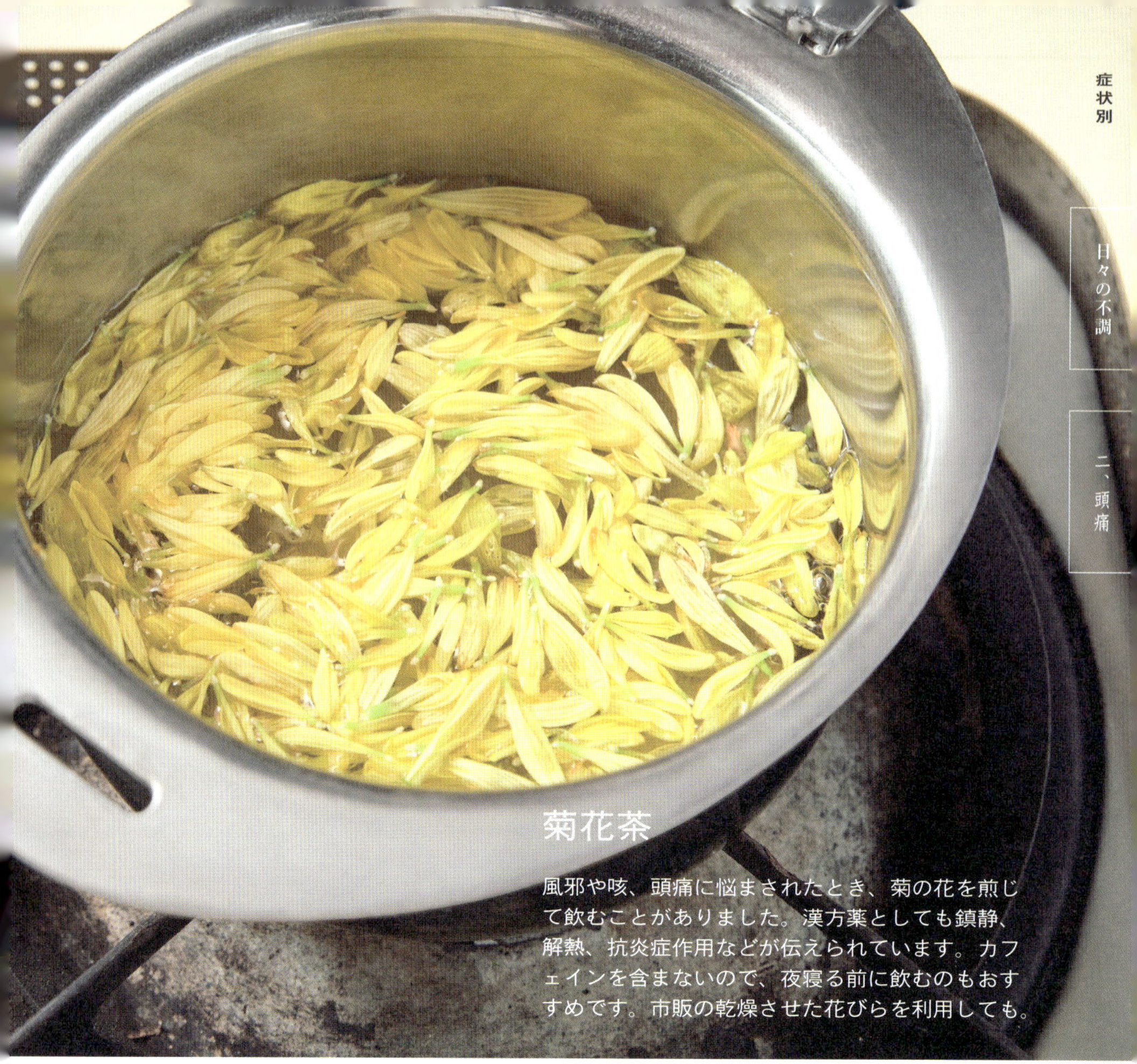

菊花茶

風邪や咳、頭痛に悩まされたとき、菊の花を煎じて飲むことがありました。漢方薬としても鎮静、解熱、抗炎症作用などが伝えられています。カフェインを含まないので、夜寝る前に飲むのもおすすめです。市販の乾燥させた花びらを利用しても。

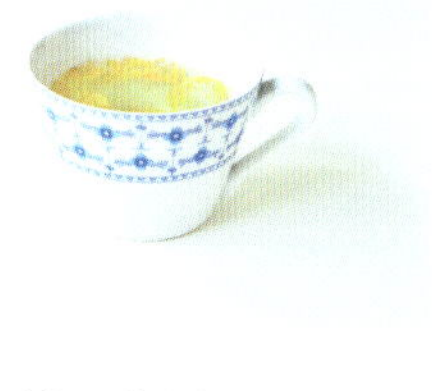

【材料】（1回分）
食用菊 … 10本
熱湯 … 100 ～ 130㎖

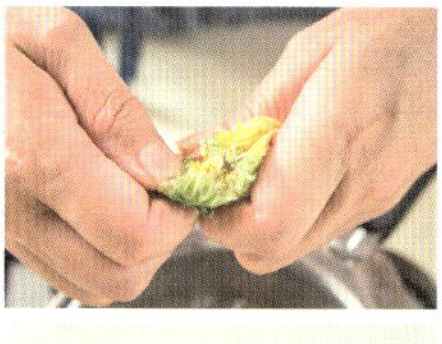

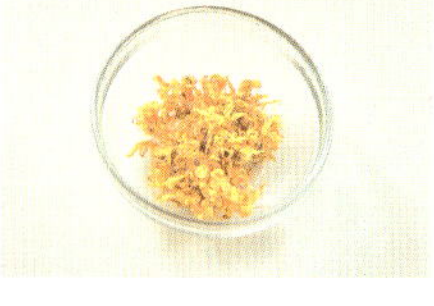

① 菊はがくを外して花びらのみ取る（左写真上）。
② ①を塩少々を入れた熱湯（分量外）で30秒ほど茹でる（上写真）。
③ 水気を取り、ざるに広げて天日に1～2日干して乾燥させる（左写真下）。
④ 乾燥させた花びら（2g程度）をカップに入れ、熱湯を注いで5分ほどおいて濾して飲む。好みで乾燥させた花びら適量を加えて飲んでもよい。

はとむぎと豆のスープ

滋養に富むはとむぎは、昔から利尿作用もよく知られていました。中医学では、低気圧が原因で頭痛の起こる人は体内に余分な水分が滞って血管を拡張している可能性があると考えます。はとむぎと、薬膳で同じく利尿・解毒作用の高いとされる大豆を一緒に摂って、不要な水分や老廃物を排出するレシピを考えました。

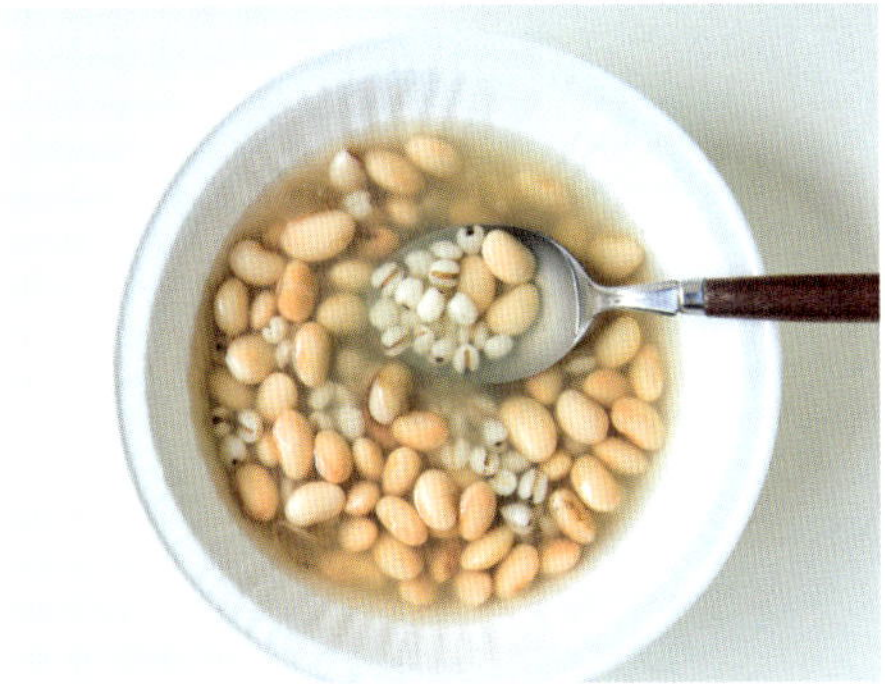

【材料】（1日分）
はとむぎ（精白粒）… 20g
大豆 … 30g
水 … 1 ℓ
塩 … 少々

① はとむぎと大豆は洗って水（分量外）に一晩浸けておく。
② ①と水を鍋に入れて蓋をして中火にかけ、沸いたら弱火にして50分～1時間ぐらい炊く。塩で味を調えて1日数回に分けて飲む。

長ねぎと生姜の煎じ汁

風邪の際に飲まれてきたものですが、首や肩の筋肉が緊張して血流が悪化し、頭全体が痛む緊張型の頭痛のときにも良いでしょう。ねぎと生姜が体を温めて血流を良くし、筋肉をほぐしたり痛みを和らげる働きが期待できます。

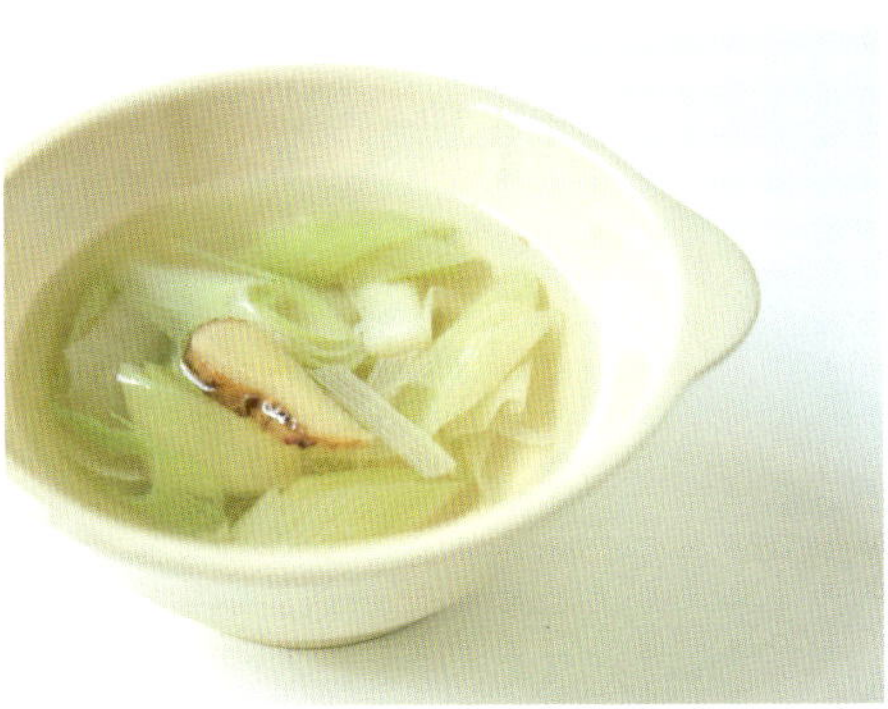

【材料】（1人分）
長ねぎ（白い部分）… 1/2本
ひね生姜 … 1/2かけ
水 … 500mℓ
塩（好みで）… 少々

① 長ねぎは薄い斜め切りにする。生姜は皮ごと薄切りにする。
② ①を鍋に入れて水を加え、蓋をして弱火で煎じる。水が半量になったら熱いうちに飲む。好みで塩少々を加えても。

三、不眠

「玉ねぎをスライスして枕元に置くと、鎮静成分により寝付きが良くなる」など、不眠への対処法も昔から考えられてきました。現代人はストレスやスマホの見すぎなどで常に神経が高ぶっているため、睡眠の質はますます低下しています。中医学では、良い眠りには気持ちを鎮め、十分な血液が行き渡ることが大切とされています。

玉ねぎのスープ

玉ねぎは体を温めて血流を良くし、安眠を誘う働きがあると期待されます。熱を加えると栄養成分が失われやすいのですが、スープなら水に溶け出した成分も一緒に摂れます。消化に負担をかけないのもメリット。寝付きが悪いときに試してください。

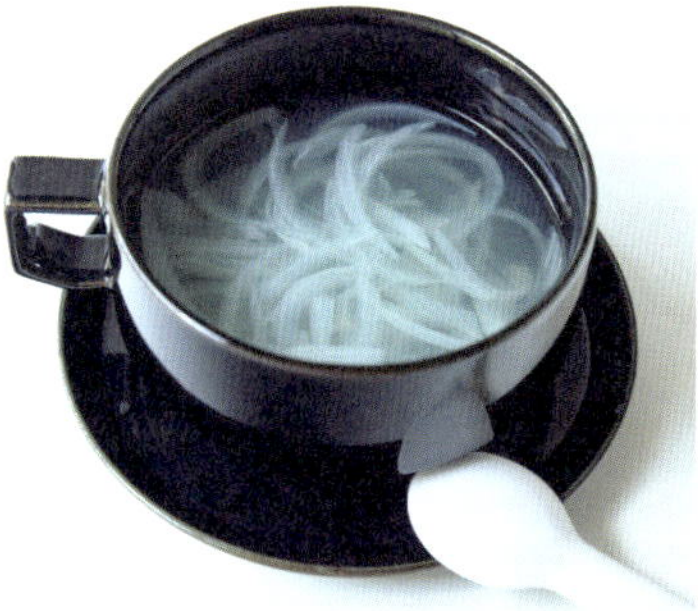

【材料】（1人分）
玉ねぎ … 1/2 個
水 … 200mℓ
塩 … 少々
こしょう … 少々

① 玉ねぎは薄切りにして鍋に入れ、水を加え蓋をして中火で煮る。沸いたら弱火にする。
② 玉ねぎが半透明になったら塩、こしょうで味を調える。

なつめ茶

漢方の生薬でもあるなつめは、古くからイライラや不眠などを鎮める働きがあるといわれてきました。ストレスフルなときや神経が高ぶって眠れないときにおすすめです。

【材料】（1日分）
なつめ（乾）… 10 ～ 15 個
くこの実（乾）… 小さじ 1
水 … 600mℓ

① 鍋になつめとくこの実、水を入れて弱火にかけ、蓋をして半量になるまで煎じる。1日数回に分けて飲む。残ったなつめとくこの実も食べてよいが、一度に摂りすぎると消化不良を起こすため、なつめは1日3個、くこの実は小さじ1杯を目安に。

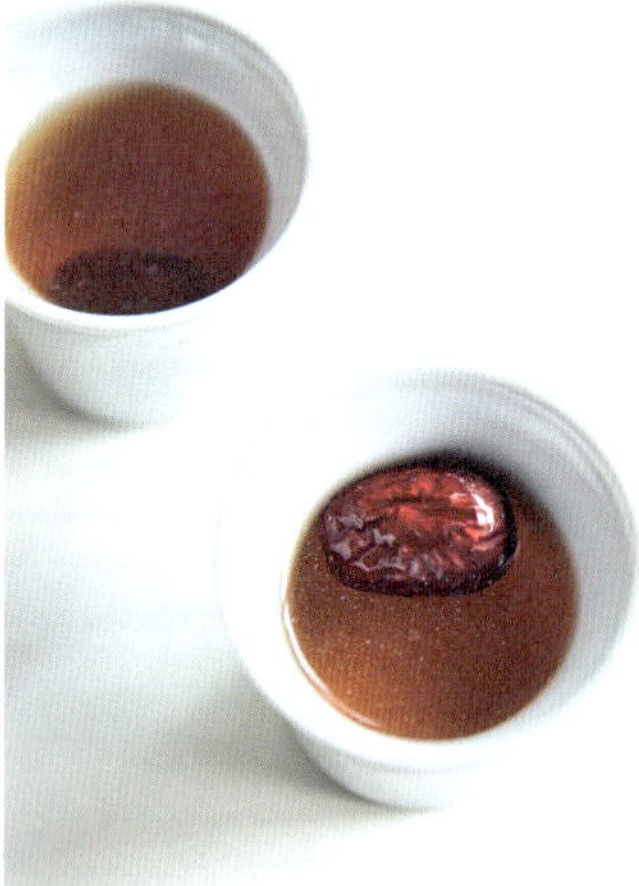

なつめは神経が弱っているときのほか、頭痛・のぼせ・鼻詰まりにも効くとして利用されていたそうです。

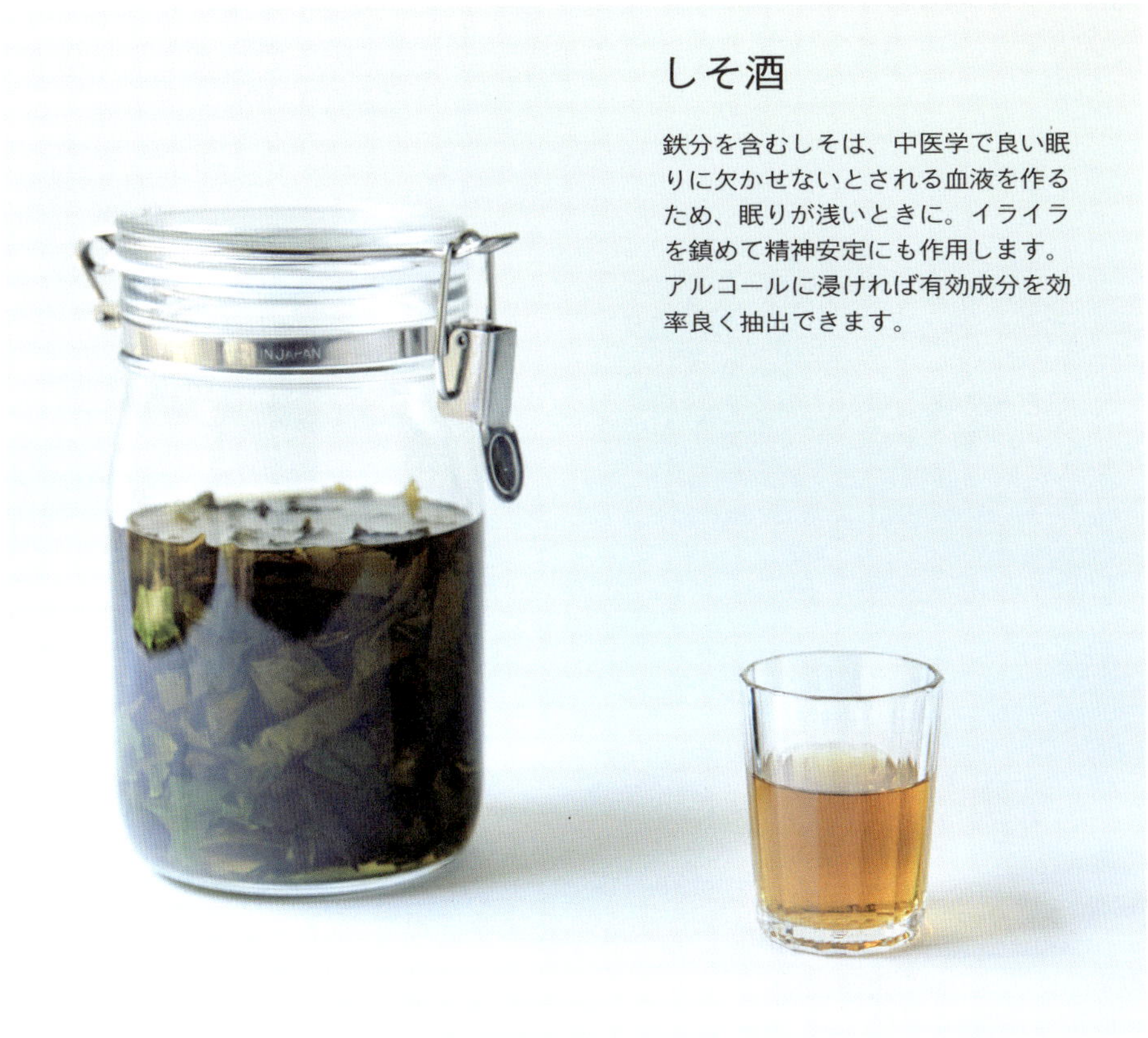

しそ酒

鉄分を含むしそは、中医学で良い眠りに欠かせないとされる血液を作るため、眠りが浅いときに。イライラを鎮めて精神安定にも作用します。アルコールに浸ければ有効成分を効率良く抽出できます。

【材料】（作りやすい量）
しその葉 … 30 ～ 40 枚
ホワイトリカー … 500mℓ
はちみつ … 大さじ 2 ～ 3

① しその葉は洗ってざく切りにする。ざるに広げ、半日くらい日陰で干す。
② 保存瓶に①を入れて、アルコール度数35％のホワイトリカーとはちみつを加えて蓋をする。
③ 冷暗所に 2 ヶ月おいたら葉を引き上げる。寝る前に盃 1 杯を目安に飲む。飲みにくい場合ははちみつを増やしたり、水で割ってもよい。冷暗所で 1 年保存可能。

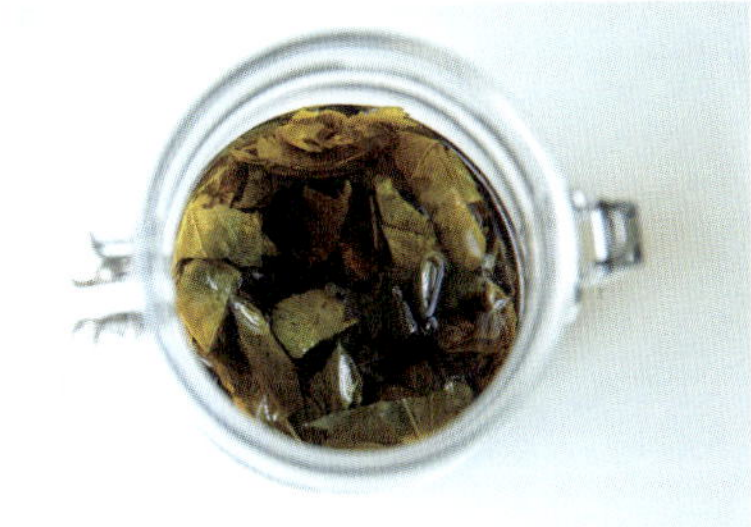

昭和の文献のなかには「しその葉を食えば増血剤の代用になる」という言い伝えも見られます。

四、冷え性

冷えの主な原因は、中医学では、ストレスなどで気のめぐりが悪くなることによる血行不良といわれています。血は栄養だけでなく熱も全身に送り届ける役割を担っているからです。気持ちも血行もスムーズな、めぐりのいい体が冷え改善のポイントです。

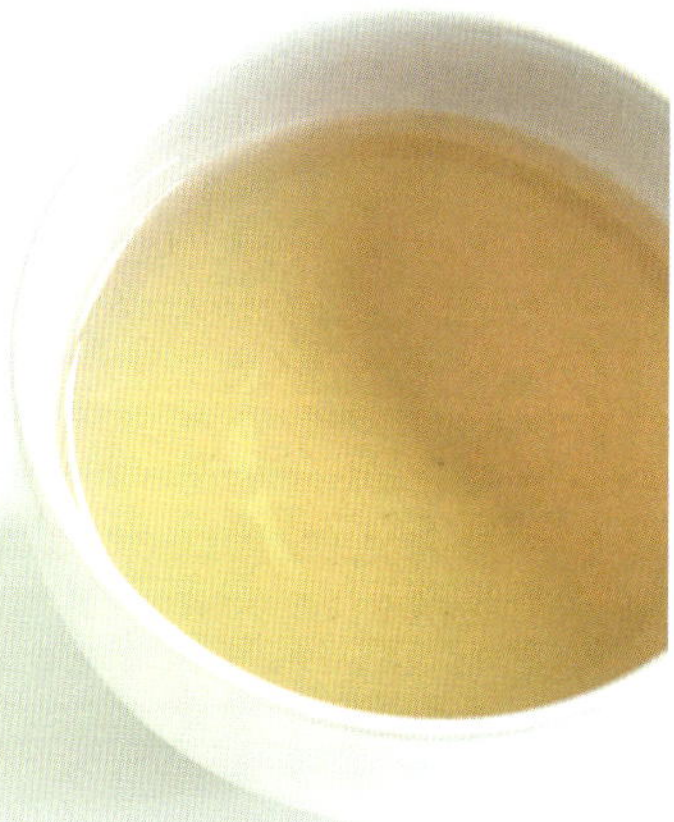

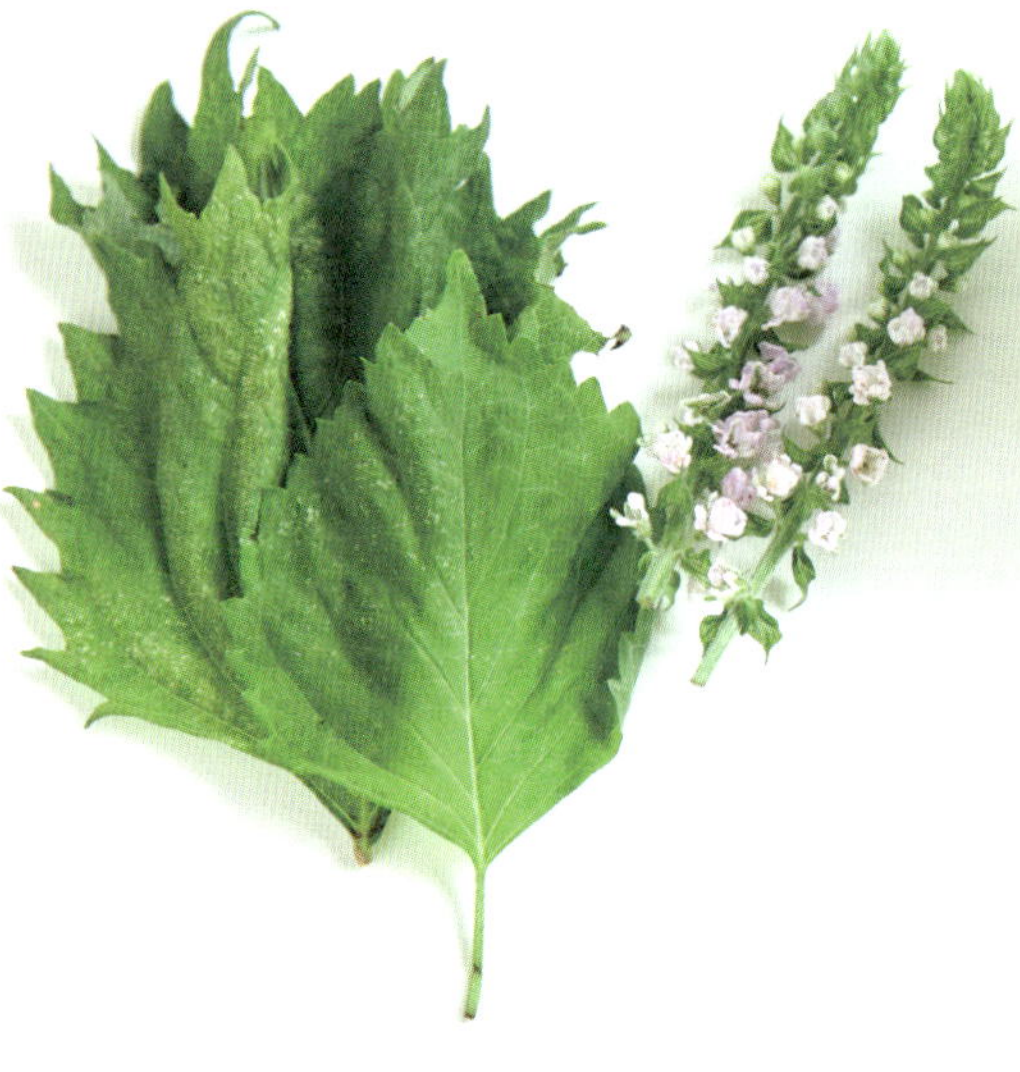

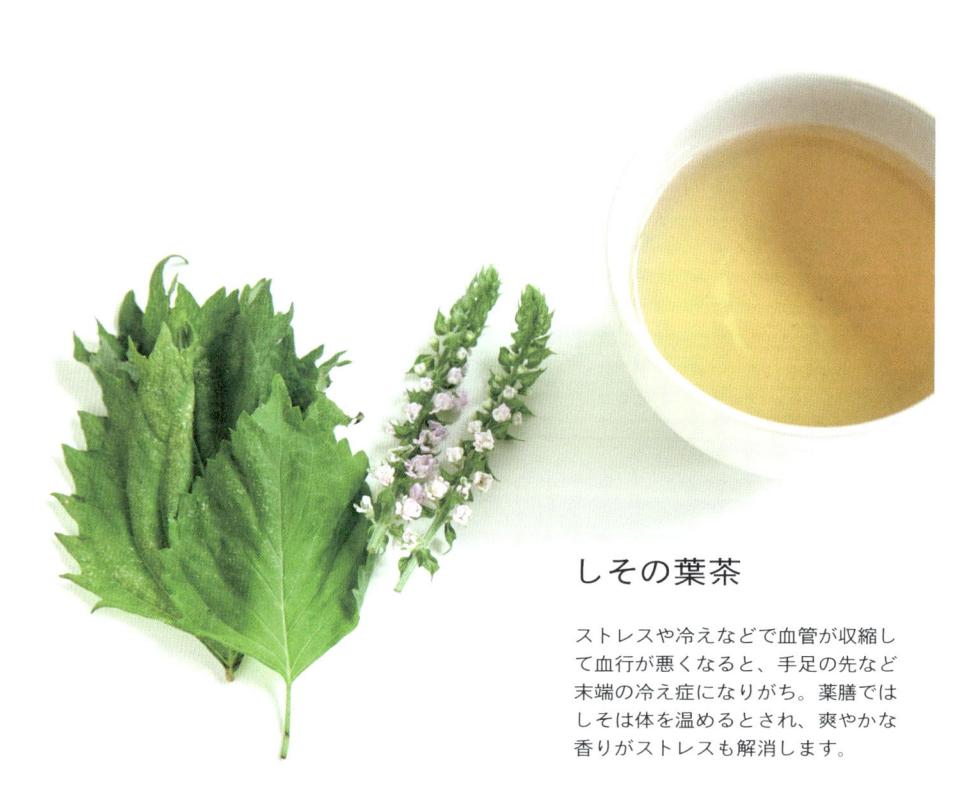

しその葉茶

ストレスや冷えなどで血管が収縮して血行が悪くなると、手足の先など末端の冷え症になりがち。薬膳ではしそは体を温めるとされ、爽やかな香りがストレスも解消します。

【材料】（1回分）
しその葉 … 10枚
しその花穂 … 3〜4本
水 … 300㎖

① しその葉と花穂は洗ってざく切りにして鍋に入れる。
② 水を加え蓋をして、弱火で半量になるまで煎じる。茶こしで濾して上澄みを温かいうちに飲む。

※花穂がないときは、葉のみでも。

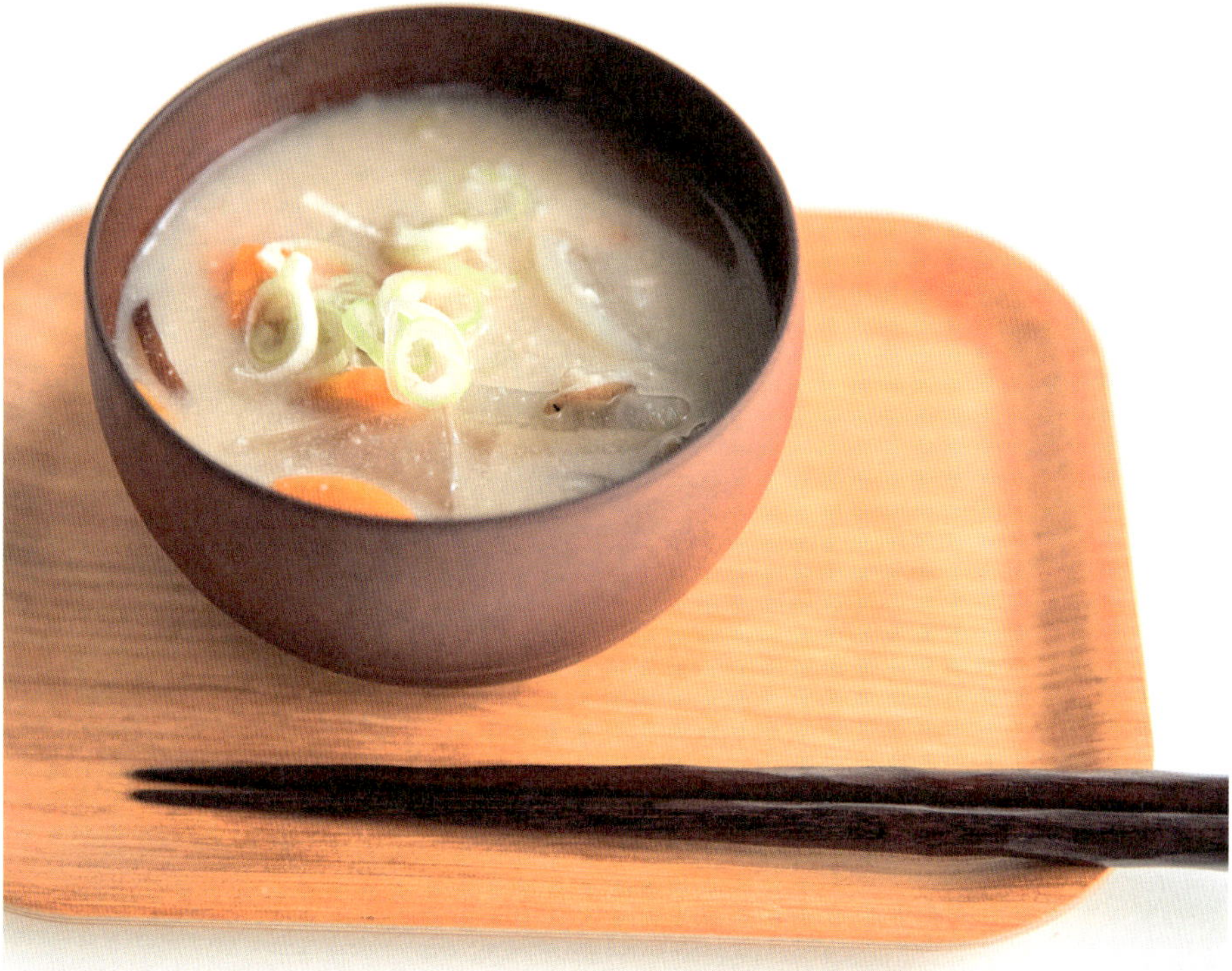

酒粕汁

酒粕は昔から体を温めたいときの定番として食されてきました。酒粕も味噌も血流を良くして代謝を高めるため、より効果が得られます。どちらも発酵食品なので腸内環境の改善にもつながります。

【材料】（2人分）
大根 … 2㎝長さ程度
にんじん … 3㎝長さ程度
しいたけ … 1枚
酒粕 … 100g
だし … 400㎖
白味噌 … 大さじ1
塩 … 少々

① 大根、にんじんはいちょう切りにして、しいたけは石づきを取って細切りにする。
② 鍋に①とだしを入れ、中火にかけて蓋をし、沸いたら弱火にして野菜が柔らかくなるまで煮る。
③ 酒粕を少量の②の煮汁で溶いて加え、白味噌と塩で味を調える。

※酒粕のアルコール分は加熱によりほとんどなくなりますが、念のため妊娠中の方や子どもには注意が必要です。

乾姜粥

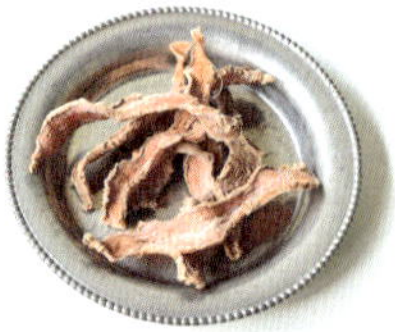

生姜を蒸して乾燥させた乾姜（かんきょう）は、古くから内臓の冷えを取る生薬として知られていました。お粥なら胃腸に負担をかけず、継続して摂ることができます。私もかつて冷えの体質改善のためによく利用していました。

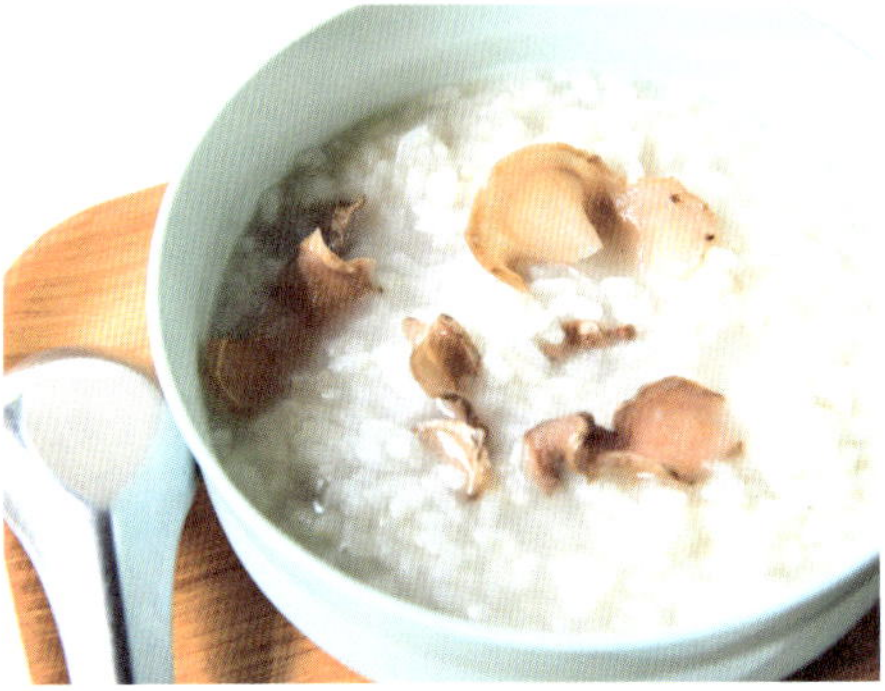

1日に3g以上の乾姜を食べると頭痛や吐き気を催すことがあるので、摂りすぎに注意を。

【材料】（2人分）
ひね生姜 … 適量
米 … 1/2合
水 … 600mℓ

1. 生姜を皮付きのまま1mm厚さにスライスし、茶色っぽくなるまで1時間ほど蒸す。
2. ①をざるに並べ、カラカラになるまで2～3日天日に干して乾姜を作る。
3. 鍋に米と水、②の乾姜2gを入れ、40～50分炊いてお粥を作る。

シナモン紅茶

日本では江戸時代に薬用として栽培が始まったとされるシナモン。体を温めるシナモンと紅茶を組み合わせた、簡単ですが即効性の高いレシピの提案です。シナモンパウダーを利用してもいいですよ。

【材料】（1回分）
紅茶葉 … 3～4g
シナモンスティック … 1本
水 … 250mℓ

1. 鍋に紅茶葉とシナモンスティック、水を入れて中火で3分ほど煮出す。

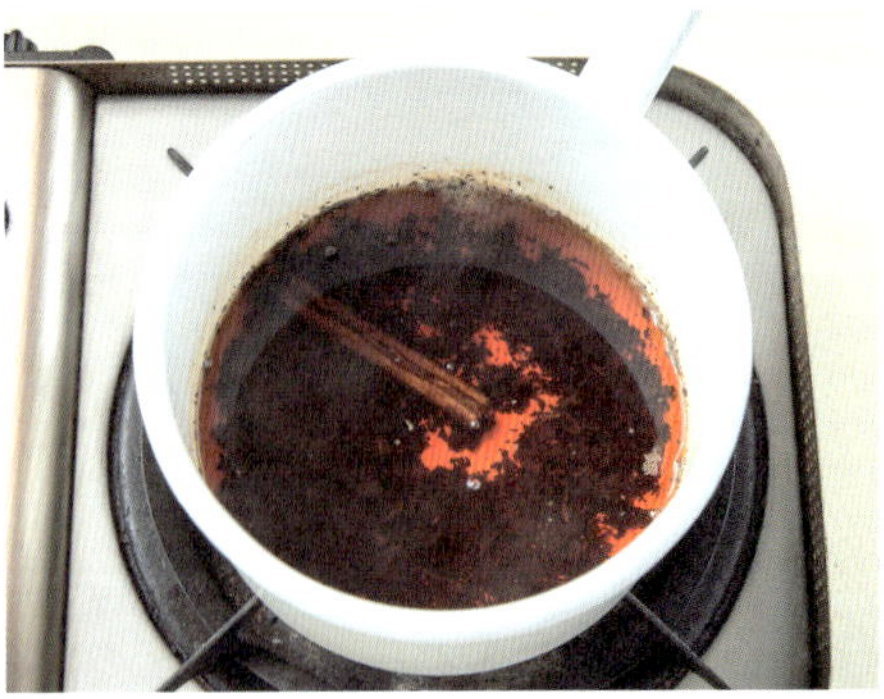

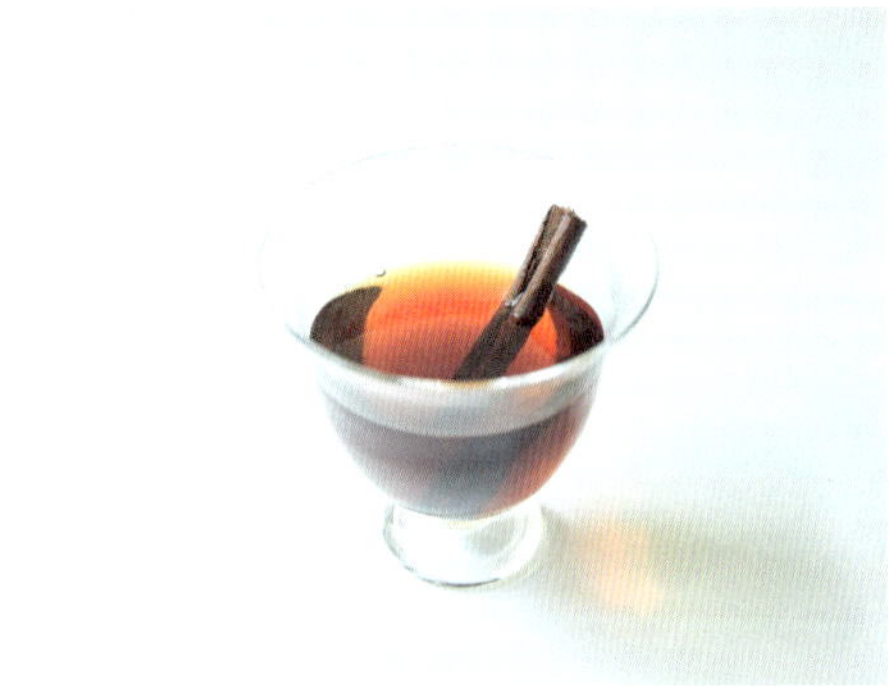

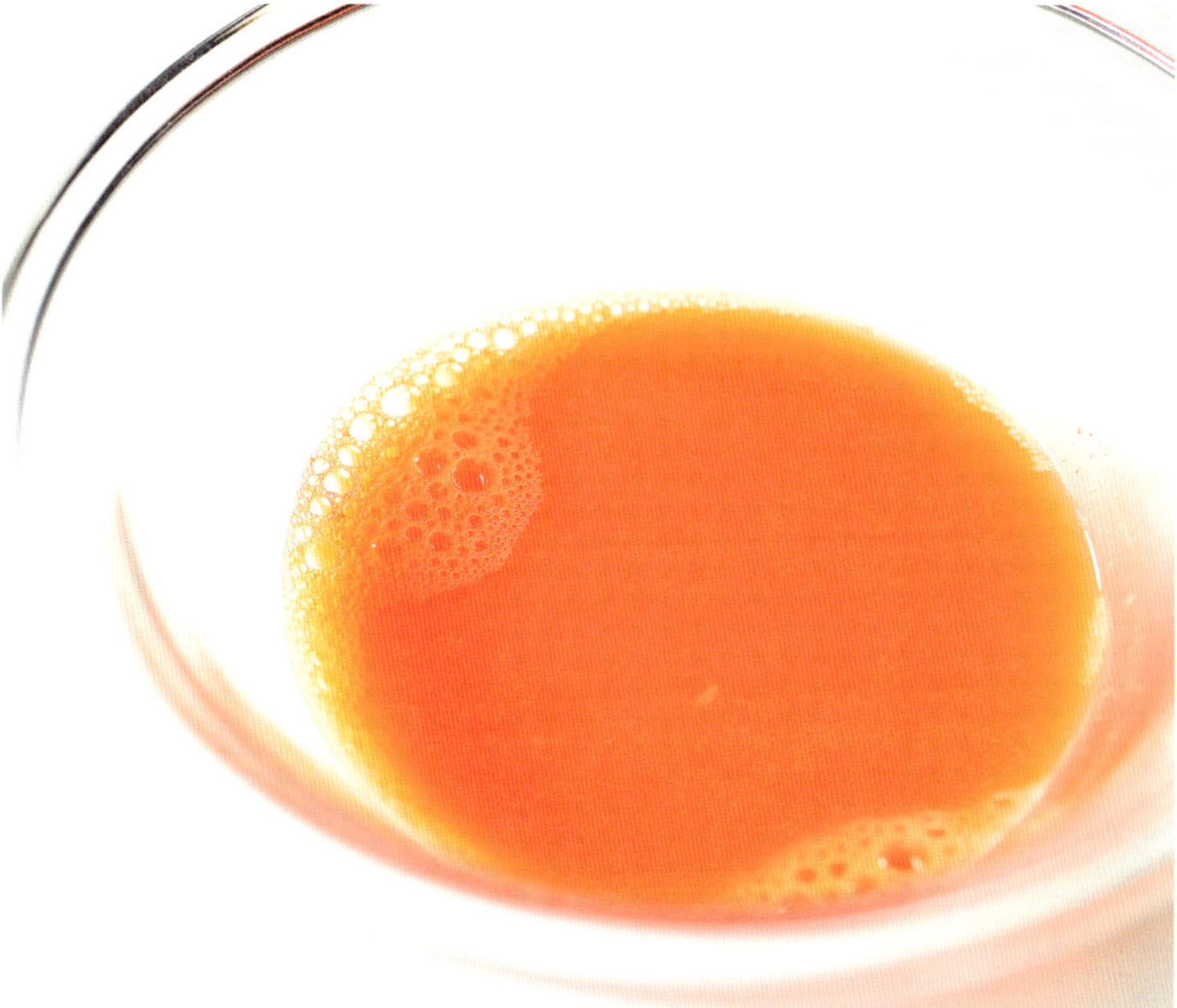

にんじんのしぼり汁

にんじんは、昔から内服・外用ともに活用されてきた食材。薬膳でも、古くから内臓を温め胃腸を丈夫にし、血を作り出す作用があるとされてきました。体力がなくて温める力が弱い人や、冷え性が悪化した“冷えのぼせ”にも役立つとされます。すりおろしたにんじんは甘みが強く感じられ、とてもおいしく飲めます。

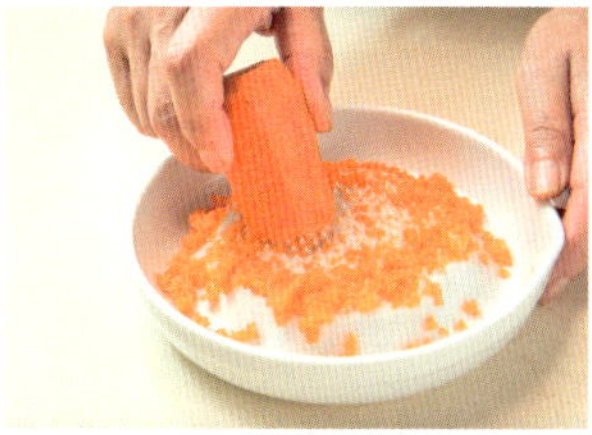

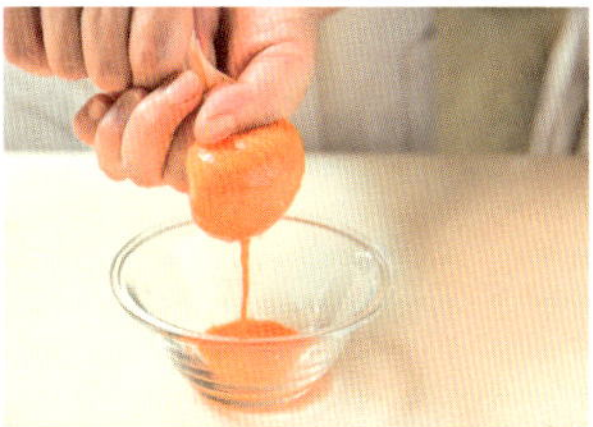

【材料】（1回分）
にんじん … 1本
はちみつ … 大さじ1

① にんじんを皮ごとすりおろす。
② ガーゼに包んでよくしぼる。しぼり汁にはちみつを加えて飲む。

五、夏の体調不良

暑気あたりや日射病など、昔から日本人は夏の体調不良に様々な対処法を考え、施してきました。夏は胃腸の働きの低下から体調を崩すことも多くあります。中医学でも、冷たいものや水分を摂りすぎて胃の働きが悪くなり、消化不良や食欲不振を起こすと、食べたものからうまく気（エネルギー）が作れず、だるい、疲れやすいといった症状を招くとされています。それに伴って免疫力も低下し、夏風邪や下痢などを起こしやすくなります。夏を元気に乗り切るには胃腸を元気にすることが一番です。

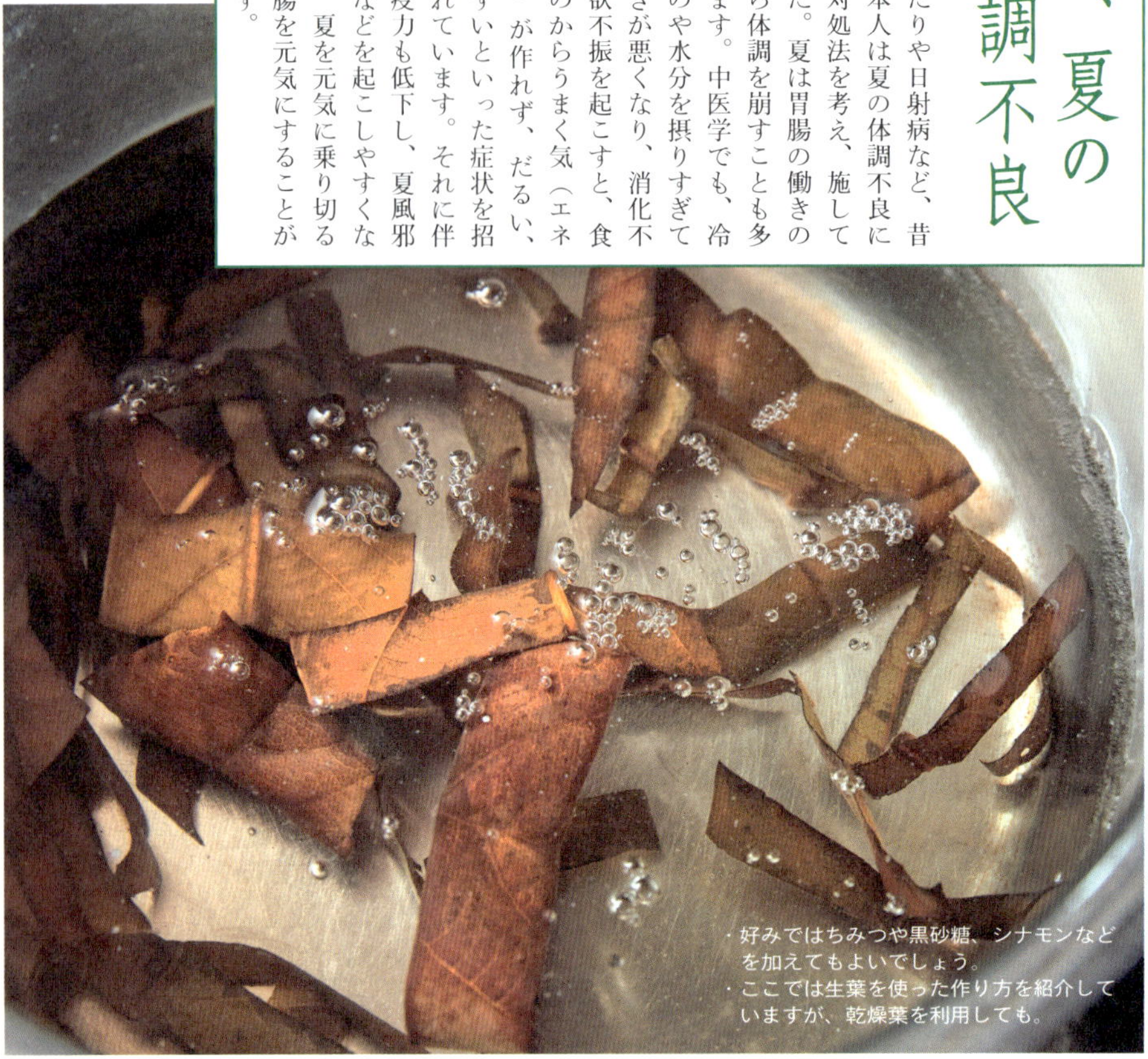

・好みではちみつや黒砂糖、シナモンなどを加えてもよいでしょう。
・ここでは生葉を使った作り方を紹介していますが、乾燥葉を利用しても。

びわの葉茶

古くから薬用食材として重用され、家庭での手当てでもお馴染みのびわの葉。胃腸を元気にする働きがあると伝えられ、江戸時代から暑気払い（夏バテ対策）の飲み物として重宝されていました。私は庭の葉を摘んで乾燥させたものを一年中切らすことなく利用しています。大寒の時季に摘むのが最も効能が高いとされます。

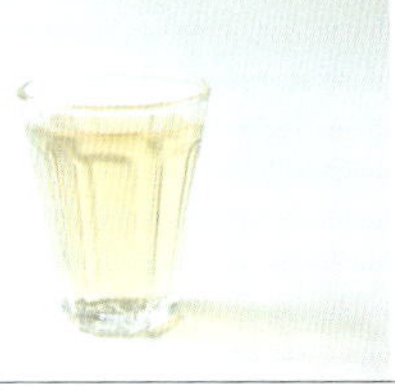

【材料】（1日分）
びわの葉 … 2～3枚
水 … 600mℓ

① びわの葉は裏の綿毛をたわしでこすりながら水洗いする。
② 水気を切って1cm幅に切る。
③ 鍋に水と②を入れて強火にかけ、沸いたら蓋をして弱火にし、半量になるまで煎じる。葉を濾して、1日3回に分けて飲む。

しそジュース

食欲増進作用や抗酸化作用のある青じそは、夏バテ予防にも有効です。ジュースにすれば薬味として食べるよりたっぷり摂れます。

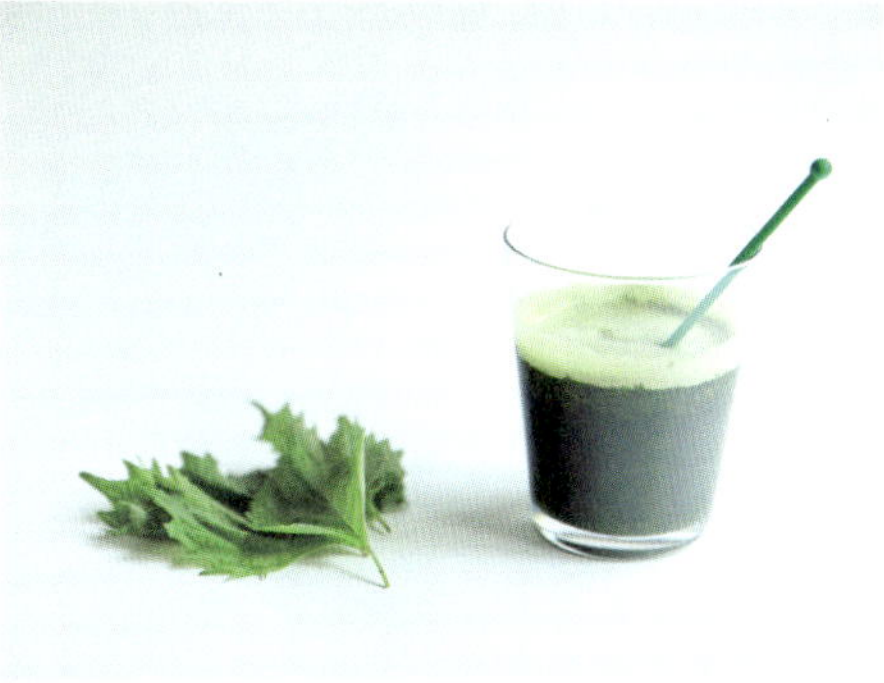

【材料】（1回分）
しその葉 … 10枚
水 … 200mℓ
はちみつ … 小さじ1

① しその葉は洗って、水と一緒にミキサーにかける。
② なめらかになったら、はちみつを加えて飲む。

薬味たっぷり麦とろ

昔からスタミナ食材として知られる山芋は、栄養学的にみてもアミラーゼという消化酵素を多く含み、すりおろせば食欲のないときにもするりと食べられます。私が夏の間、何度も助けられているのがこのレシピ。消化の良い押し麦と一緒に摂るようにしています。

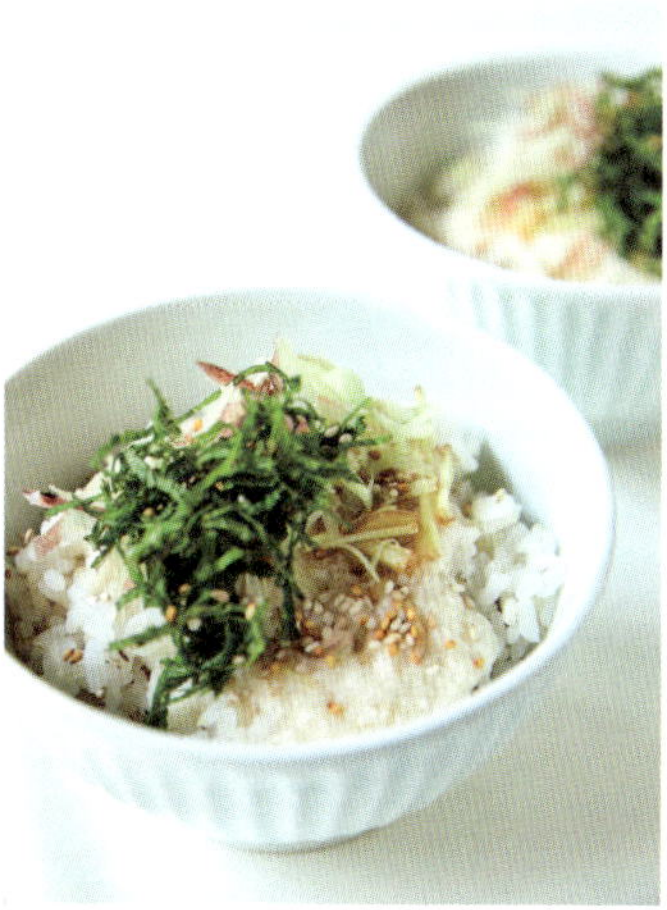

【材料】（1〜2人分）
山芋 … 100g
だし … 適量
醤油 … 適量
しその葉 … 3〜4枚
ひね生姜 … 1/3かけ
みょうが … 1本
押し麦 … 大さじ1
米 … 1合
水 … 180mℓ

① しその葉、生姜、みょうがはせん切りにする。
② 山芋はヒゲを包丁でこそげ落とし、皮ごとすりおろす。だしを加えて好みの柔らかさにして、醤油で味を調える。
③ 米に押し麦と水を加えて炊き、炊き上がったら②をかけ、①の薬味をたっぷりかける。

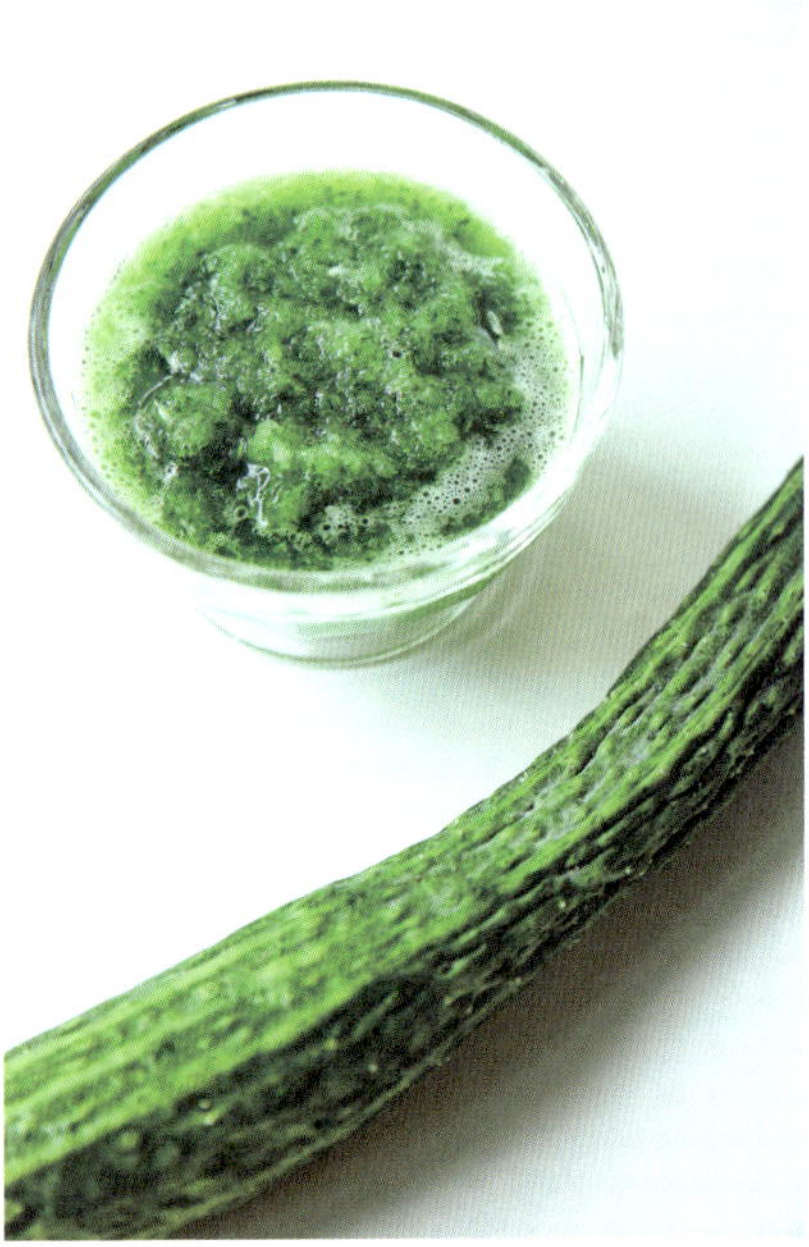

きゅうりのおろし汁

きゅうりは汗で失った水分やミネラルを補給し、体を冷やして余分な熱をとってくれます。また、すりおろすことで吸収率も良くなります。我が家では毎年、畑でたくさんのきゅうりを無農薬で育て、のどの渇きを癒し熱中症や暑気あたりを予防しています。

【材料】（1回分）
きゅうり … 1本

① きゅうりは皮ごとすりおろして飲む。

昔の本を調べると、きゅうりのすりおろしを足裏に塗って、疲労や暑気あたりの対処法としたこともあったようです。

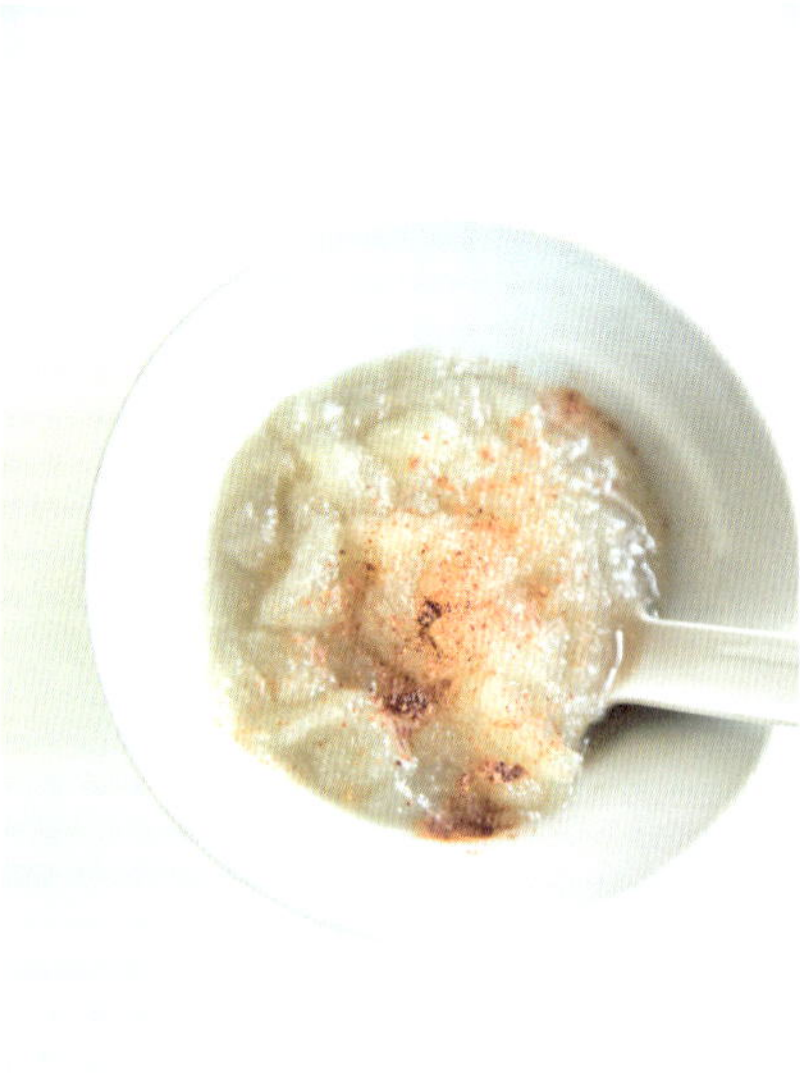

梨の煮物

梨はかつて、蒸し焼きにしたものが咳止めに効くと伝えられていました。薬膳でも余分な熱を取って体に必要な水分を補充し、咳やのどの痛みにも良いといわれます。ここでは、煮詰めてシナモンを加えることで、胃腸が冷えて消化力が落ちるのを防ぐレシピを考えました。晩夏から秋が旬なので、ちょうど暑さの疲れが出て夏風邪をひきやすい時期に最適です。

【材料】（1回分）
梨 … 1/2個
シナモンパウダー … 少々

① 梨は皮をむいて種を取り、すりおろして鍋に入れ、中火にかける。
② 水分がなくなってとろりと煮詰まったら、シナモンパウダーを加える。

79ページでは、梨を使ったのどの不調時の対処法を紹介しています。

六、目の不調

かすみ目や流行り目（結膜炎）など、目の不調にまつわる手当ての方法も、様々なものが伝えられています。現代の私たちにとっても、悩みは同じです。中医学の考え方では、目が疲れやすい、見えにくい、ドライアイなどの症状は、目の使いすぎや筋肉の緊張による血行不良や目を潤す血液の不足が一因といわれます。また、充血しやすい人はストレスによって気持ちが高ぶり、熱や血が頭部に集まっていると考えられています。

くこの実の酢漬け

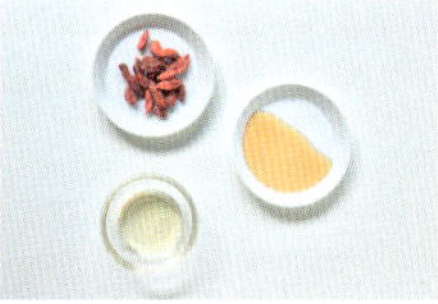

現代ではスーパーフードと呼ばれるくこの実ですが、昔から目の病に効果があるとされてきました。血管壁を強くしたり血行を良くする成分を含み、目が疲れたりかすむときに少量ずつを毎日継続して摂るのが効果的です。

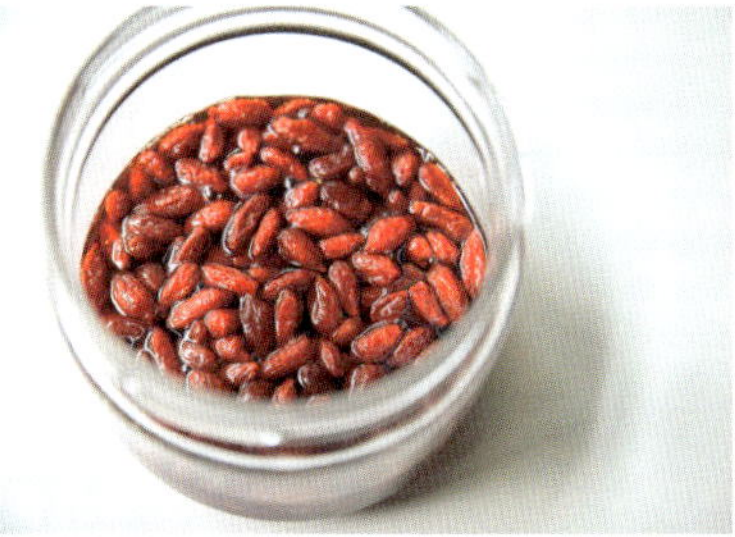

【材料】（作りやすい量）
黒酢 … 500mℓ
はちみつ … 大さじ 2
くこの実（乾）… 50g

① 蓋付きの保存瓶に黒酢を入れ、はちみつを加える。
② よくかき混ぜたら、くこの実を加えて一晩漬ける。1日に実を大さじ1杯程度食べ、漬け汁は1日大さじ1～2を水で薄めて飲む。冷蔵で1ヶ月ほど保存可能。

黒豆の黒酢漬け

私が薬膳の師匠から受け継いだ、目の疲れに良いレシピ。毎朝欠かさず食べています。薬膳では「血を補い老化防止の妙薬」とされる黒豆を、血行を促進する黒酢に漬けることで、相乗効果が得られます。血行不良による様々な症状におすすめ。

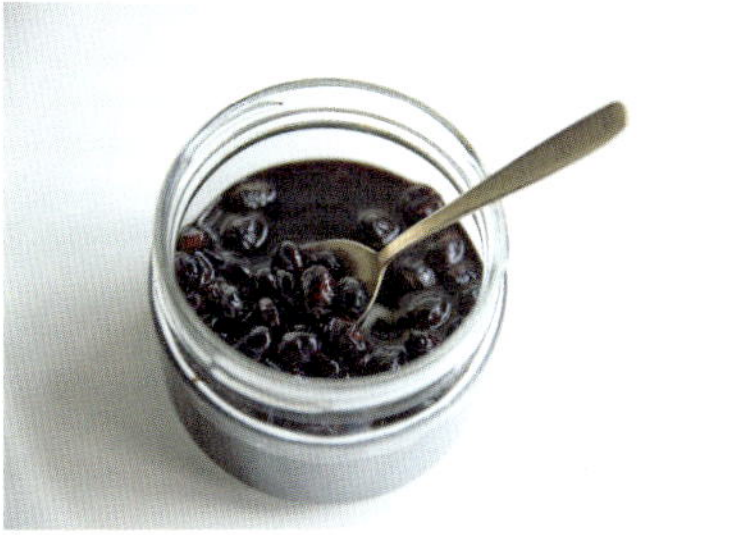

【材料】（作りやすい量）
黒豆（乾）… 100g
黒酢 … 300mℓ

① 黒豆をフライパンに入れ、中火で4～5分ほど煎る。
② 皮がはじけてきたら弱火にして更に5分ほど煎る。
③ 粗熱が取れたら蓋付きの保存瓶に移し、黒酢を加えて一晩漬ける。黒豆は1日10粒ずつ食べ、黒酢もスプーン1杯飲む。冷蔵で半年保存可能。

にんじんの皮に栄養があることは昔の健康食を扱った本でも謳われており、乾燥保存するなどして、余すことなく利用するようすすめられています。

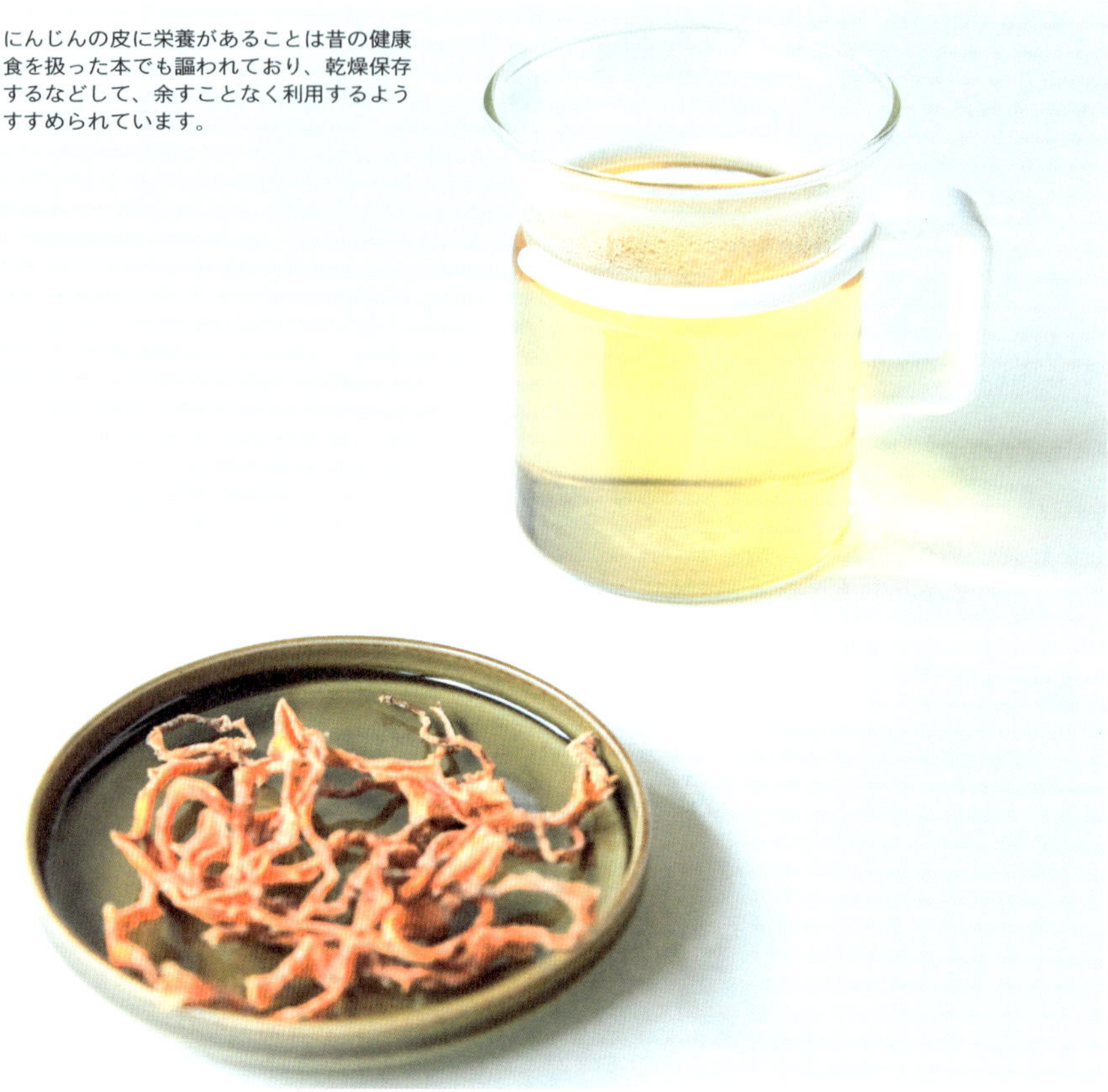

にんじんの皮茶

昔からにんじんは目に力をつけるといわれてきました。薬膳でも、にんじんは血を作り出して目の乾き（ドライアイ）を和らげると考えられています。皮を干して保存しておけば、お茶として手軽に取り入れられるでしょう。

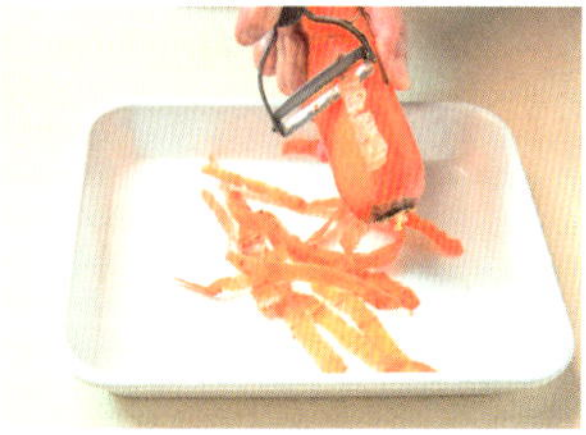

【材料】（1日分）
にんじんの皮 … 1本分
水 … 500mℓ

① にんじんは皮をむき、皮を1～2日天日に干す。
② ①を焦がさないようにフライパンで乾煎りする。
③ ②と水を鍋に入れて中火にかけ、沸いたら弱火で3分ほど煮出す。煮汁を濾して数回に分けて飲み、残った皮も食べる。

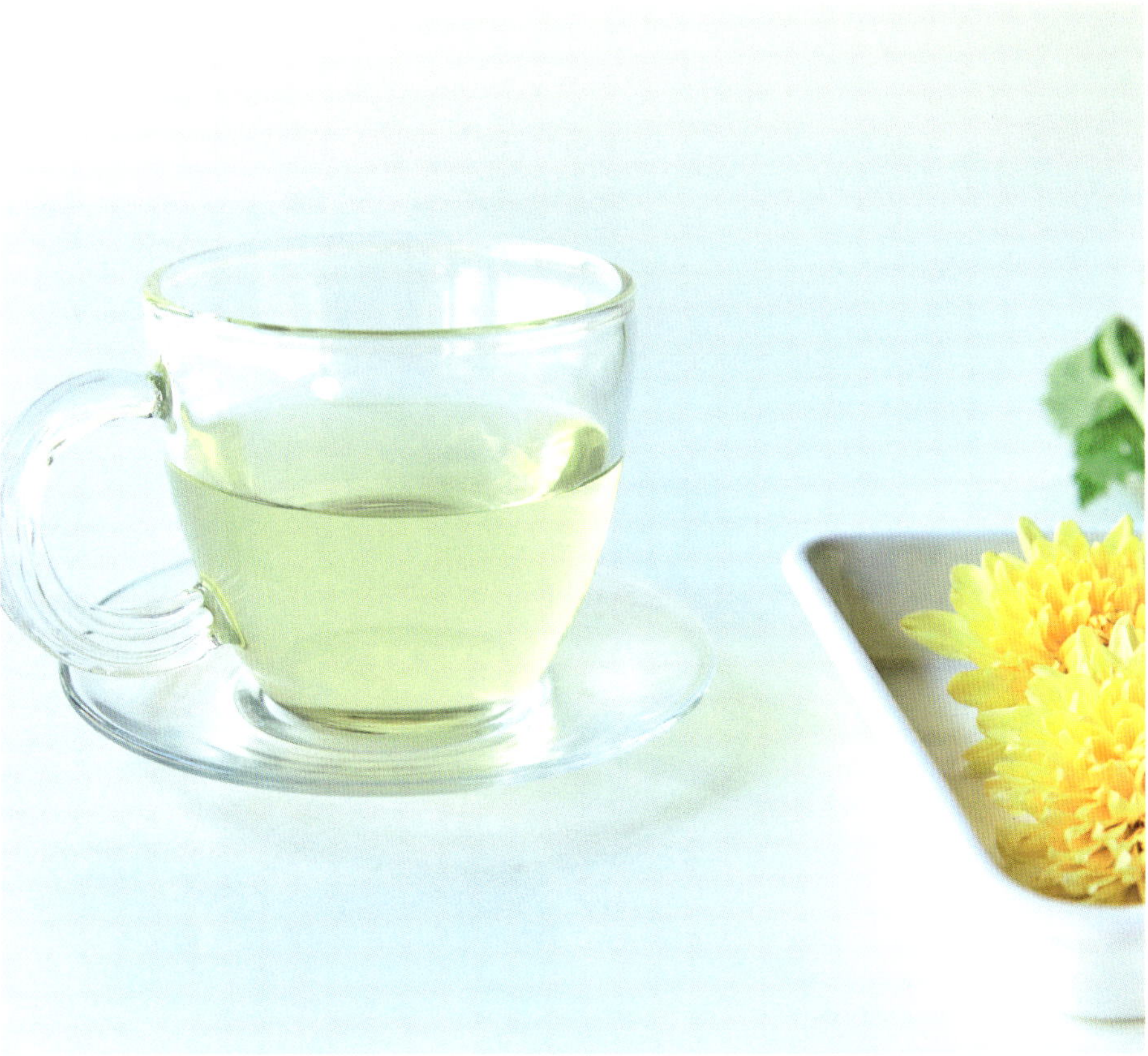

菊花とセロリの温かいドリンク

菊の花もセロリも、薬膳で精神を落ち着かせて頭部の熱を冷まし、目の充血や疲れ目、イライラや頭痛などに有効とされている食材です。この2つを組み合わせたドリンクのレシピを作りました。菊の花は乾燥させたものを利用しても。

【材料】（1回分）
食用菊… 2本
セロリ（茎）… 5㎝長さ程度
水 … 300㎖
はちみつ（好みで）… 小さじ1

① 菊は花びらのみ取る。セロリは斜め薄切りにする。
② 鍋に①と水を入れ、弱火で2/3ぐらいになるまで煮詰める。好みではちみつを加えて、濾して飲む。

◉ 風邪などの感染症

一、風邪

風邪で悪寒がするときは、すぐに体を温めて発汗を促し、休息すればひどくなる前におさまります。熱がしっかり上がり切ったあとは、逆に体を冷やすもので対応しましょう。頭痛やのどの痛み、鼻詰まりなどは、ウイルスと闘ったあとの炎症によるものなので、熱を冷ましながら血行を促して毒素を排出するようにします。

ひき始めの風邪

❶ 生姜葛湯

私自身も子どもも何度も助けられているのが、この生姜葛湯。熱が出始めたときに飲めば、体表がカーッと温まって一気に汗が噴き出し、風邪をいち早く追い出せるでしょう。

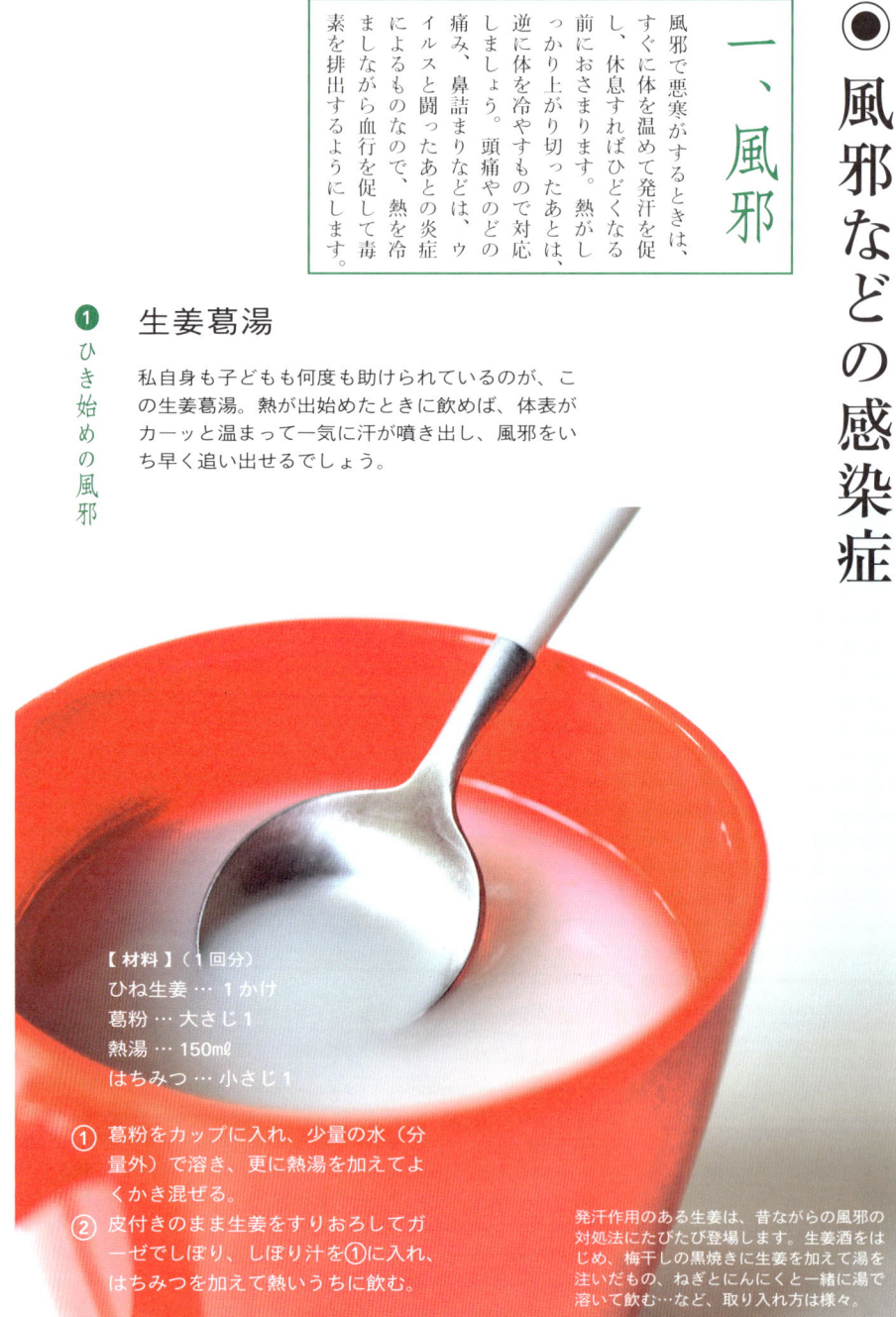

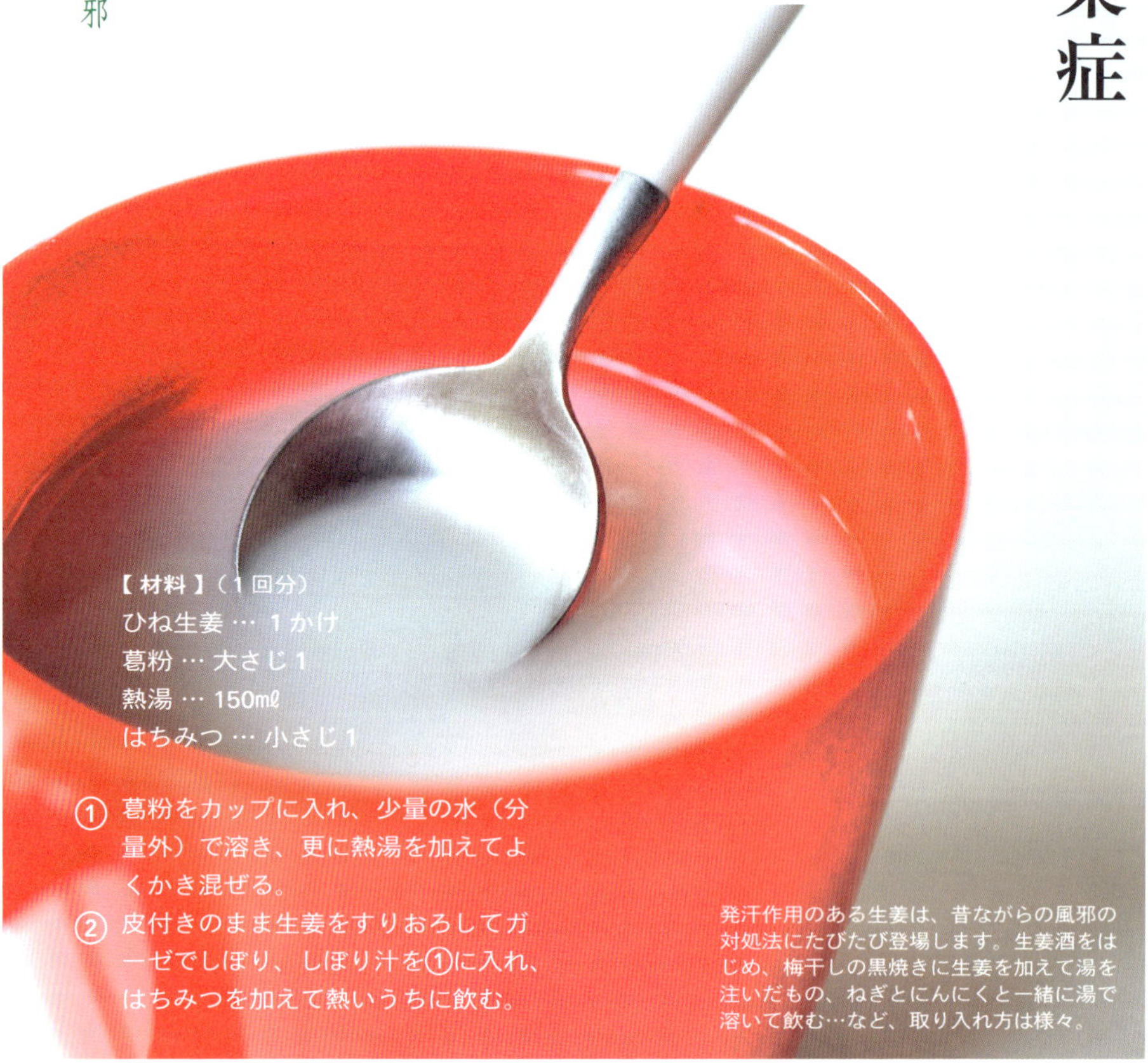

【材料】（1回分）
ひね生姜 … 1かけ
葛粉 … 大さじ1
熱湯 … 150mℓ
はちみつ … 小さじ1

① 葛粉をカップに入れ、少量の水（分量外）で溶き、更に熱湯を加えてよくかき混ぜる。
② 皮付きのまま生姜をすりおろしてガーゼでしぼり、しぼり汁を①に入れ、はちみつを加えて熱いうちに飲む。

発汗作用のある生姜は、昔ながらの風邪の対処法にたびたび登場します。生姜酒をはじめ、梅干しの黒焼きに生姜を加えて湯を注いだもの、ねぎとにんにくと一緒に湯で溶いて飲む…など、取り入れ方は様々。

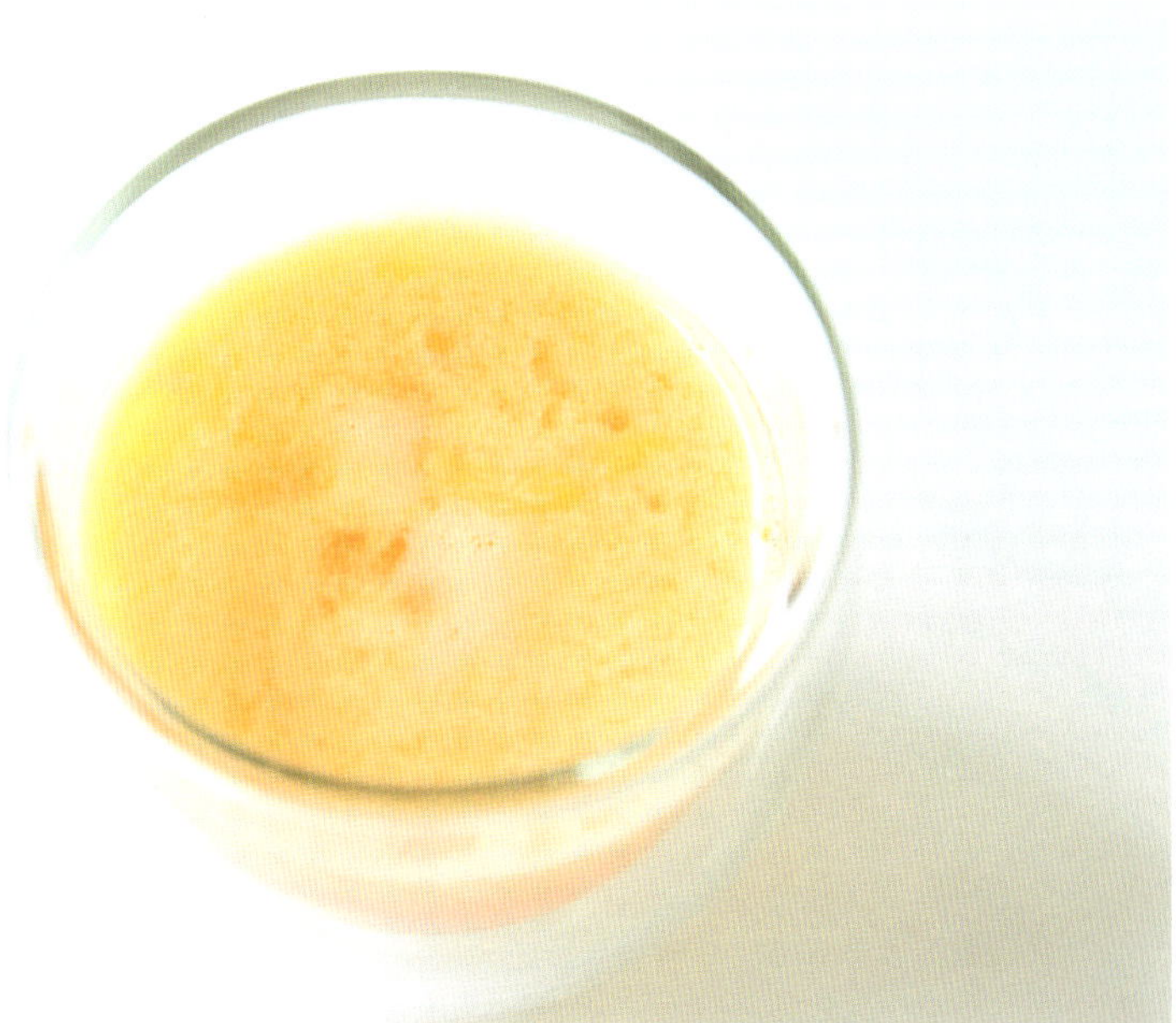

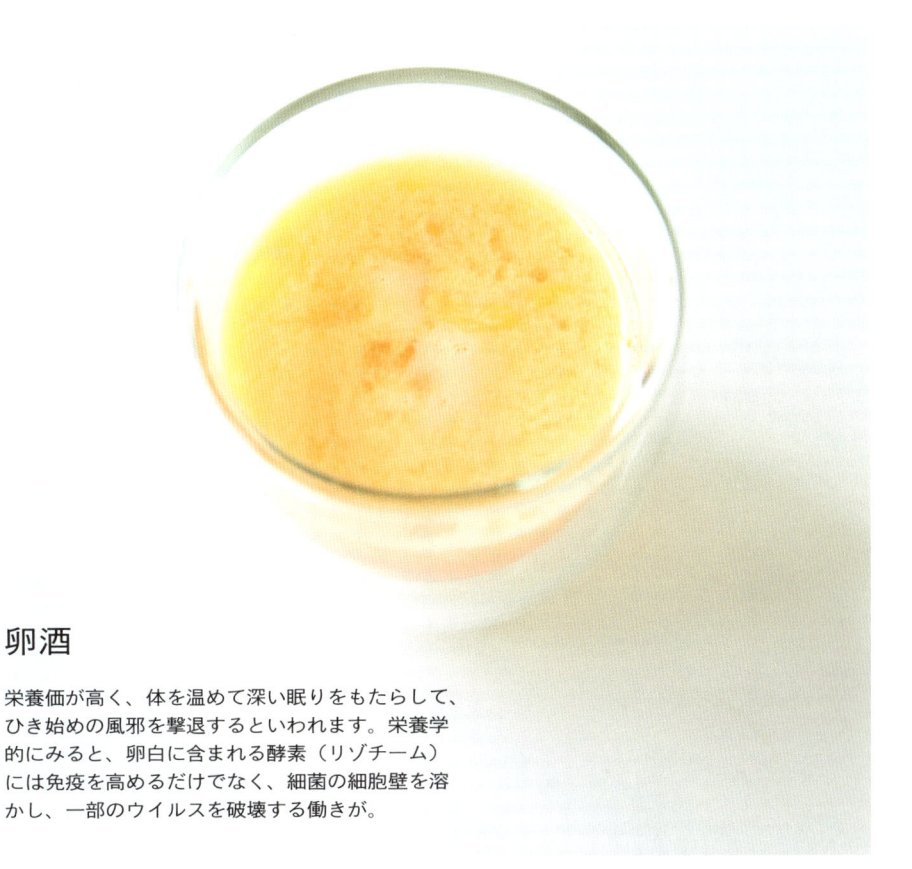

卵酒

栄養価が高く、体を温めて深い眠りをもたらして、ひき始めの風邪を撃退するといわれます。栄養学的にみると、卵白に含まれる酵素（リゾチーム）には免疫を高めるだけでなく、細菌の細胞壁を溶かし、一部のウイルスを破壊する働きが。

【材料】（1回分）
卵 … 1個
はちみつ … 少々
日本酒 … 100mℓ

① 卵をカップに割りほぐす。
② はちみつを加える。
③ 酒を湯煎にかけて熱燗にする。卵をかき混ぜながら酒を少しずつ注ぎ、熱いうちに飲む。

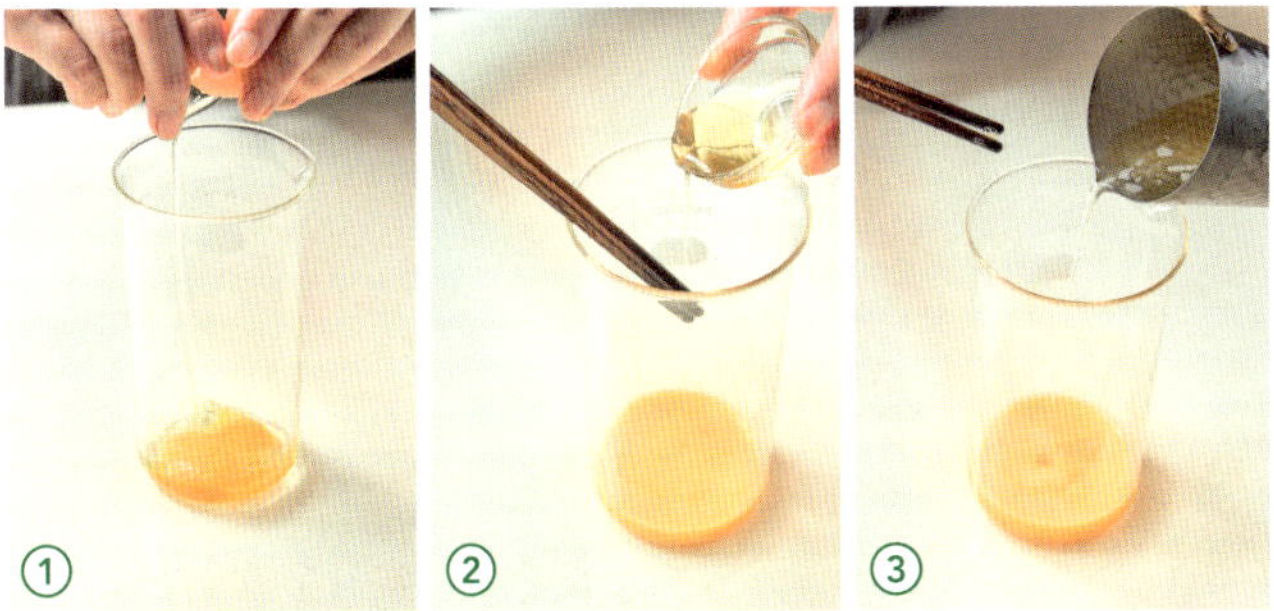

滋養に富む卵は、かつては病人への見舞い品として用いられていたそう。農村部では、売り物だった卵を病気のときだけは自分たちも食べることができたという話も残っています。

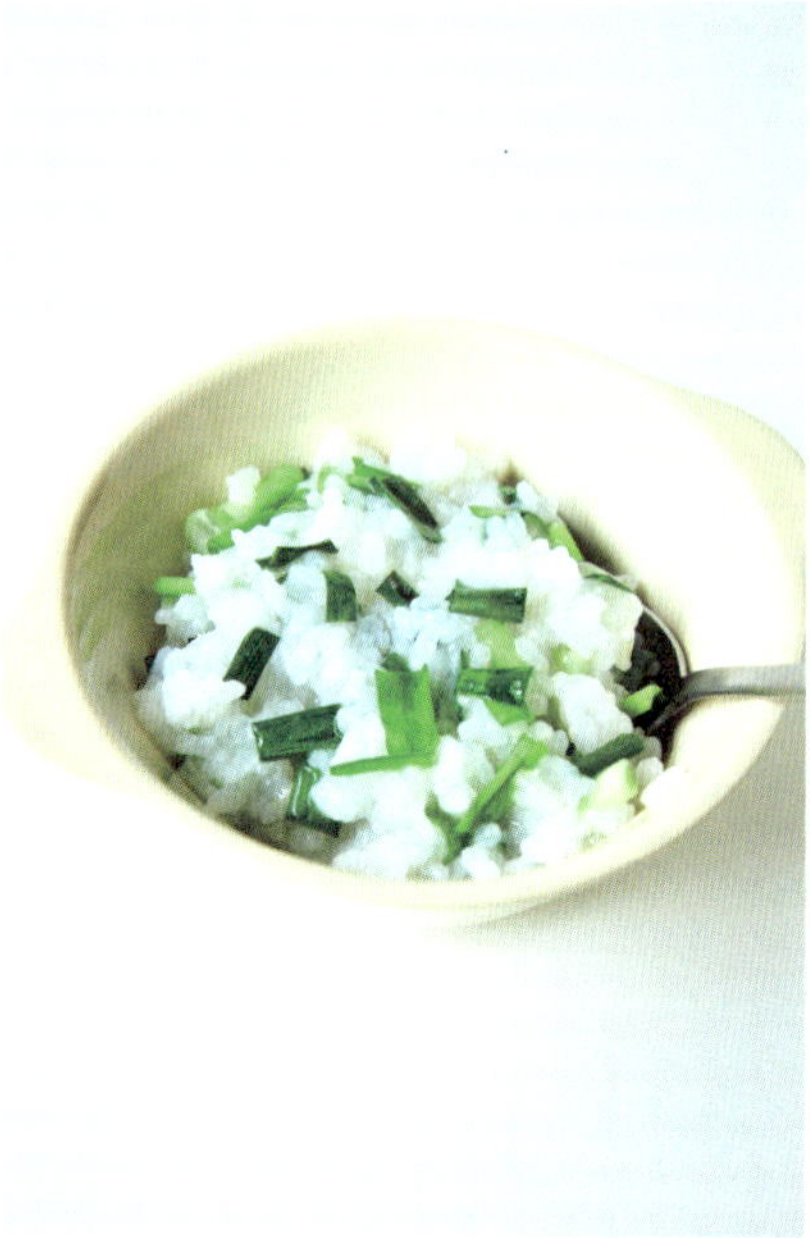

❷ 悪寒・節々の痛み

にら粥

にらは、下痢を伴う腹痛などに効くと伝えられてきた野菜ですが、特有の香りと辛味成分が血行を良くして体を温めるため、細かく刻んでお粥に混ぜれば、風邪のひき始めの寒気や節々の痛みを取るのにも有効です。

【材料】（2人分）
にら … 3～4本
米 … 1/2合
水 … 600 ～ 700mℓ
塩 … 少々

① 鍋に米と水を入れて中火にかけ、沸いたら弱火にして40～50分かけて白粥を炊く。
② 仕上げに1㎝長さ程度に刻んだにらを加え、塩で味を調える。

ねぎ味噌湯

ゾクゾクする寒気や関節の痛みが強いときには、体を温めるねぎと味噌の組み合わせが効果的です。じっくりと温めて発汗を促し、ウイルスを追い出しましょう。

【材料】（1回分）
長ねぎ（白い部分）
… 3㎝長さ程度
味噌 … 小さじ1
熱湯 … 150mℓ

① 長ねぎをみじん切りにし、カップに入れる。
② 味噌と熱湯を加えてよくかき混ぜ、熱いうちに飲む。

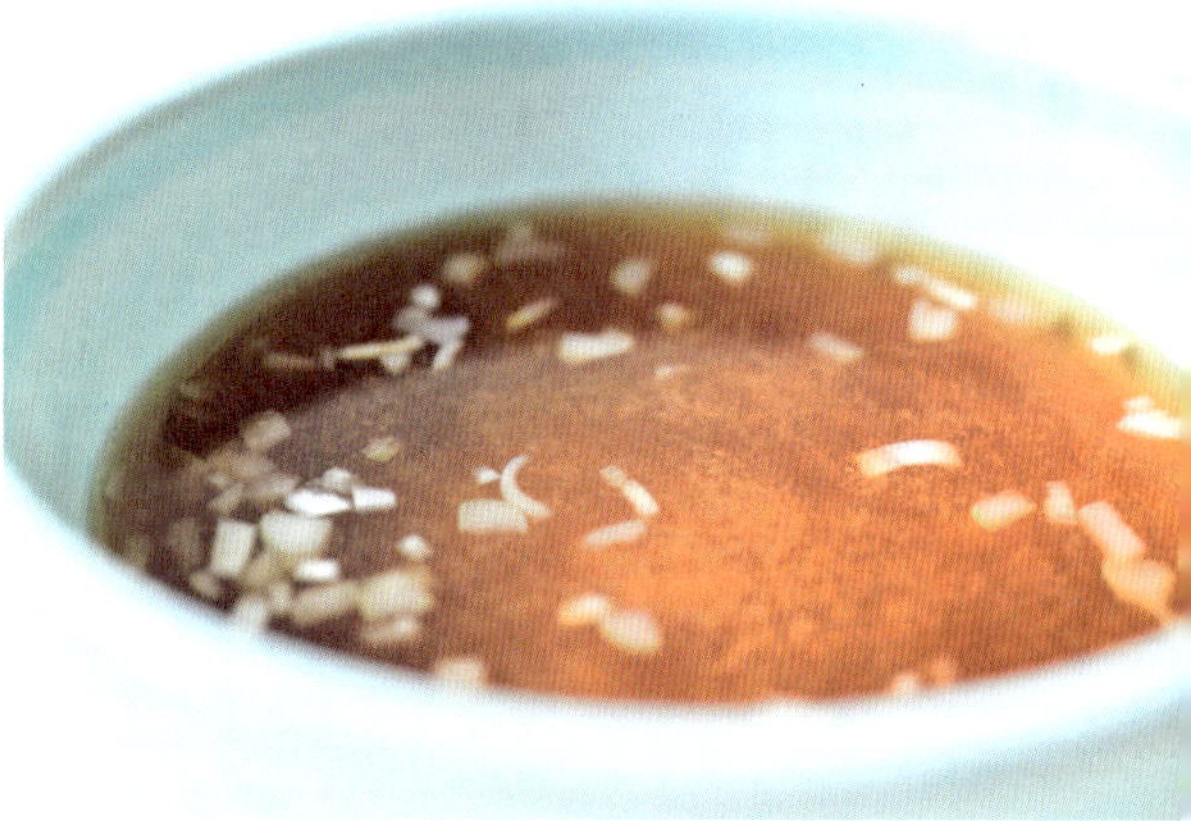

❸ 大根湯

発熱

解熱に効くとして知られていた大根湯。薬膳の考えでも、大根は体の熱を冷ますといわれ、熱が上がったら飲みます。熱々の湯または番茶と生姜で発汗させれば、沈静化していくでしょう。

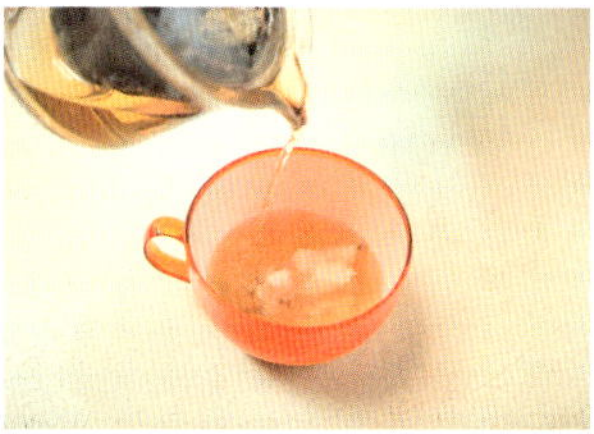

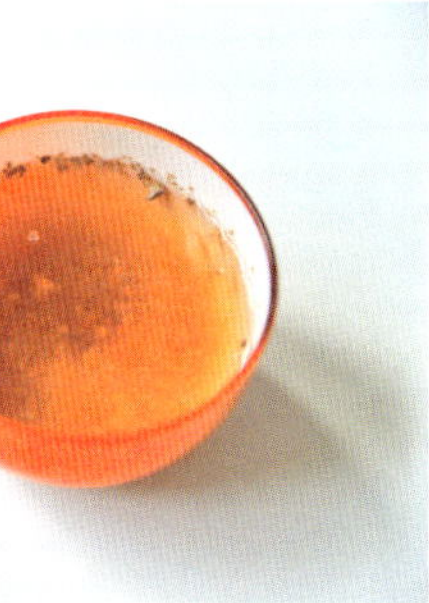

【材料】（1回分）
大根（すりおろし）… 大さじ1と1/2
ひね生姜（すりおろし）… 小さじ1/2
醤油 … 大さじ1/2
熱湯または番茶 … 200mℓ

① 大根と生姜は皮ごとすりおろし、カップに入れる。
② 熱湯または番茶を注ぎ、醤油で味を調え、熱いうちに飲む。

❹ 焼きねぎのレモンオイル漬け

風邪による頭痛

昔から体を温めて発汗を促すといわれるねぎにレモンを加えて、風邪による頭痛の一因となる頭部の血行不良や精神的なストレスを改善するレシピを考えました。レモンの皮もぜひ加えてください。

【材料】（1〜2人分）
長ねぎ（白い部分）… 1本
オリーブ油 … 大さじ1
レモン汁 … 大さじ1
レモンの皮 … 少々
塩 … 少々

① 長ねぎを5㎝長さに切り、2㎜間隔で斜めに切り込みを入れる。レモンの皮は削る。
② グリルに①を並べて香ばしい焼き色が付くまで焼く（フライパンで焼く場合は少量のオイルをひいてから焼く）。
③ オリーブ油とレモン汁、レモンの皮、塩を混ぜ合わせて②を1時間以上漬け込む。

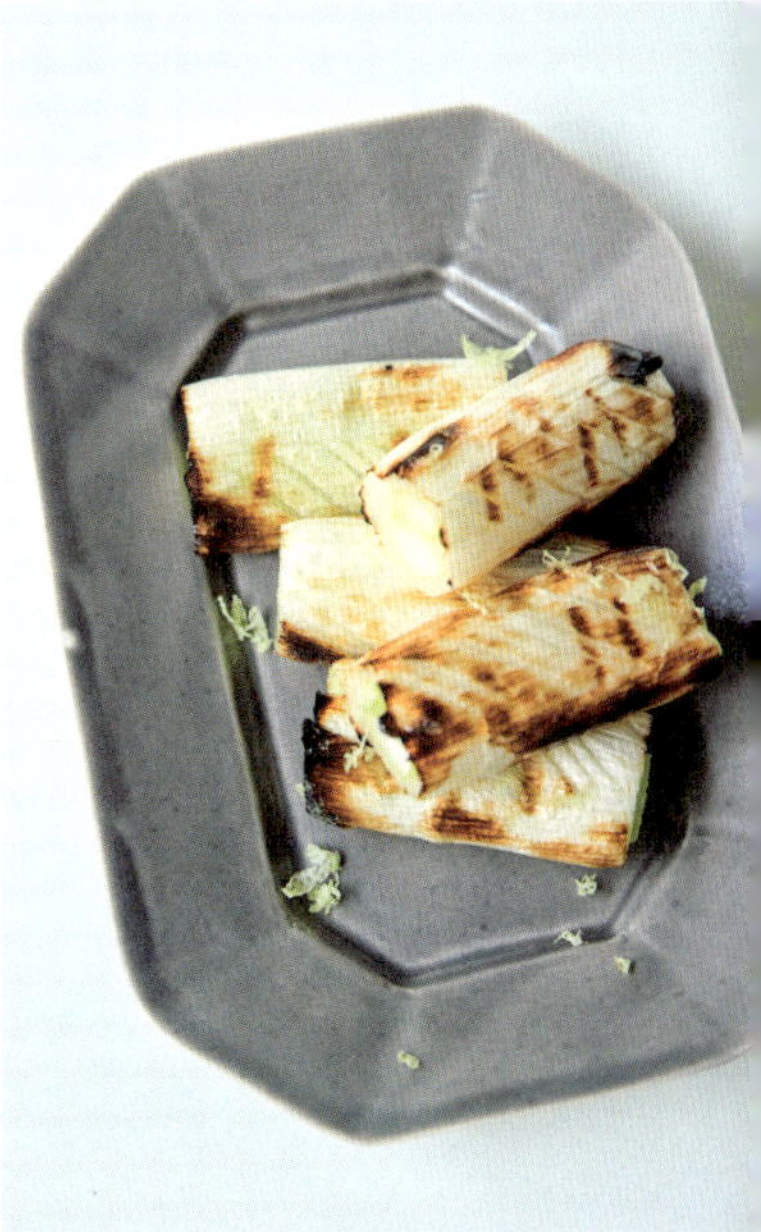

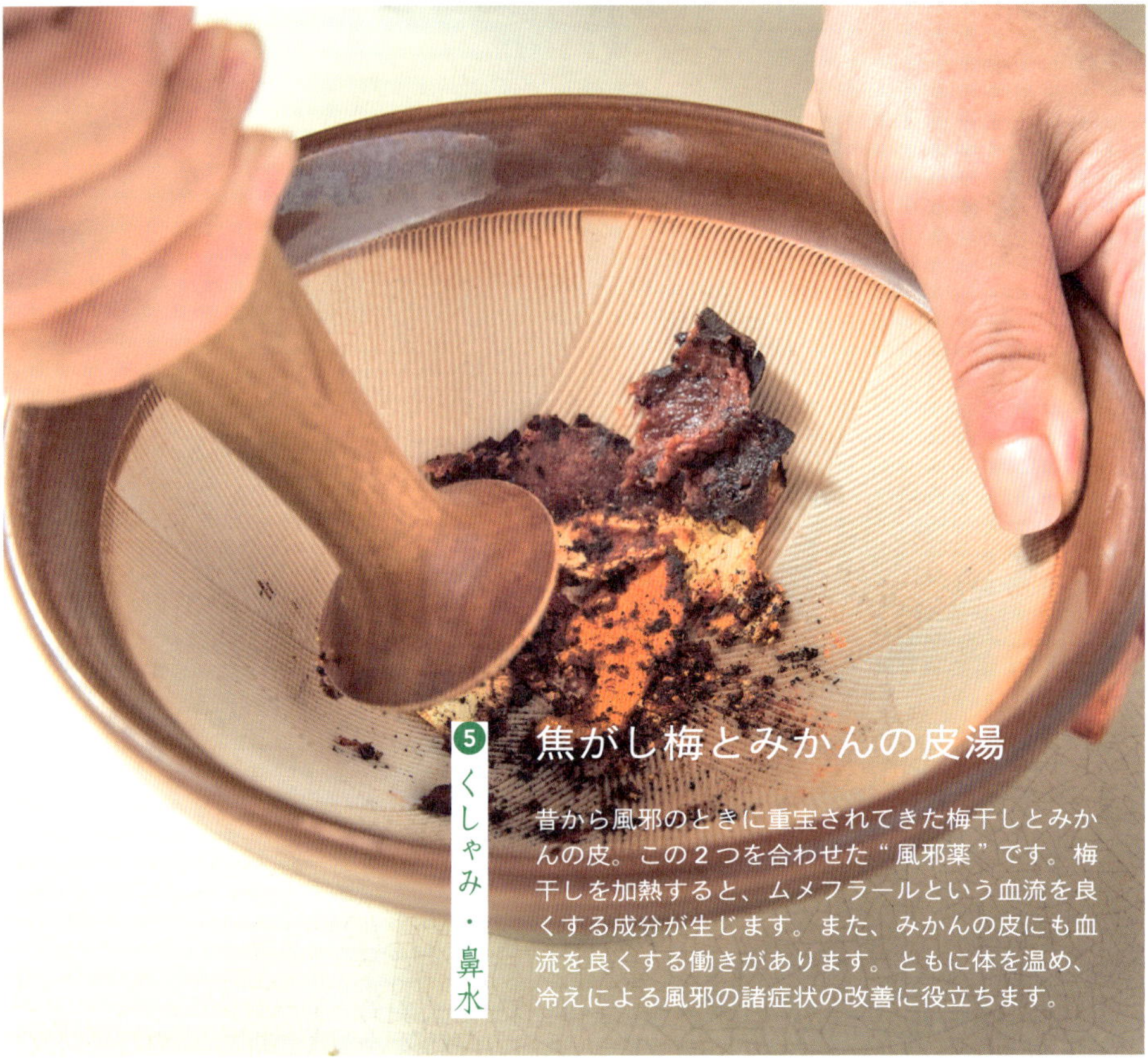

⑤ くしゃみ・鼻水

焦がし梅とみかんの皮湯

昔から風邪のときに重宝されてきた梅干しとみかんの皮。この２つを合わせた“風邪薬”です。梅干しを加熱すると、ムメフラールという血流を良くする成分が生じます。また、みかんの皮にも血流を良くする働きがあります。ともに体を温め、冷えによる風邪の諸症状の改善に役立ちます。

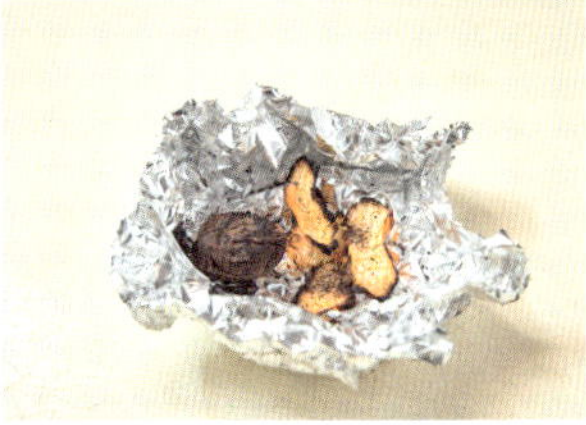

【材料】（１日分）
梅干し … １個
みかんの皮 … 1/2 個分
湯 … 100 ～ 150mℓ

① 梅干しとみかんの皮は、アルミホイルに包んで黒く焦げるまでグリルや網、トースターで焼く（左写真上）。
② ①の梅干しの種を取ってみかんの皮とともにすり鉢に入れ、ペースト状になるまでする（上写真）。
③ カップに②を小さじ半量入れ、湯を注ぐ。１日３回、同様に飲む（左写真下）。

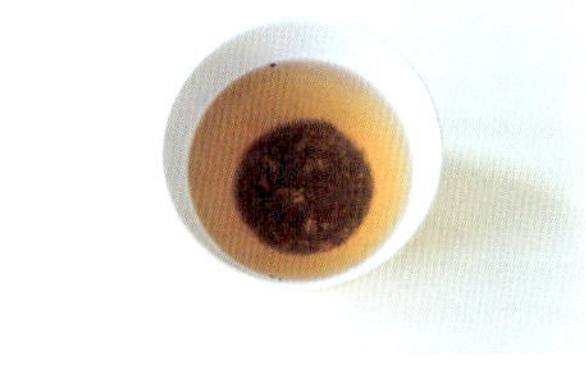

中医学では、くしゃみや鼻水の原因は体の中に余分な水分があるためと考えます。みかんの皮はこの水分を排出する働きもあります。

❻ どくだみ茶

鼻詰まり

どくだみは、漢方では十薬（じゅうやく）といわれる生薬。家庭でも古くから内服、外用ともに活用されてきました。毒素を排出するといわれ、鼻詰まりや鼻炎などにも良いとされます。

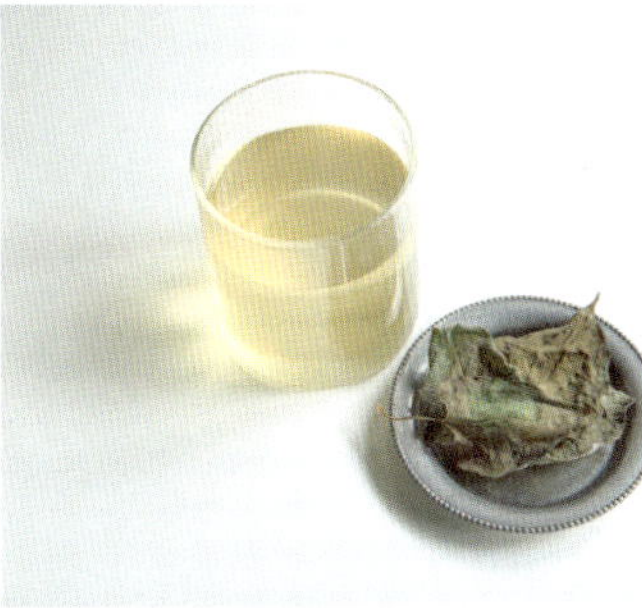

【材料】（1日分）
どくだみの葉（乾）… 5g
水 … 800mℓ

① どくだみの葉（適量）を天日に干してカラカラになるまで乾燥させる。
② ①を5g鍋に入れ、水を加えて蓋をして、弱火で半量になるまで煎じる。茶こしで濾して、1日数回に分けて食前に飲む。

・残ったどくだみの乾燥葉は、乾燥剤を入れた密閉容器で1年間保存可能です。
・花が咲く6～7月頃の葉が最も効能が高いといわれます。

❼ 梨のジュース

のどの痛み

咳止めに良いと伝えられていた梨は、薬膳でも熱を冷まして体液を補充するといわれ、空咳や痰、声がれ、咽頭痛、口の乾きなどに有効とされてきました。甘くて飲みやすいので子どもも喜んで飲んでくれます。

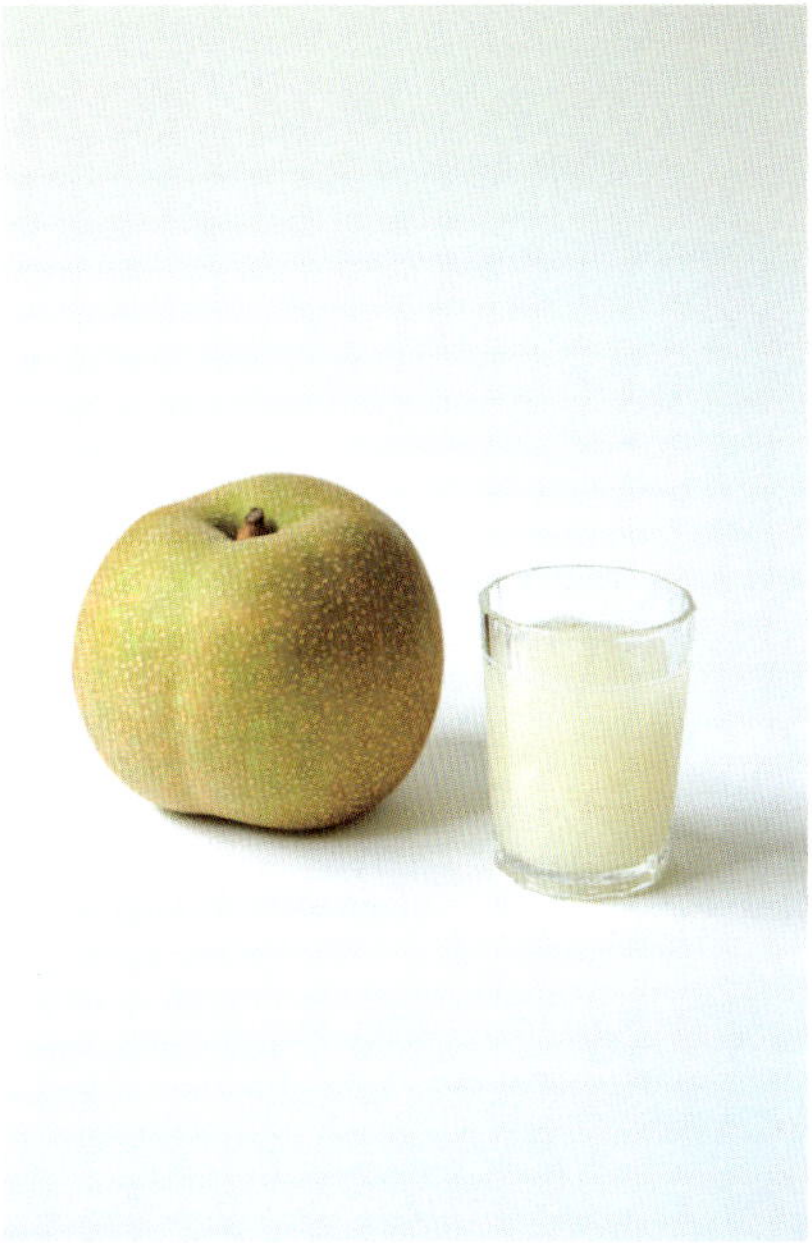

【材料】（1回分）
梨 … 1/2個

① 梨は皮をむき、種を取ってすりおろして飲む。

昔の本には、梨を黒焼きにしたときの汁を風邪や咳の“くすり”にしたという記述も見られます。

ある地方では、干し柿と水をとろ火で煎じたものを寝る前に飲むと、不眠が解消するという療法が伝えられていたそう。

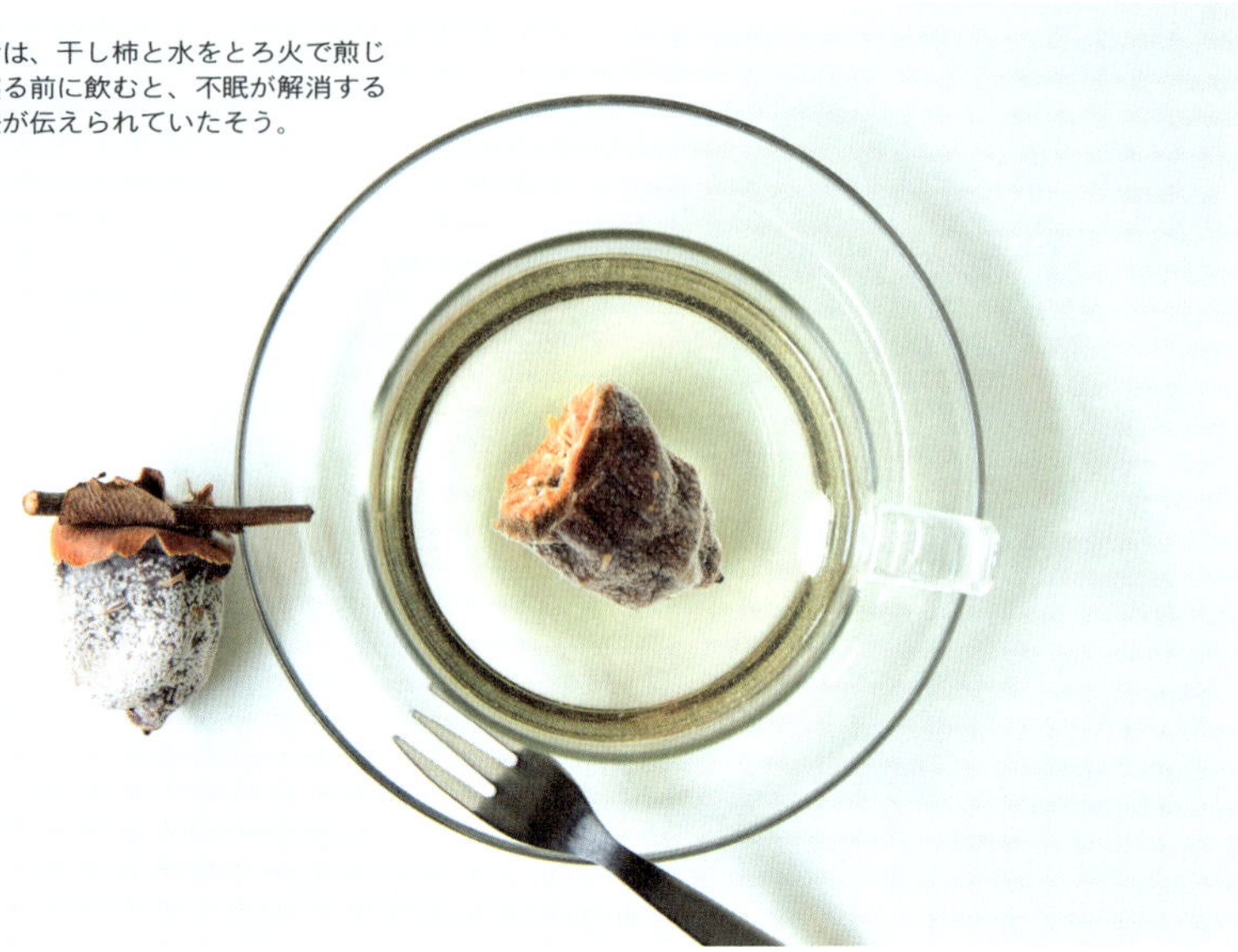

干し柿湯

干し柿は、古くから風邪を治すと考えられ、家庭で利用されてきました。漢方でも干し柿の表面についた白い粉は柿霜（しそう）という生薬で、咳やのどの痛み、口内炎に使われます。私も毎年、ご近所からもらった渋柿で干し柿をたくさん仕込み、１年分保存していろいろ活用しています。

【材料】（１回分）
干し柿 … １個
熱湯 … 100㎖

① カップに干し柿を入れ、熱湯を注いで果肉をほぐしながら飲む。

はちみつ酢

はちみつも酢も、ともに殺菌作用が高く、のどの炎症を鎮める働きがあるといわれます。はちみつを合わせれば酢もマイルドになって飲みやすくなります。

【材料】（１回分）
はちみつ … 大さじ１
黒酢 … 大さじ１
水 … 200㎖

① カップに水、黒酢、はちみつを入れてよく混ぜて飲む。

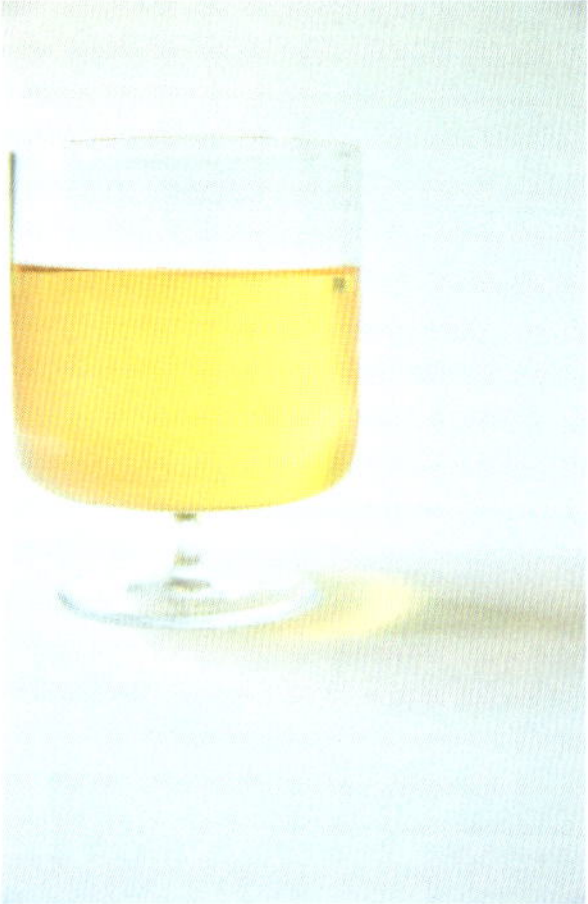

二、咳・痰

咳や痰は、細菌やウィルスの感染などにより、呼吸器に炎症が起こり発生するとされます。家庭に伝わる対処法でも、のどの炎症を改善し、粘膜を保護するような食材が使われてきました。中医学では、体内の水分バランスが悪くなり、気道にたまった粘液を出そうとする反応と捉えるため、水分代謝を良くするような食材が効果的とされます。

かりんシロップ

かりんの果実はかたく渋味もあるため、生食には向かないのですが、古くから咳止めやのどの痛み、風邪予防に効くとして重宝されてきました。アルコールを加えてかりん酒にしたり、砂糖と煮詰めて飴にしたりと、いろいろな取り入れ方がありますが、私ははちみつで漬け込んだシロップを愛用しています。子どもでも飲みやすく、息子ものどが痛いと思ったらすぐに飲んで早めに治しています。

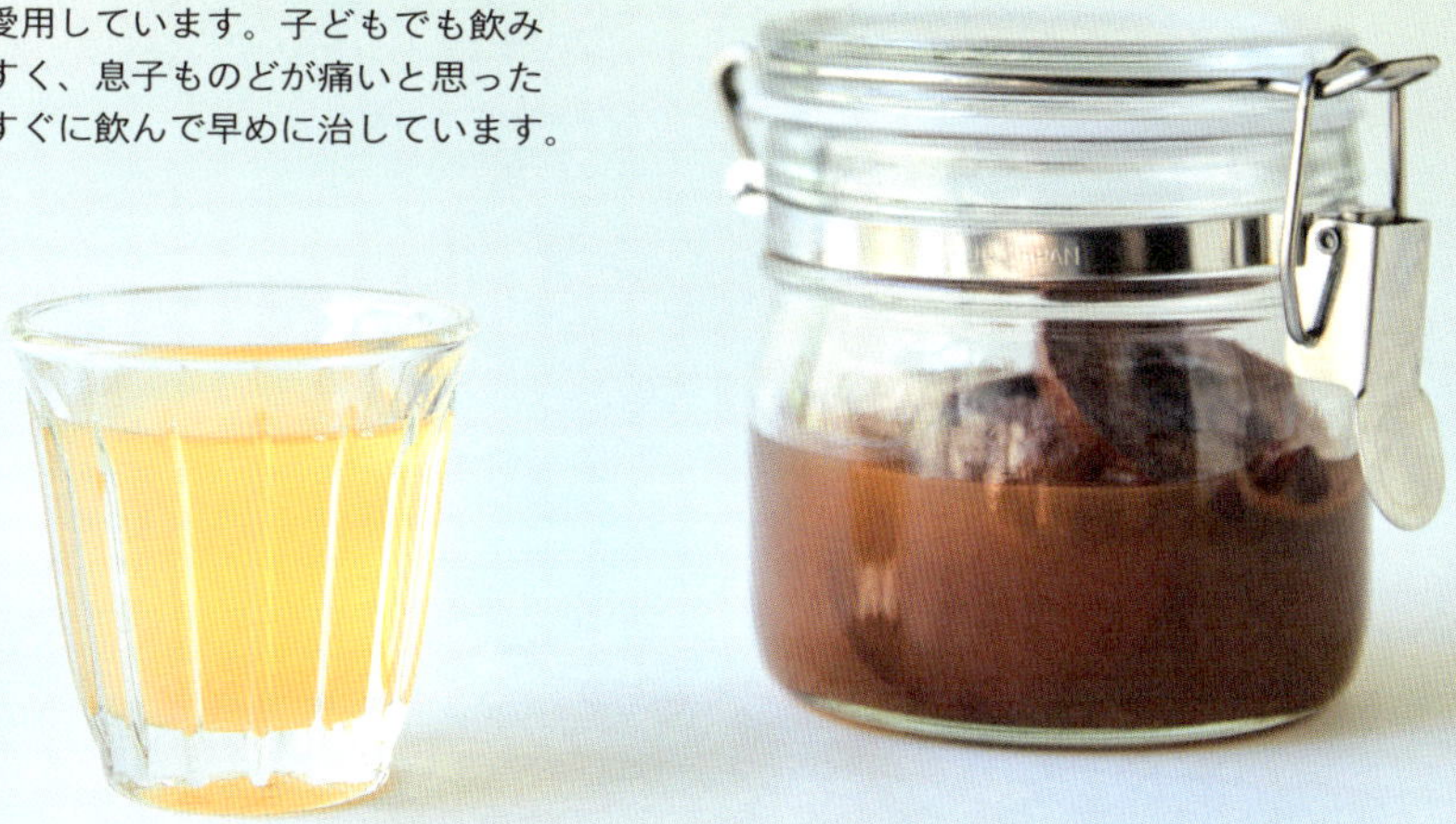

【 材料 】（作りやすい量）
かりん … 4～5個
はちみつ … 適量

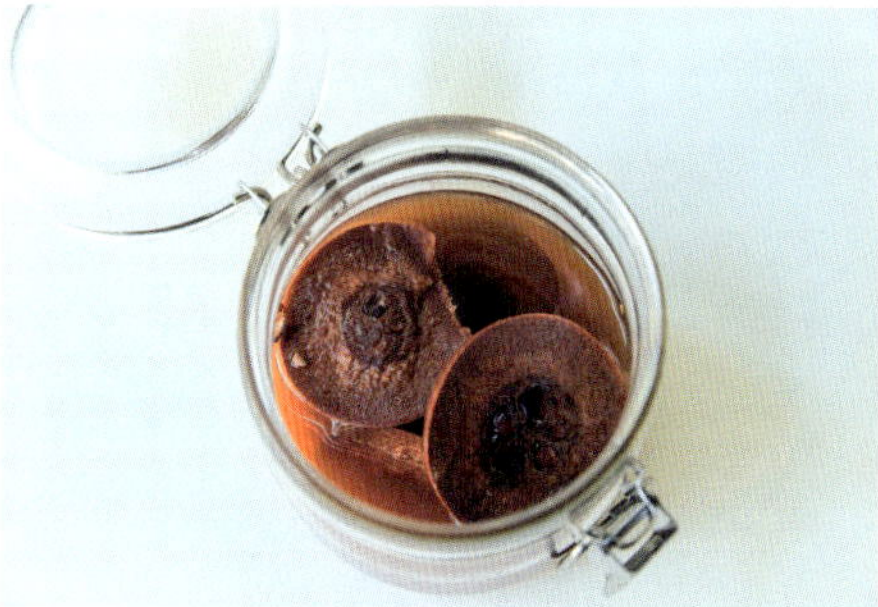

① かりんは皮と種ごと輪切りにする。
② 蓋付きの保存瓶に①を入れ、かりんが浸かるぐらいのはちみつを注ぐ。
③ 時々かき混ぜながら1～2ヶ月ほど漬ける。シロップをさらしなどで濾し、水や湯で薄めて1日数回飲む。冷蔵庫で半年保存可能。

金柑の蜜漬け

柑橘の皮には炎症を抑えるヘスペリジンという成分が多く含まれますが、金柑はその皮ごと食べられるのがメリット。昔ながらの作り方では、砂糖で煮詰める蜜煮がお馴染みですが、のどにいいはちみつに漬け込めば、粘膜を保護するビタミンも摂取できます。

【材料】（作りやすい量）
金柑 … 10 個
はちみつ … 金柑と同重量か 8 割程度
水 … 200mℓ

① 金柑はヘタを取り、皮に切り込みを数カ所入れる。または竹串で穴を開ける。
② 鍋に①と水を入れて柔らかくなるまで煮る。
③ 粗熱が取れたら蓋付きの保存瓶に入れ、はちみつを加えて漬け込む。ラップなどで落とし蓋をし、冷蔵で 2 週間ほど保存可能。

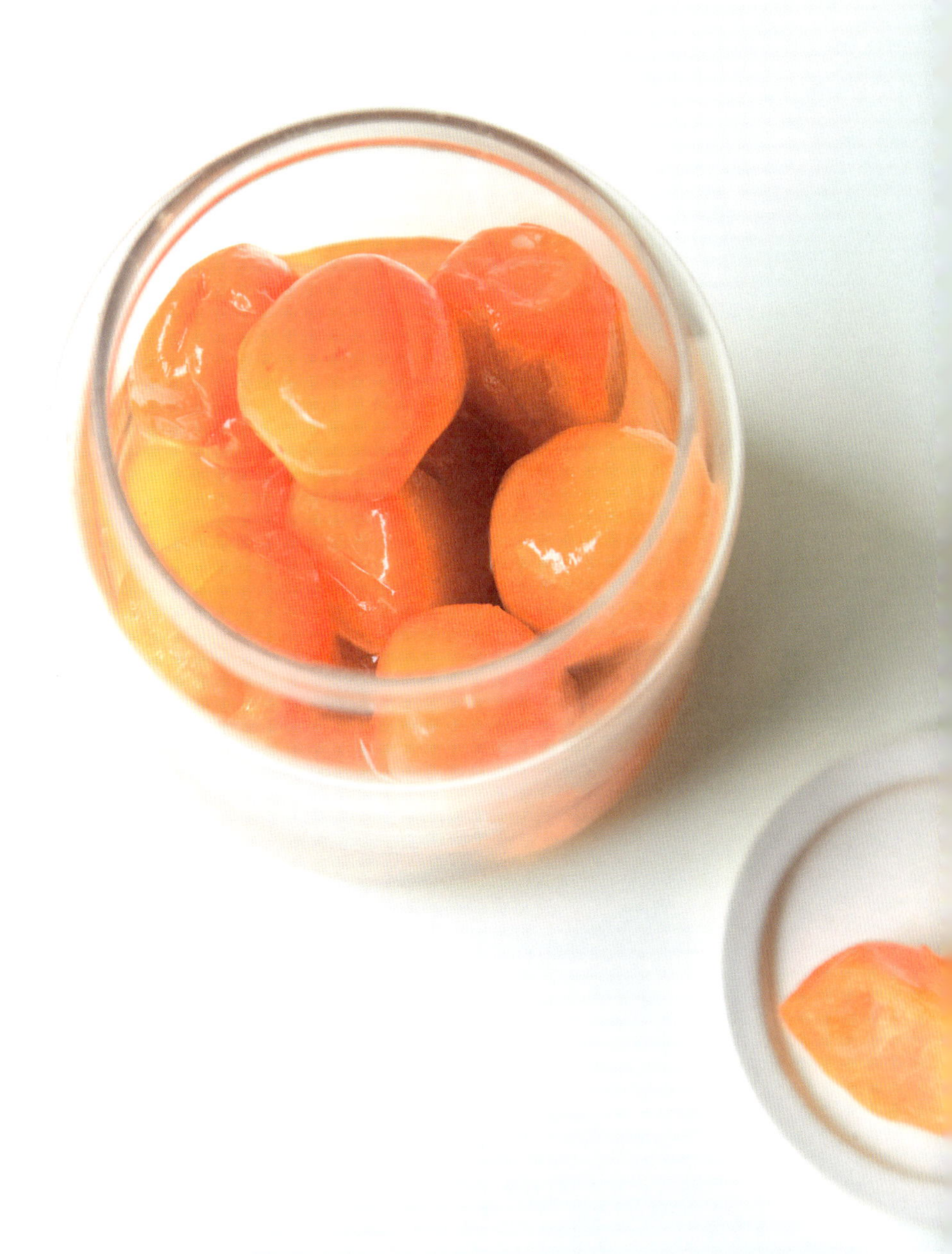

昔の家庭療法の風邪・咳のページを開くと、必ずといっていいほど登場するのがこの金柑です。葉を煎じて咳止めに用いるという方法も見られます。

大豆の陳皮煮

みかんの皮を干したものは、漢方では陳皮と呼ばれます。咳や痰など風邪の諸症状をはじめ、冷えや肩こり、胃腸の不調を緩和する働きがあるといわれ、昔から家庭でもよく用いられてきました。薬膳で解毒作用があり体力増強に役立つといわれる大豆と一緒に煮ることで、相乗効果をもたらすレシピを考えました。

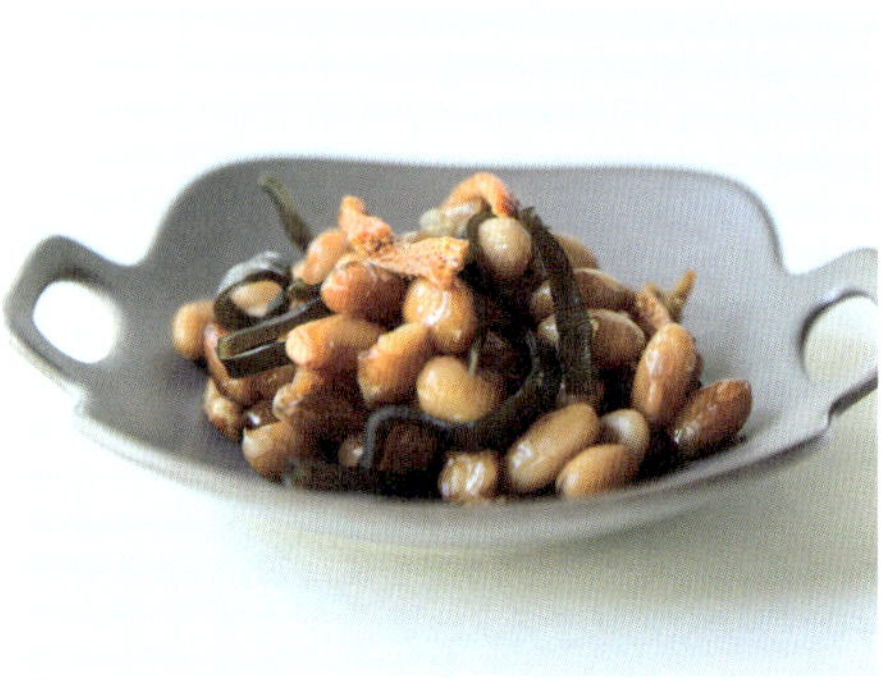

【材料】（作りやすい量）
茹で大豆 … 50g
陳皮 … 2g
昆布（乾）… 5㎝角1枚
醤油… 大さじ1
みりん … 大さじ1
酒… 大さじ1
水 … 50㎖

① 鍋にすべての材料を入れて中火にかける。
② 沸いたら弱火にして汁気が少なくなるまで煮詰める。

銀杏の油漬け

銀杏は古くから体を温めて精をつけ、毎日食べると咳、痰、夜尿症の改善に良いと伝えられていました。銀杏（ぎんきょう）という漢方の生薬でもあり、ゼーゼーと音の鳴る咳や痰、ぜんそくなどによく用いられます。

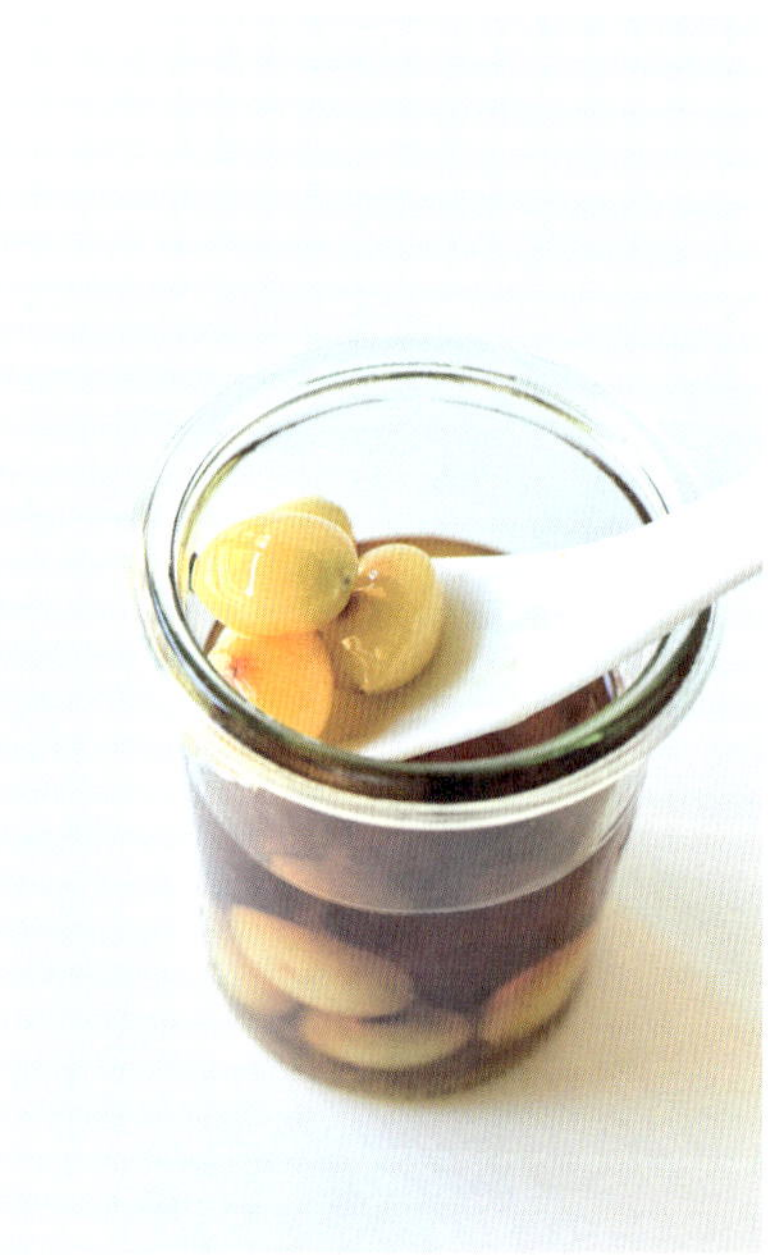

【材料】（作りやすい量）
銀杏 … 適量
ごま油 … 適量

① 銀杏の殻を割り、フライパンで乾煎りして薄皮をむく。
② 密閉容器に①を入れ、ごま油をかぶる程度に注いで冷暗所で3ヶ月ほど寝かせる。咳が出たときに1日6～7粒（子どもは2～3粒）を限度に咳がおさまるまで食べる。

※食べすぎると中毒症状を起こすので注意を。

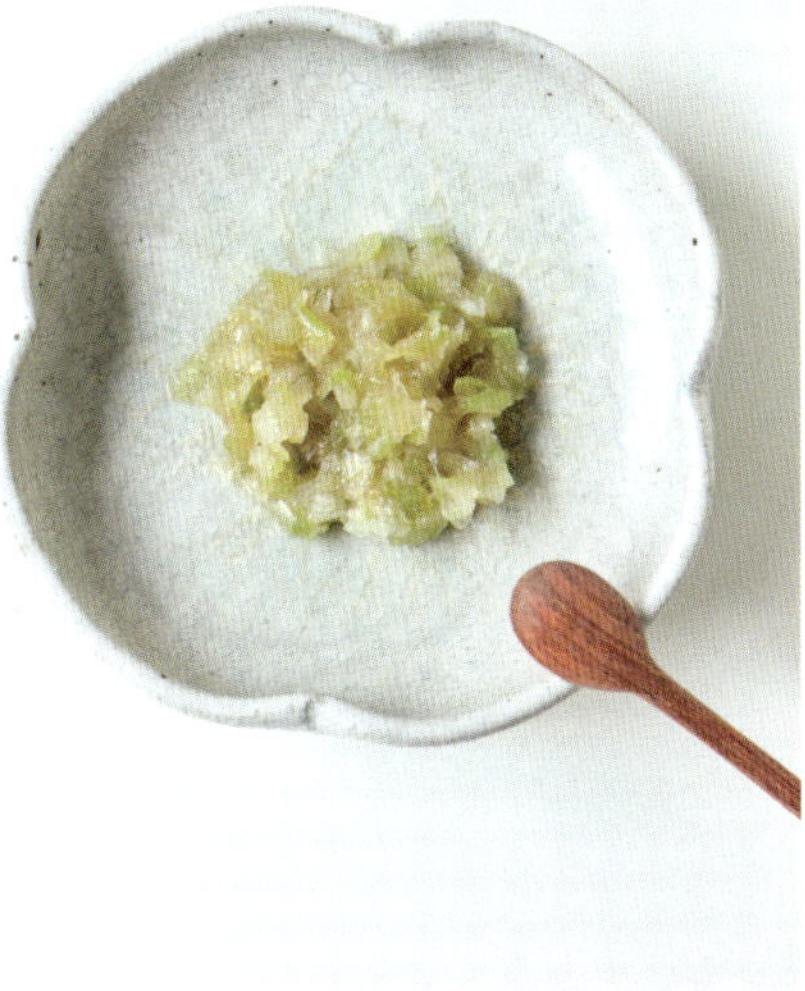

ねぎの蜜煮

体を温めて発汗し、殺菌作用も高いねぎは、昔から咳や痰など風邪の諸症状の改善によく使われてきました。特に痰が透明でサラサラしているとき、中医学では体に冷えがあると考えるため、ねぎは最適です。のどにいいはちみつと煮れば辛味も飛んで食べやすくなります。

【材料】（1～2人分）
長ねぎ（白い部分）… 1本
はちみつ … 大さじ2

① 長ねぎをざく切りにしてすり鉢などですりつぶし、鍋に入れる。
② はちみつを加えて弱火でねぎがとろとろになるまで煮る。

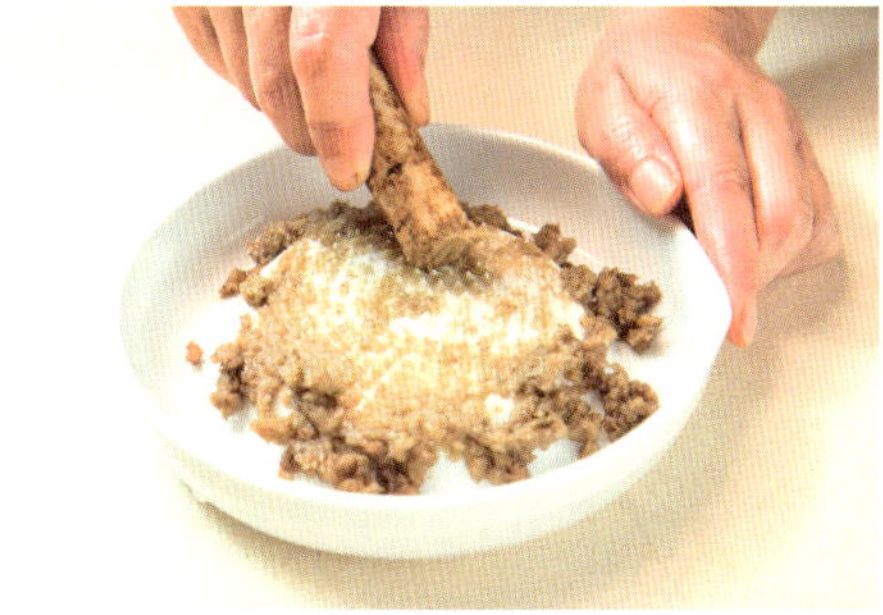

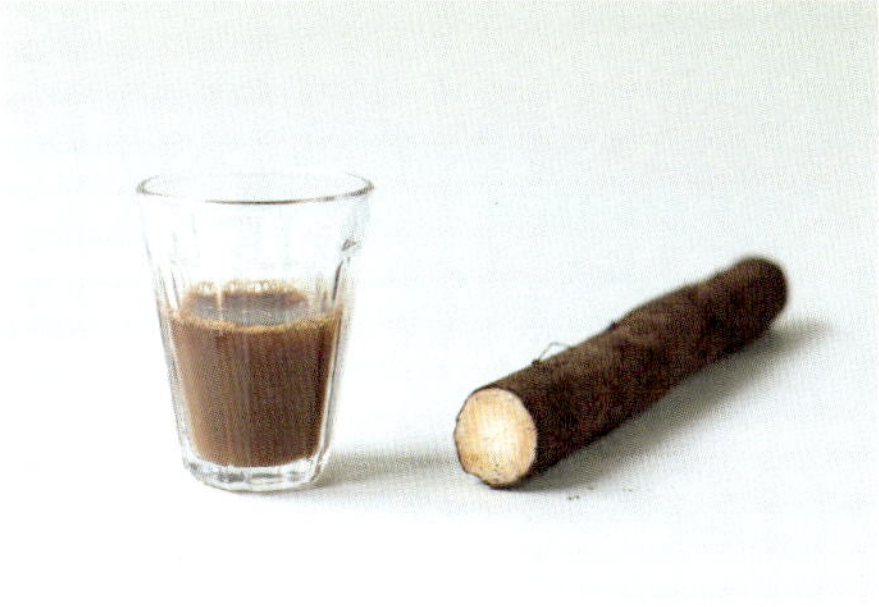

ごぼうのしぼり汁

咳や痰がのどに詰まって出てこないときに、ごぼうのしぼり汁が良いといわれていました。中医学では、痰が黄色っぽく粘り気のあるときは、気管支に炎症があって熱を帯びていると考えます。ごぼうは熱を冷まして解毒する働きがあるとされているため、とても理にかなっています。

【材料】（1回分）
ごぼう … 1/2本
はちみつ（好みで）… 少々

① ごぼうは土や汚れをたわしで洗い落とし、皮付きのまますりおろす。
② ①をガーゼで包んでしぼる。しぼりたてを盃1杯ほど飲む。飲みにくい場合は、はちみつを加えても。なお、胃腸の弱い人は過剰摂取に注意を。

◉ 消化器系の不調

一、胃の不調

私が学ぶ中医学では、胃は湿気に弱いとされています。そのためか、高温多湿な気候風土に暮らす日本人は体質的に胃の弱い人が多いように思います。家庭でも、胃腸の不調に関する対処法が多く伝えられてきました。胃は体のエネルギーを作り出すおおもとであり、胃の働きを整えることは健やかな体を作る第一歩です。

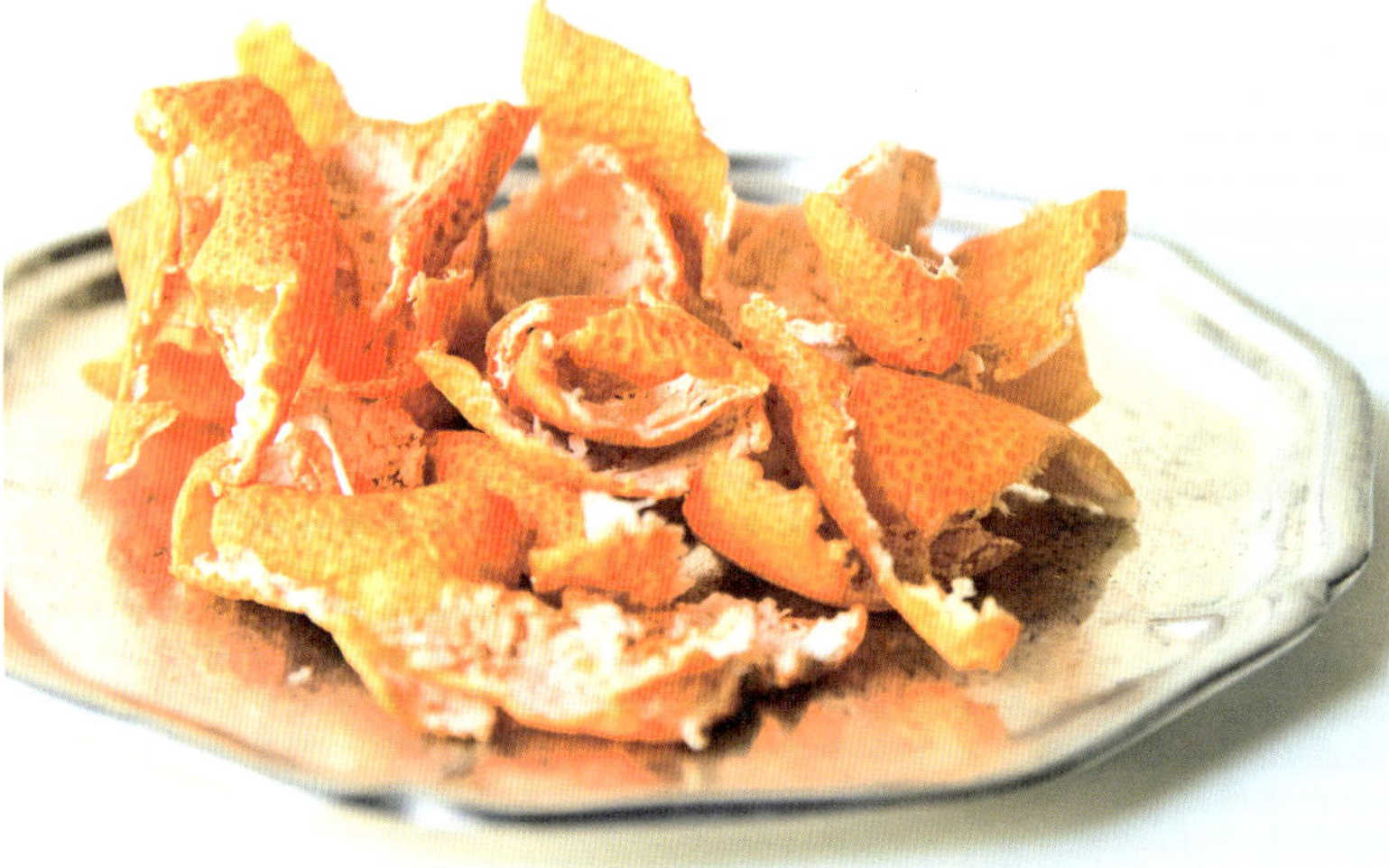

みかんの皮の煎じ汁

みかんの皮を乾燥させた生薬・陳皮は、胃腸の働きを整え、食欲不振やお腹の張りを解消するといわれてきました。私も無農薬のみかんが手に入ったら、捨てずにせっせと干して利用しています。煎じた汁はみかんの甘みの中に、ほんのり皮の苦味が感じられて飲みやすいです。

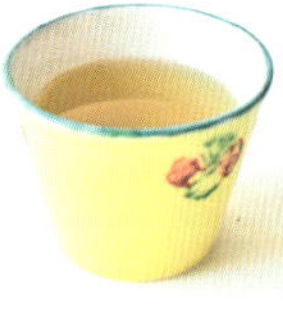

【材料】（１回分）
みかんの皮（乾）… 10g
水 … 400㎖
はちみつ（好みで）… 適量

① みかんの皮（２～３個分など適量）を１週間ほど天日に干してカラカラに乾燥させ、キッチンバサミなどで細切りにする。

② 鍋に水と①を10g入れ、蓋をして弱火で半量になるまで煮詰める。好みではちみつを加えて飲む。①が余ったら、乾燥剤を入れた密閉容器で１年保存可能。

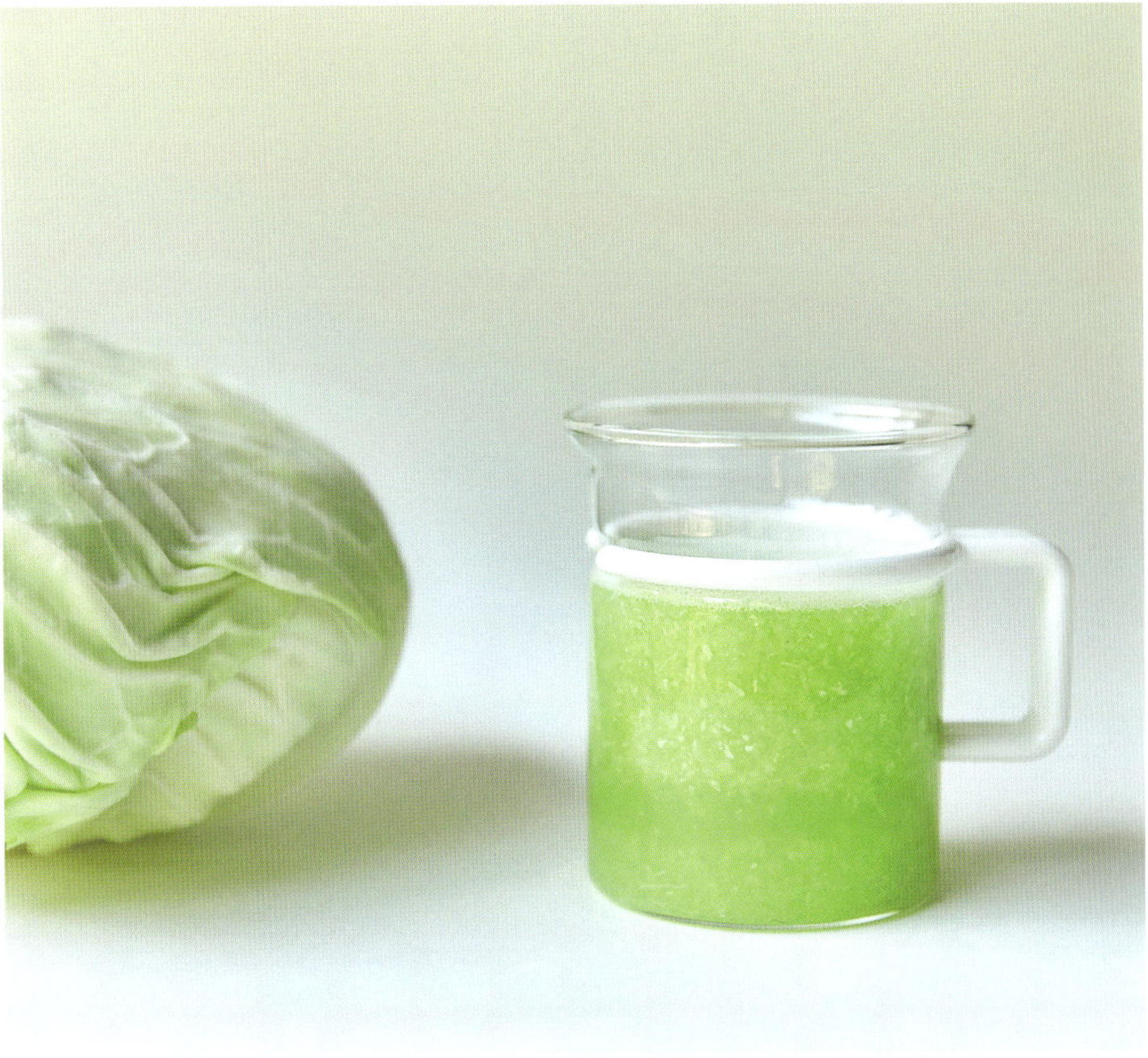

キャベツのジュース

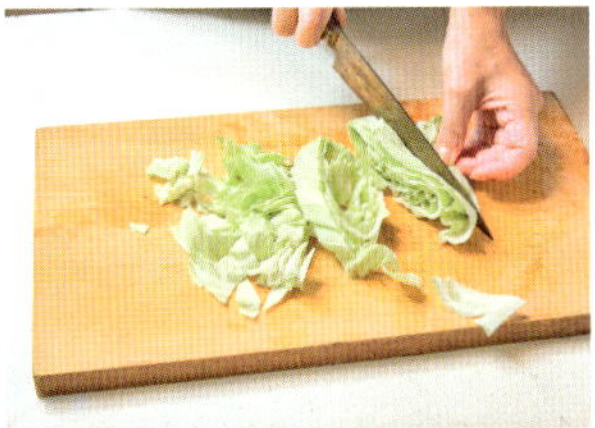

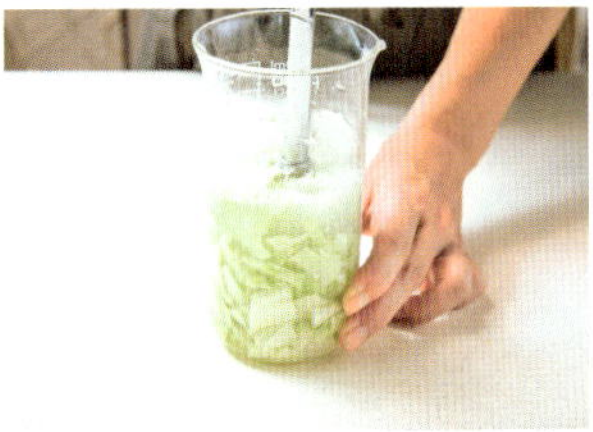

栄養豊富なことで知られていたキャベツ。米国で胃潰瘍予防作用のある成分が発見されてからは、胃腸の粘膜を保護する“胃腸薬”としてますます注目されるようになりました。有効成分が熱に弱く水に溶けやすいので生食が効果的。なかでも量を摂れるジュースがおすすめです。

【材料】（1日分）
キャベツの葉… 3～4枚
水… 200mℓ

① キャベツの葉はざく切りにして、水と合わせてミキサーにかける。
② ガーゼで濾して1日3回に分けて飲む。

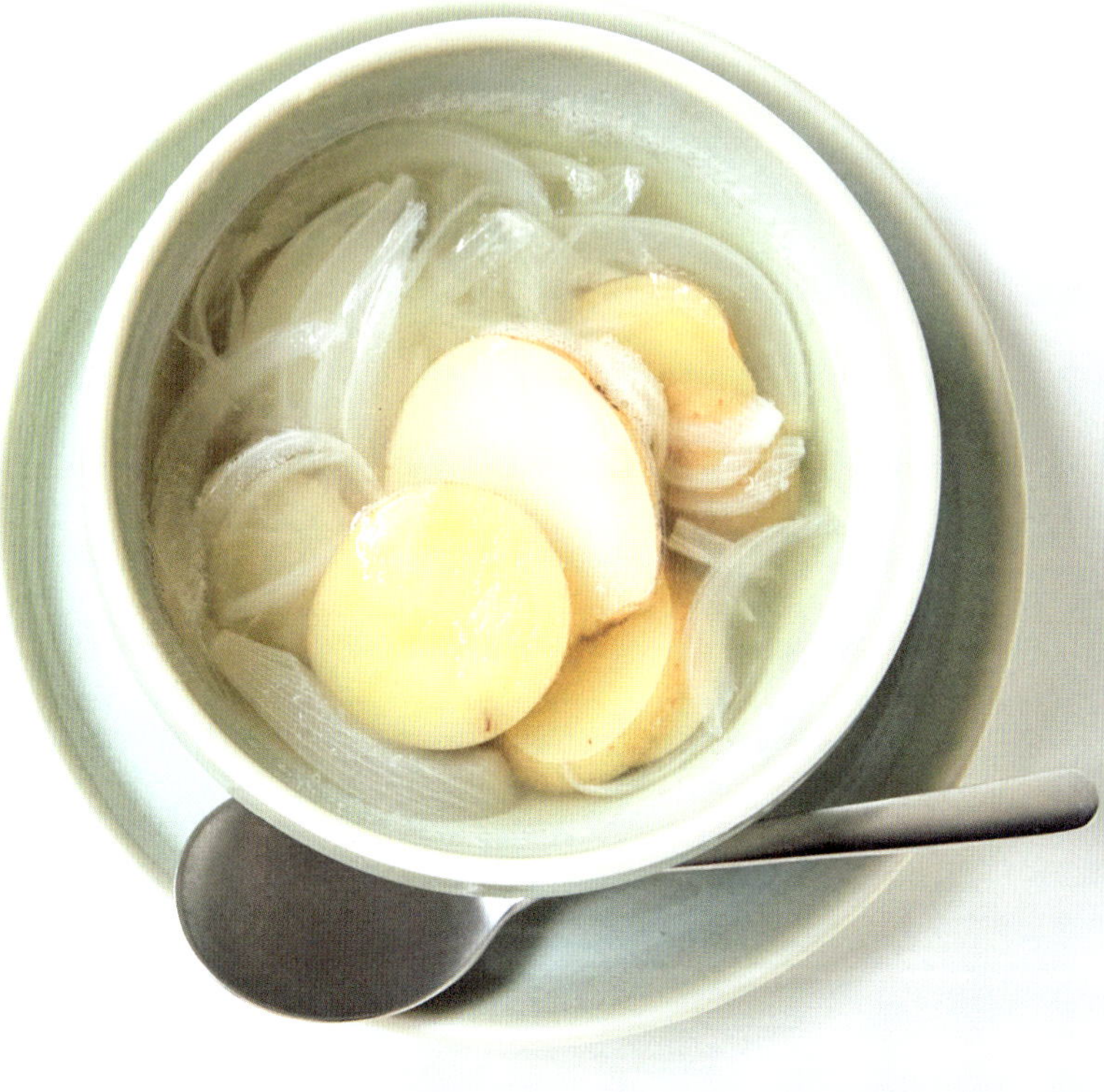

じゃがいものスープ

胃もたれや消化不良の際に使われていたスープです。じゃがいもは、薬膳でも胃腸の働きを活性化するとされている野菜。じっくり加熱すれば、より消化が良くなります。

【材料】（1日分）
じゃがいも … 4〜5個
玉ねぎ … 1個
水 … 1ℓ
塩 … 少々

① じゃがいも（皮付きのまま）と玉ねぎを薄切りにする。
② 鍋に①と水を加えて半量になるまで弱火でコトコト煮る。塩で味を調え、1日数回に分けて空腹時に飲む。

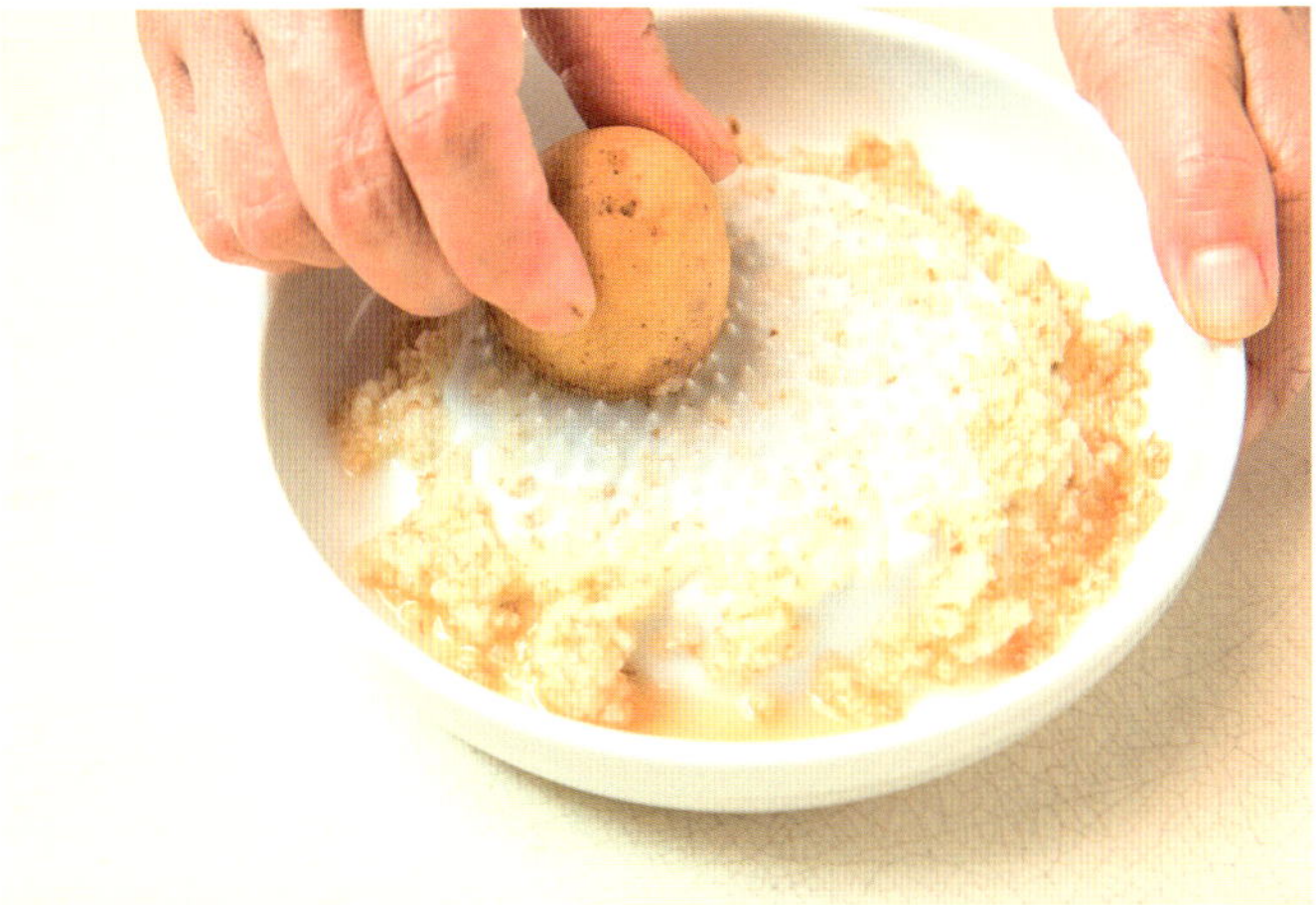

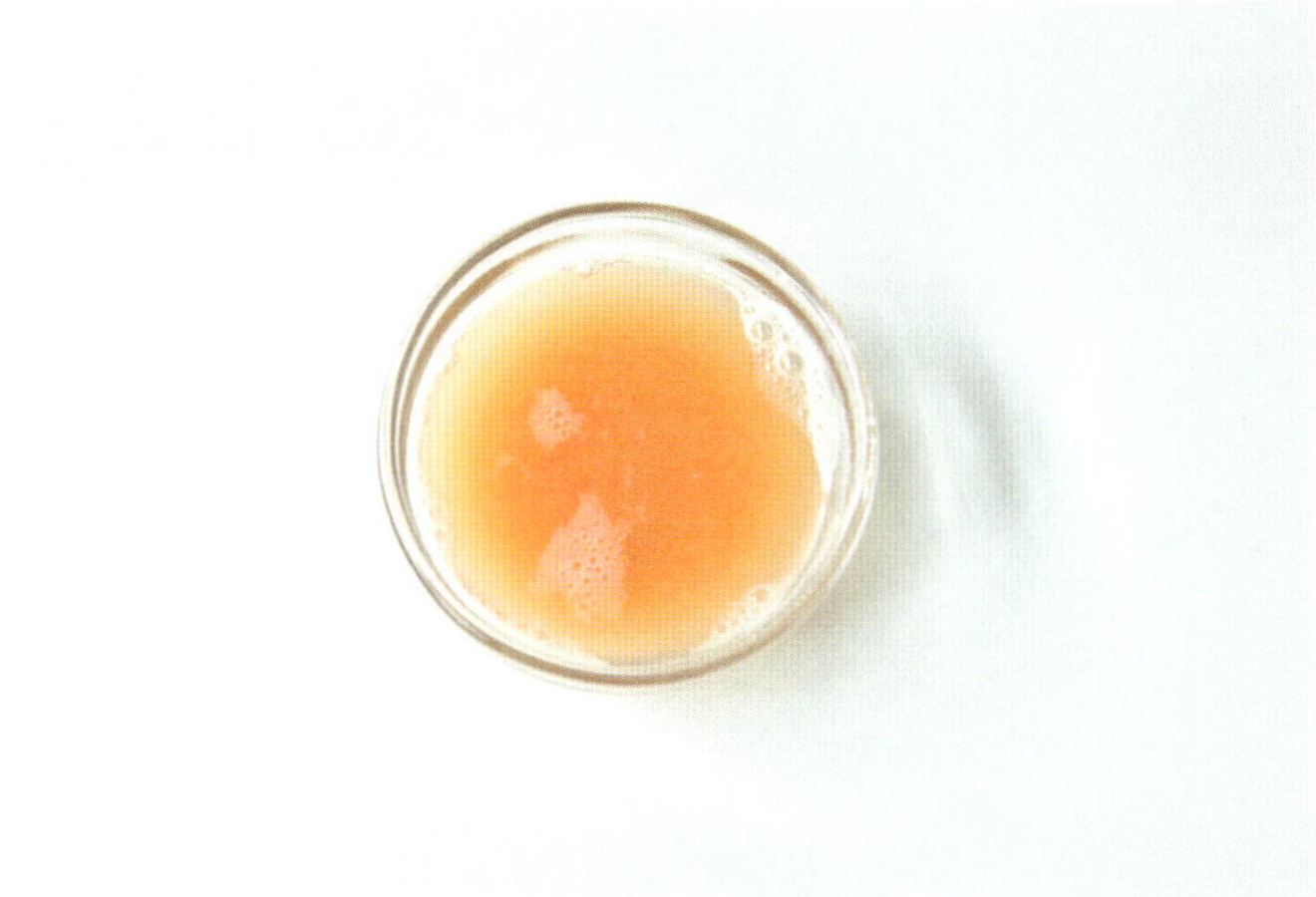

じゃがいものおろし汁

じゃがいもはかつて胃潰瘍や十二指腸潰瘍などの症状に良いといわれ、おろし汁や黒焼きといった“民間薬”が伝えられていました。現代の栄養学では、じゃがいもは免疫力を高めるとされています。ビタミン類は皮の近くに含まれるため、皮ごと摂ると良いでしょう。

【材料】（1日分）

じゃがいも … 1/2個

① じゃがいもは皮ごとすりおろし、ガーゼで濾す。1日数回、小さじ1～2杯ほど飲む。飲みにくい場合、水で薄めたり、はちみつを加えても。

※じゃがいもの芽や緑色に変色した部分にはソラニンという中毒症状を起こす成分が含まれているため、必ず取り除くようにしましょう。

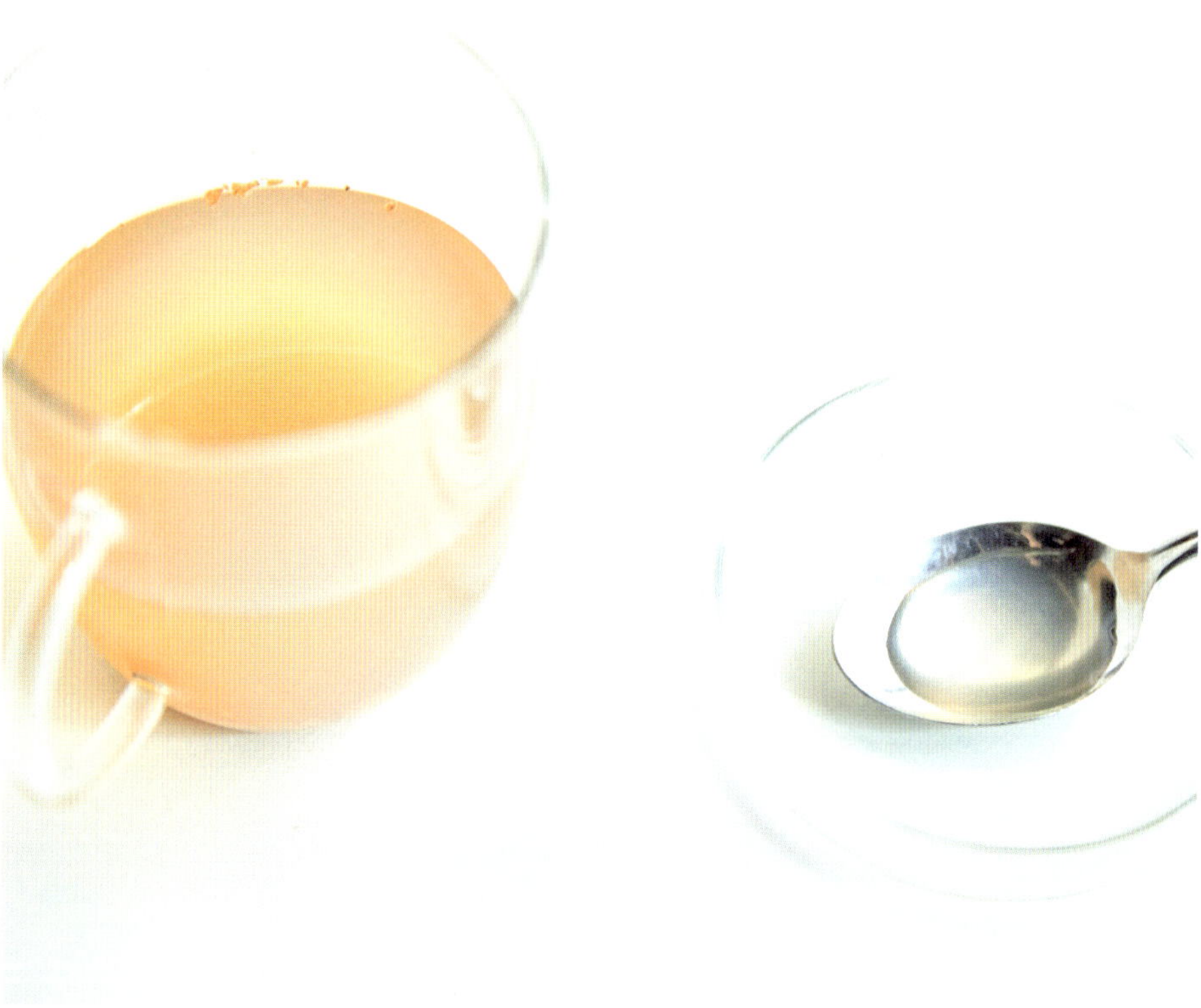

生姜の煎じ汁

漢方の生薬として、古くから吐き気止めとして利用されてきた生姜。すりおろして繊維をつぶして加熱することで消化も良くなります。妊娠中のつわりに効果があることは、近年の研究でも明らかになっています。摂りすぎると逆に胸やけを起こすので注意を。

【材料】（作りやすい量）
ひね生姜 … 1/3 かけ
水 … 200㎖
はちみつ（好みで）… 少々

① 生姜は皮ごと半日ほど天日に干すか、数分、乾煎りする。
② ①をすりおろし、更にすり鉢などでついて繊維をつぶす。
③ 鍋に②を入れて水を加えて中火にかける。蓋をして半量になるまで煮詰めたら冷ます。１回に小さじ１杯を、好みではちみつを加えて飲む。密閉し冷蔵で１週間ほど保存可能。

かぶのジュース

かぶは、消化酵素が豊富で、胃腸の働きを助けるといわれます。薬膳でも、胃酸が逆流しているときに下におろす働きがあるとされてきました。栄養価の高い葉と一緒に生で摂るのが効果的。

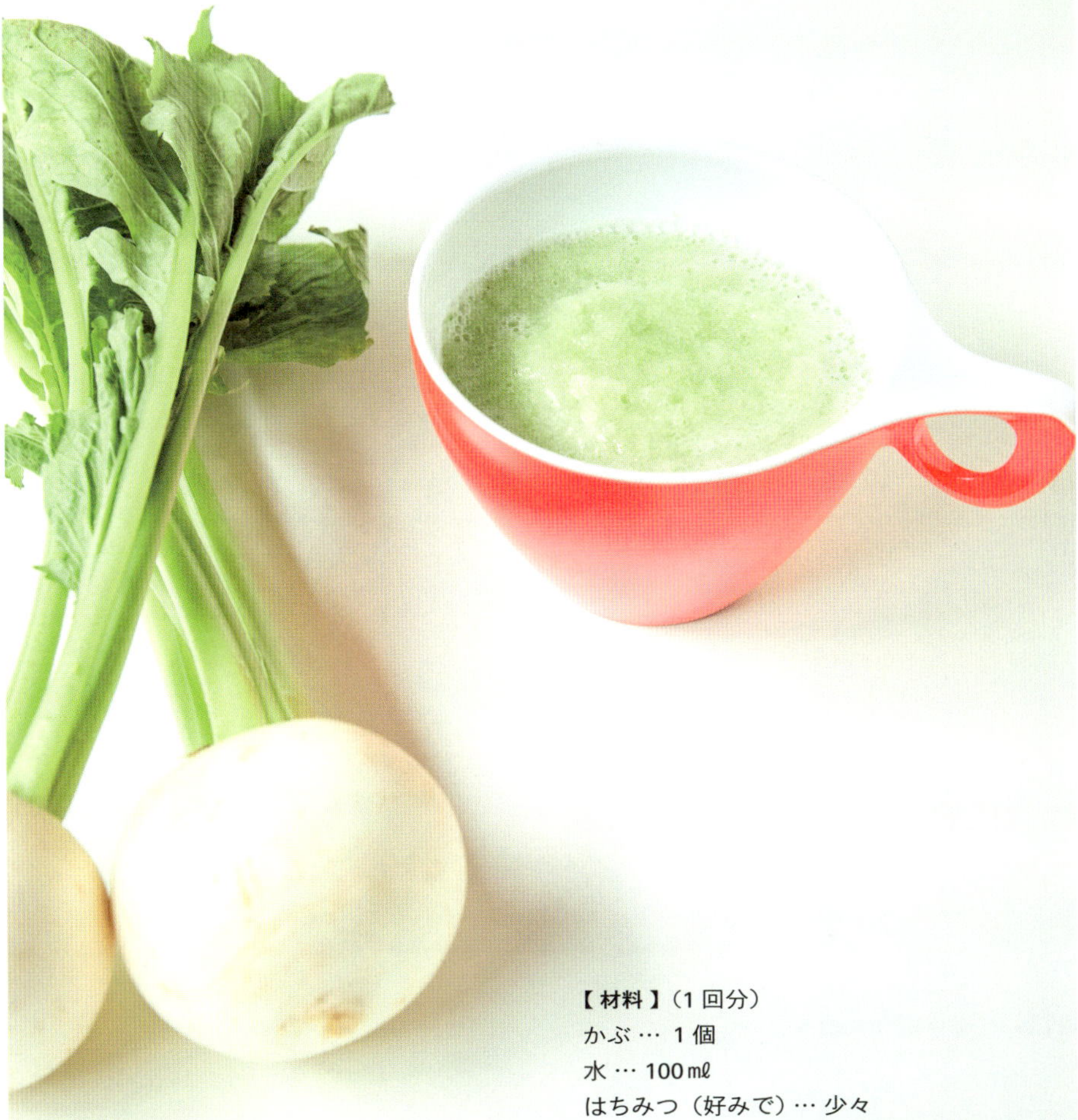

【材料】（1回分）
かぶ … 1個
水 … 100㎖
はちみつ（好みで）… 少々

① かぶの実と葉3～4本を水と一緒にミキサーにかけ、好みではちみつを加えて飲む。

二、下痢・便秘

現代において便秘の主な原因は食生活の乱れやストレス、不規則な生活習慣などが考えられています。腸内環境を整えることが大切なので、腸内細菌のエサとなる食物繊維や発酵食品など、便通をスムーズにするのに役立つ食品を摂るようにします。下痢のときは無理して食べない方がよいのですが、脱水症状を起こさないよう、水分補給はこまめにしましょう。

❶ はちみつ番茶

下痢

はちみつには強い殺菌作用があり、腸炎や細菌性の下痢止めに用いられてきました。カフェインが少なく胃腸への刺激も穏やかな番茶と一緒に。

【材料】（1回分）
番茶 … 5g
水 … 150mℓ
はちみつ … 小さじ2

① 番茶を濃いめに煮出し、はちみつを加えて飲む。

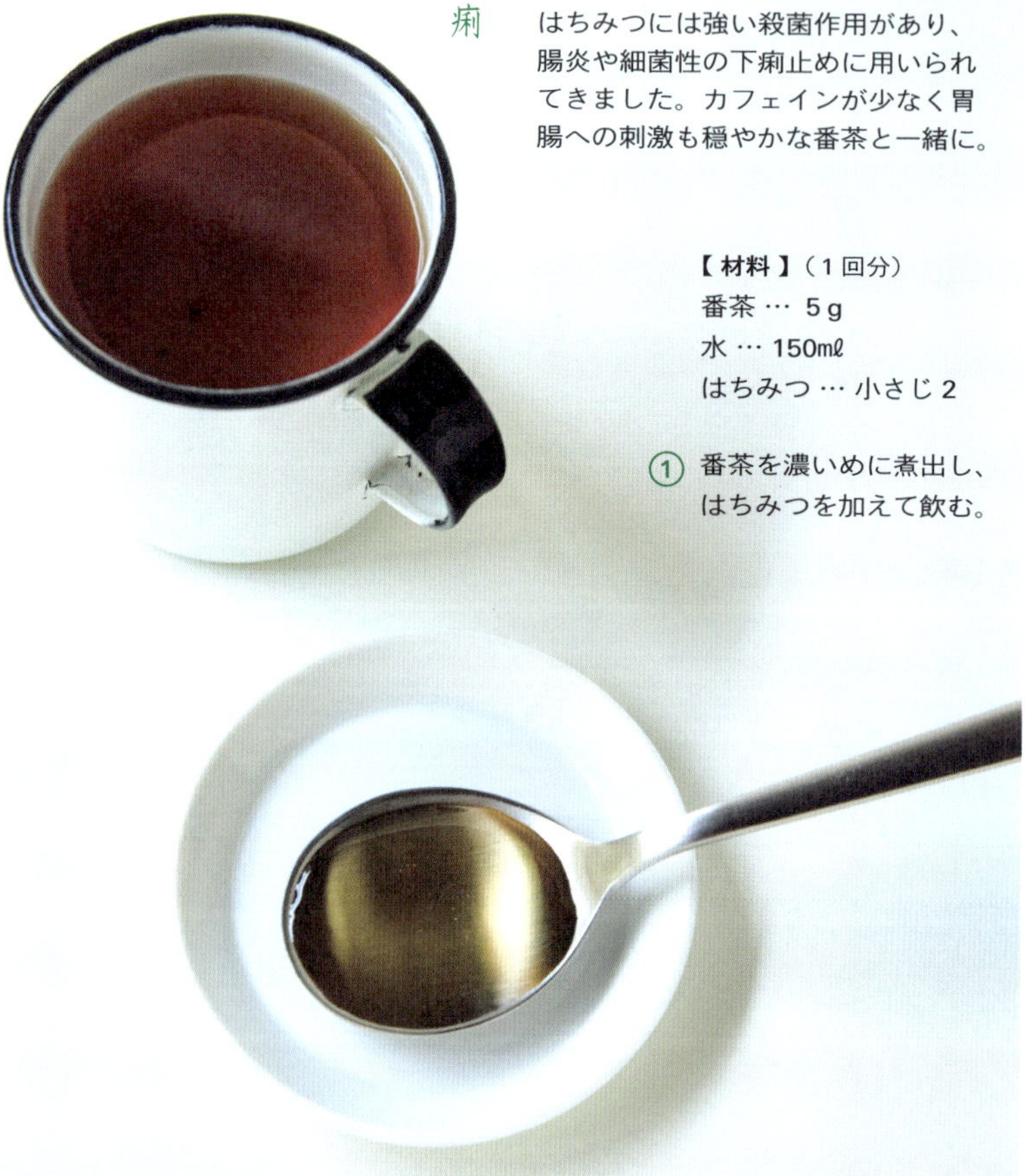

下痢に効くとされていた家庭の手当てには、ほかにりんごのすりおろしや、乾燥させたゲンノショウコの煎じ汁などがあります。

❷ 便秘 たんぽぽコーヒー

健胃整腸、利尿、催乳作用等があるといわれ、ヨーロッパや中国で利用されてきたたんぽぽ。その根を焙煎して作るたんぽぽコーヒーは欧米で愛飲され、その後日本でもお馴染みになりました。むくみや便秘の解消が期待でき、ノンカフェインなので妊娠中の方や子どもでも安心して味わえます。ここでは市販のものを利用しましたが、根を採取して自分で作ることもできます。

◉根を採取した場合のレシピ

開花前の11～２月頃に根を採取し、水洗いして天日で乾燥させ、細かく刻み保存する。飲むときはフライパンに根２～３本分を入れ、きつね色になるまで煎る。約３gを急須に入れ、熱湯150mℓを注ぎ５分ほどおいて濾して飲む（または５g程度と水400mℓを弱火で半量になるまで鍋で煮詰める）。

【材料】（１回分）
たんぽぽコーヒーの素 … ３g
熱湯 … 150mℓ

① たんぽぽコーヒーの素をカップに入れ、熱湯を注いで３分ほどおいて濾して飲む。

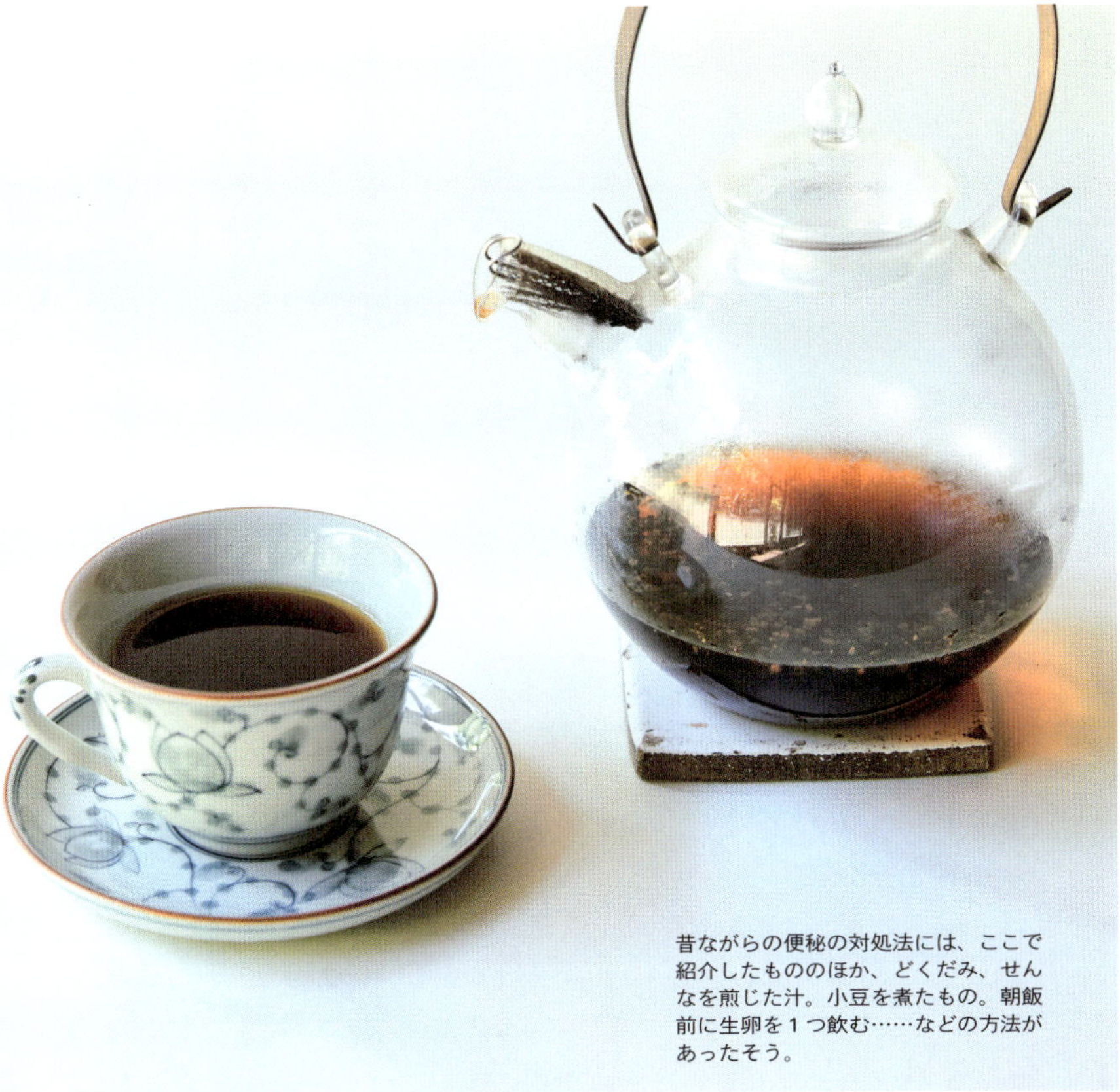

昔ながらの便秘の対処法には、ここで紹介したもののほか、どくだみ、せんなを煎じた汁。小豆を煮たもの。朝飯前に生卵を１つ飲む……などの方法があったそう。

酢バナナ

戦後、一般家庭でも手に入りやすくなってから、バナナを使った不調改善のためのレシピがあれこれ登場しました。栄養学的には、バナナの食物繊維やオリゴ糖は便秘解消に役立ちます。更に酢に漬ければカリウムやカルシウム、マグネシウムなどが溶け出してミネラルの吸収も良くなります。

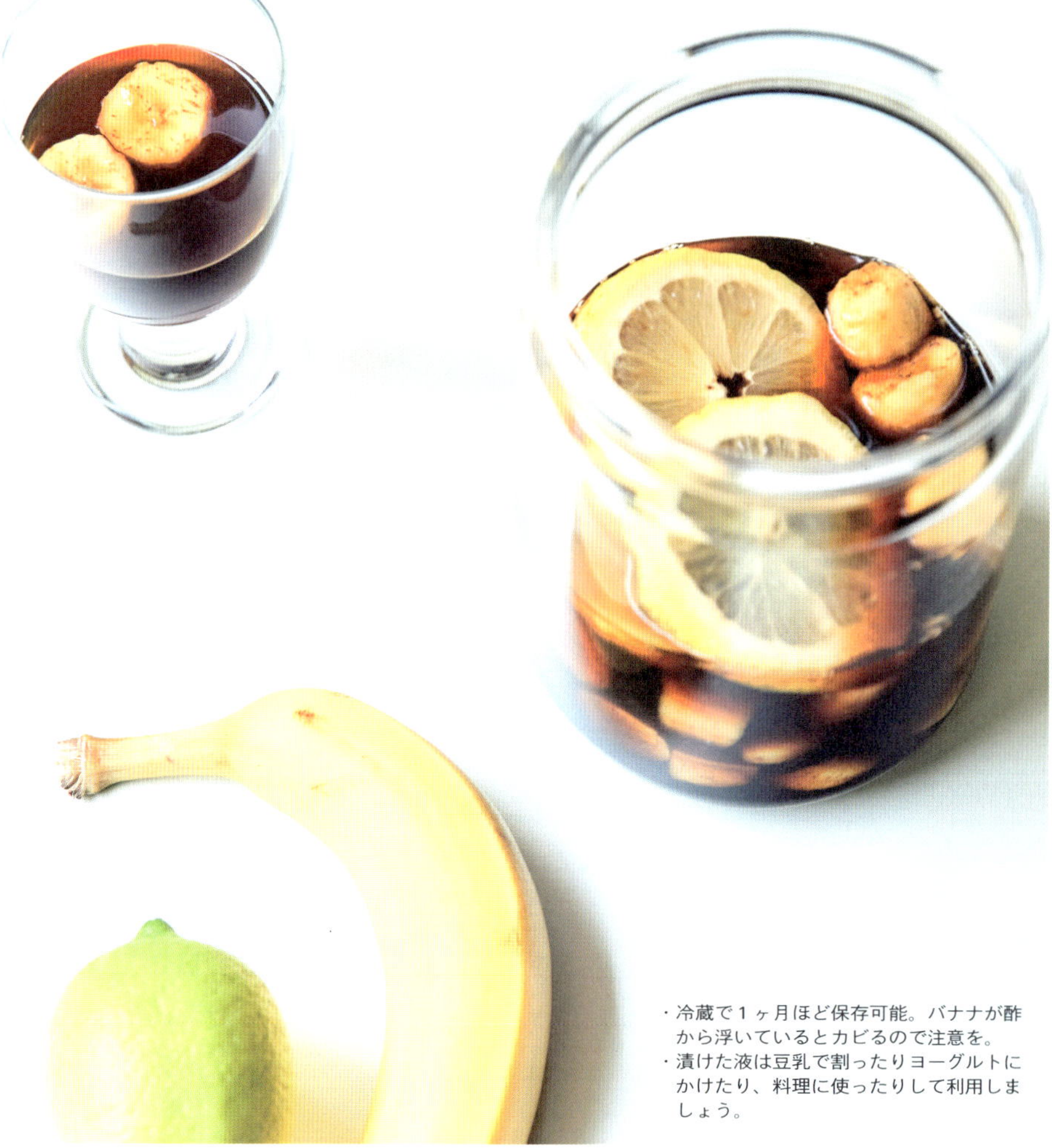

・冷蔵で1ヶ月ほど保存可能。バナナが酢から浮いているとカビるので注意を。
・漬けた液は豆乳で割ったりヨーグルトにかけたり、料理に使ったりして利用しましょう。

【材料】（作りやすい量）
バナナ … 3本
黒酢 … 500mℓ
レモン … 1/2個（小）
はちみつ … 大さじ1

① バナナは皮をむいて輪切りにする。レモンは皮付きのまま薄くスライスする。
② 保存瓶にバナナを入れ、はちみつを加えて黒酢を注ぐ。レモンを入れて蓋をし、冷蔵庫で2～3時間漬ける。朝晩に輪切りを2～3個食べる。

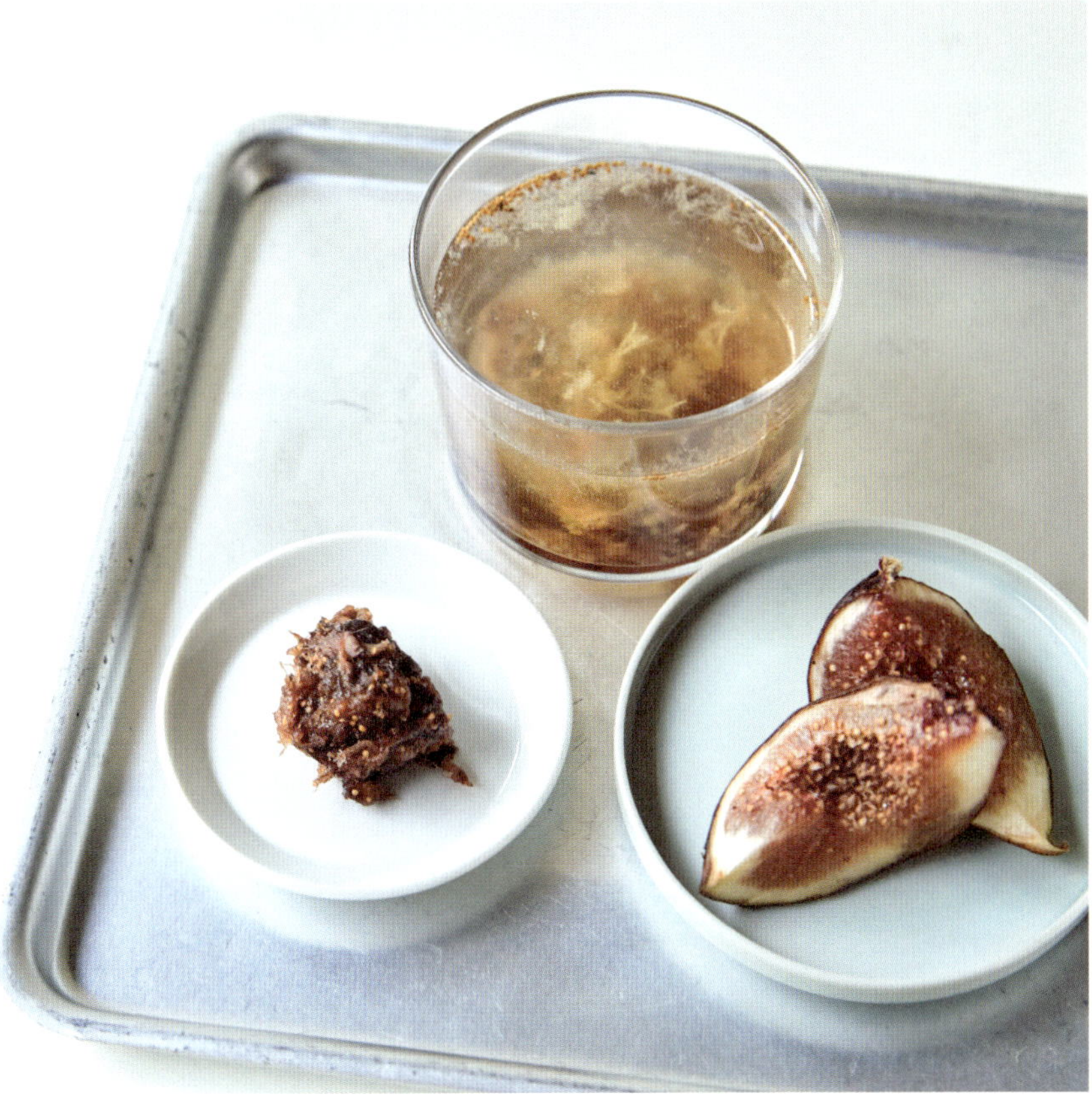

③ 便秘と下痢を繰り返す

いちじくはちみつ湯

いちじくを用いた家庭の手当てといえば、痔に効くとされる葉の腰湯が有名ですが、実の整腸作用も知られていました。実の部分には、腸内環境を整える水溶性食物繊維のペクチンが多く含まれます。はちみつも腸内の善玉菌を増やし便通を整える作用があるため、便秘にも下痢にも良いでしょう。

【材料】（作りやすい量）

いちじく … 1個

熱湯 … 150㎖

はちみつ … 小さじ1

① いちじくはヘタを取り皮付きのまま4つ割りにして天日で1日干す。

② ①をすり鉢ですり、フライパンで乾煎りする。

③ カップに②を10g入れ、はちみつを加えて熱湯を注いで飲む。余ったいちじく（乾煎りしたもの）はラップなどで包んで密閉し、冷蔵で1週間ほど保存可能。

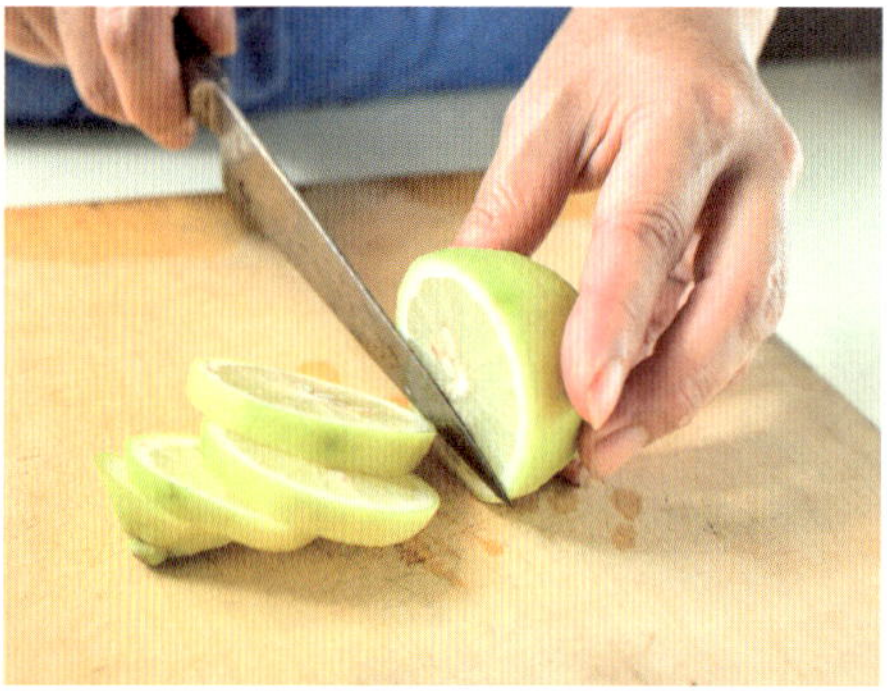

❹ お腹が張る
みかん酢、レモン酢

便秘や下痢でお腹が張るなと感じたときに、私がよく取り入れているレシピです。みかんの薄皮に含まれている水溶性食物繊維のペクチンは、善玉菌を増やして腸内環境を整える働きがあります。
レモンには、消化を促進して胃腸の負担を減らすといわれるクエン酸が含まれます。また、酢は胃腸を刺激してぜん動運動を活発にし、便通を良くする働きがあるため、より効果が期待できます。マイルドなりんご酢と合わせることで飲みやすさがアップ。皮ごと使うのでワックスや農薬フリーのレモンで試してください。

【材料】（ともに作りやすい量）

みかん酢
- みかん … 1個
- りんご酢 … 100㎖
- はちみつ … 大さじ2

レモン酢
- レモン … 1個
- りんご酢 … 100㎖
- はちみつ … 大さじ2

① みかんは皮をむいて横半分に切る。レモンは皮付きのまま5㎜厚さにスライスする。
② 蓋付きの保存瓶にそれぞれ材料を入れてよく混ぜ、冷暗所で1週間漬ける。
③ 1日1回、蓋をしたまま軽くふり混ぜる。1週間経ったらみかんとレモンを取り除き、1日小さじ2杯を5倍の湯で薄めて飲む。

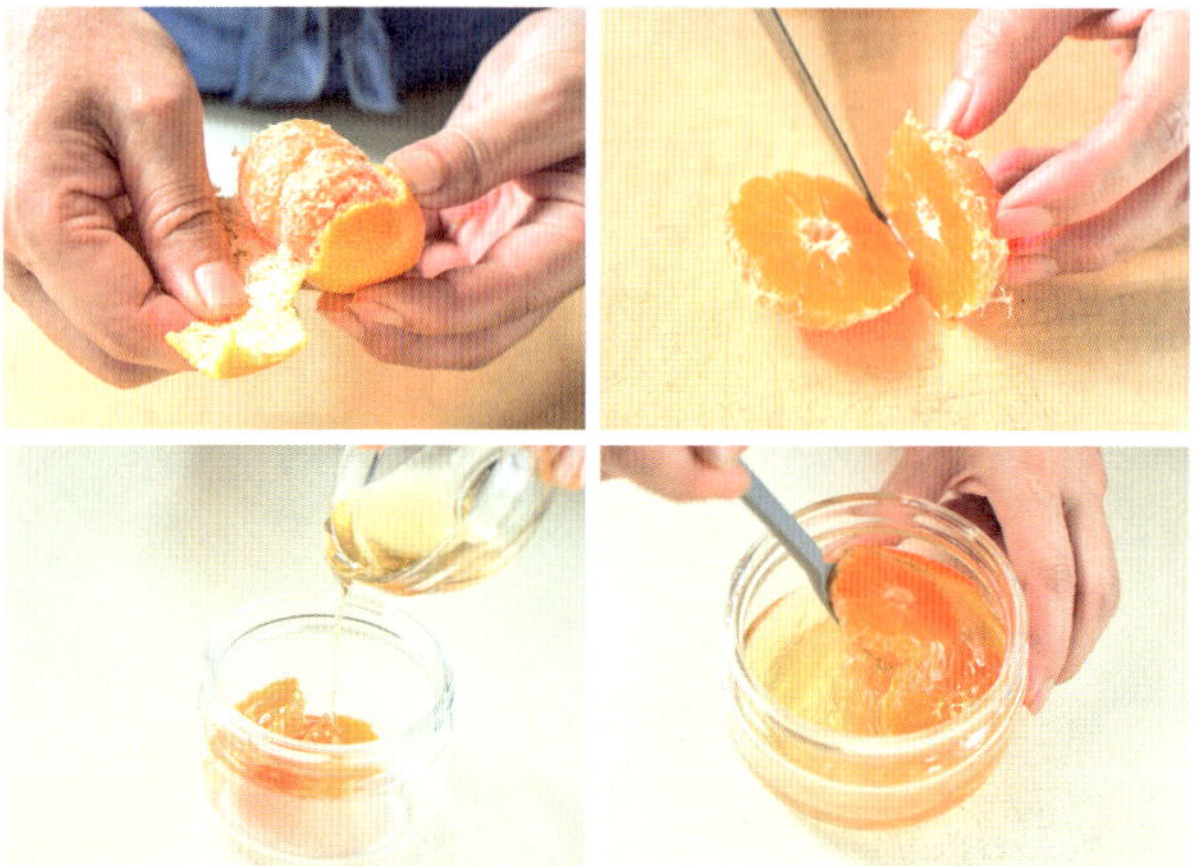

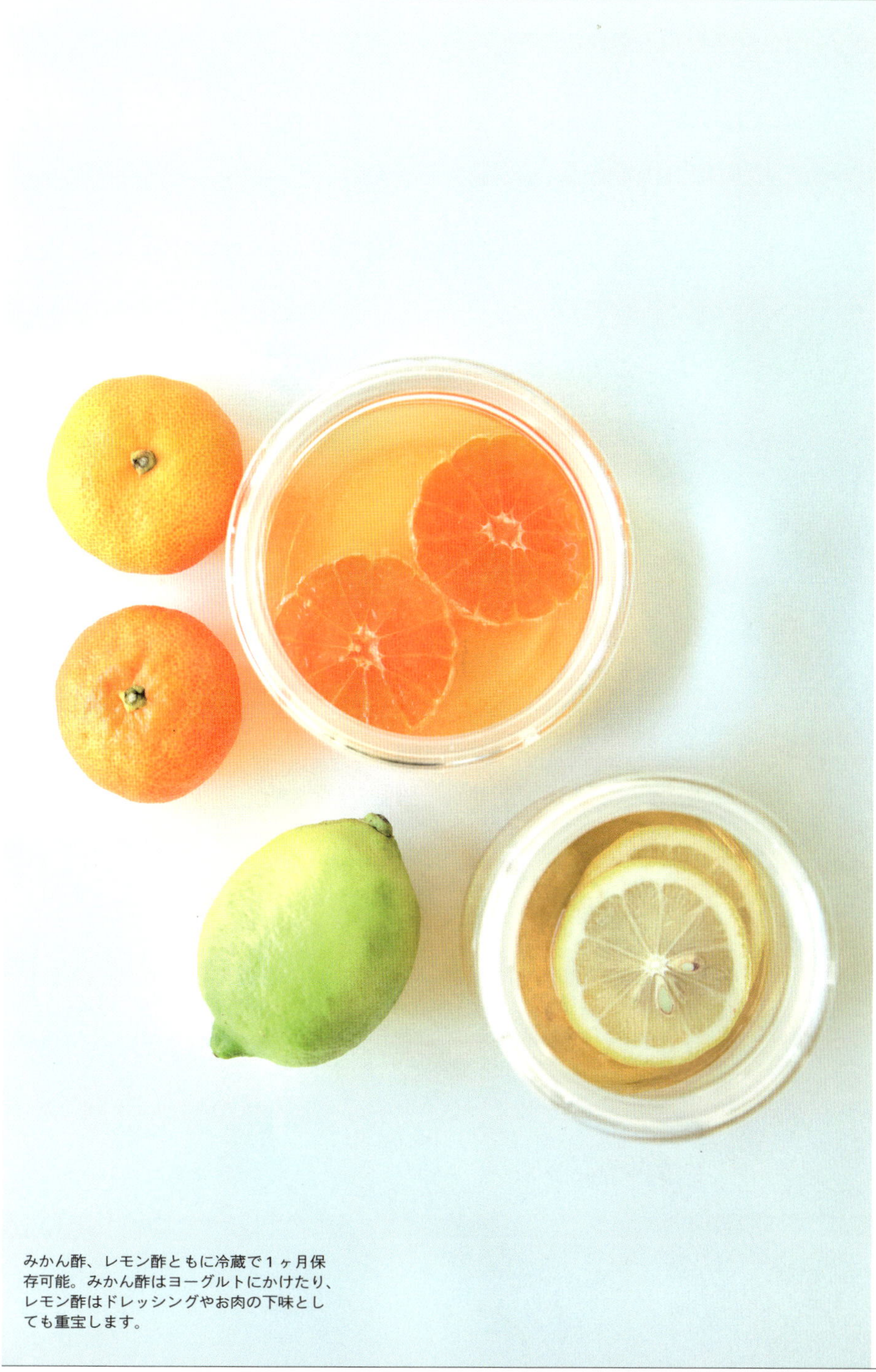

みかん酢、レモン酢ともに冷蔵で１ヶ月保存可能。みかん酢はヨーグルトにかけたり、レモン酢はドレッシングやお肉の下味としても重宝します。

◉ 循環器系の不調

一、高血圧、血圧調整、動脈硬化など

日本人の40～50代の3人に1人、60歳以上の2人に1人が高血圧といわれています。自覚症状はあまりなくても、動悸や息切れ、めまいなどを伴うことも。改善するには塩分の適切な摂取や、体内の過剰な塩分（塩化ナトリウム）を排出するカリウムを摂ること。また、食物繊維は高血圧の合併症予防に役立ちます。女性に多いとされる低血圧は、疲れやすい、めまい、立ちくらみ、手足の冷え、息切れなどの症状がある場合、中医学では体を温め血を作り元気を養うものを摂るよう、すすめています。

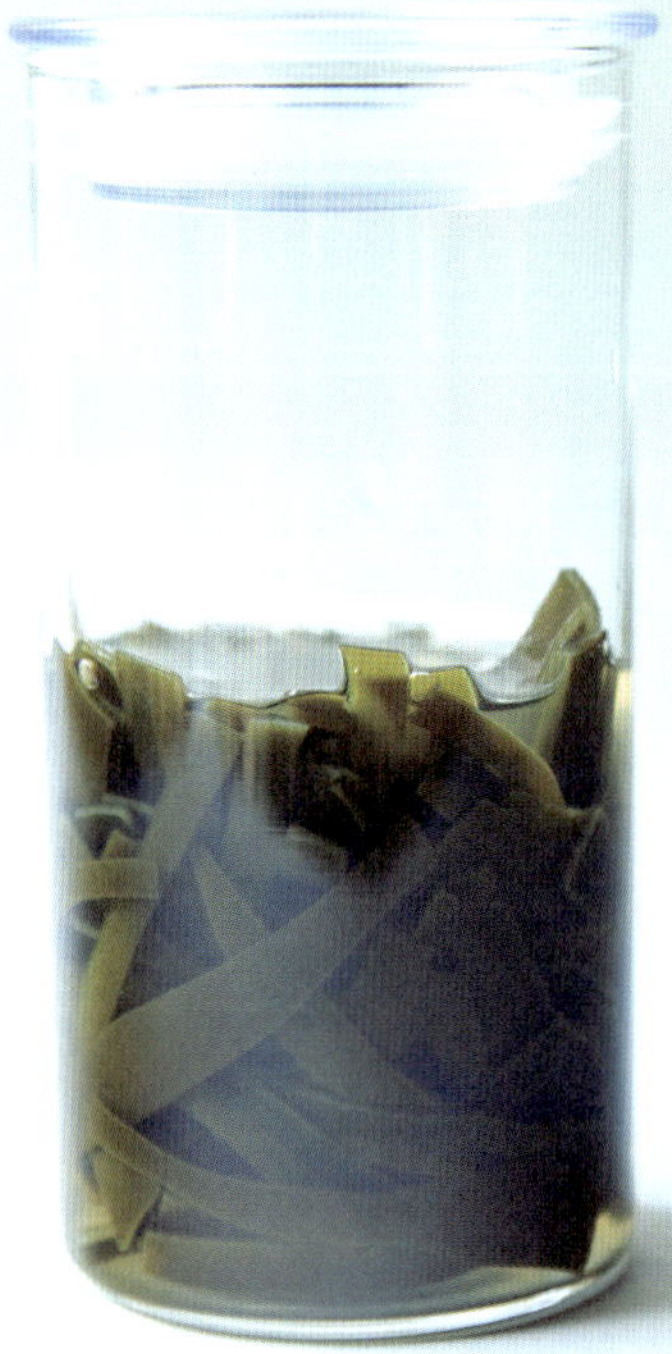

昆布水

私たちの食生活に欠かせない昆布ですが、昔から高血圧予防の効果が注目されていました。昆布には、ナトリウムの吸収を抑えたり、排出を促して血圧を下げるカリウムなどの成分が多く含まれます。

【材料】（1日分）
昆布（乾）… 20g
水 … 200㎖

① 昆布はふきんで汚れを軽く拭き取り、細切りにする。
② 蓋付きの保存瓶に入れ、水を加えて一晩おいて飲む。1回で飲みにくい場合は、数回に分けてもよい。

・昆布も柔らかくなっているので一緒に食べたり料理に利用しましょう。
・昭和初期の本では、昆布水が便秘に良いと紹介しているものも見られます。

柿の葉茶

かつて柿は、葉や実が腹痛や咳、脚気、不眠、しゃっくり止めなどに効くとされてきましたが、近年では血圧を下げる働きが注目されています。葉や実に含まれるカキシブタンニンによるものです。私は初夏に裏庭の柿の若葉を摘んで乾燥させ、一年中好きなタイミングで飲んでいます。

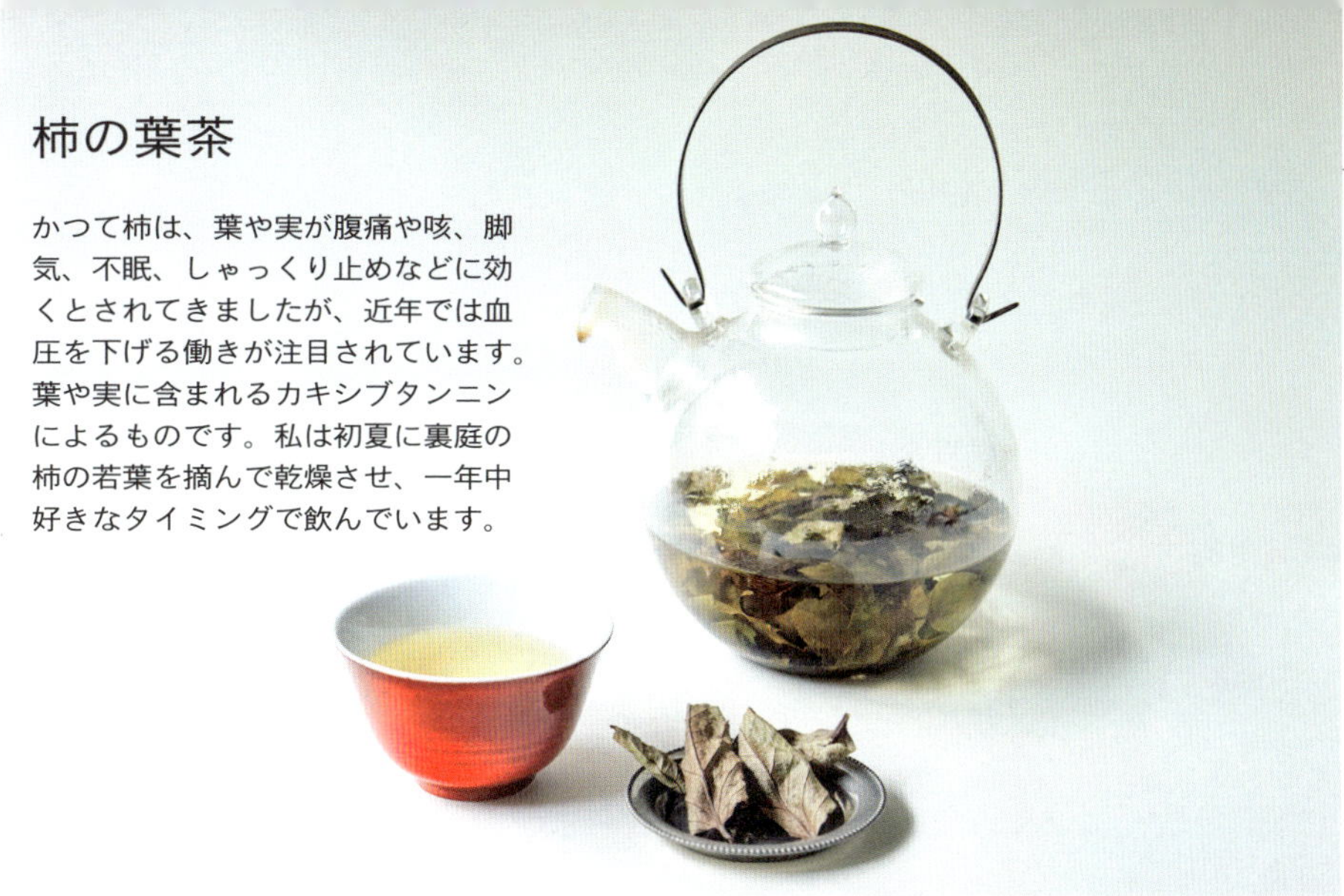

【材料】（1回分）
柿の葉（乾）
…5g
熱湯…200㎖

① 柿の若葉を適量摘み、水洗いして1㎝幅に刻む。
② さらしなどで包んで蒸し器で1～2分蒸す。
③ 温かいうちに手で揉み、ざるに広げて2～3日陰干しする。
④ ③を5g急須に入れて熱湯を注ぎ、少しおいてから飲む。残った茶葉は乾燥剤を入れた密閉容器に入れ、常温で1年保存可能。

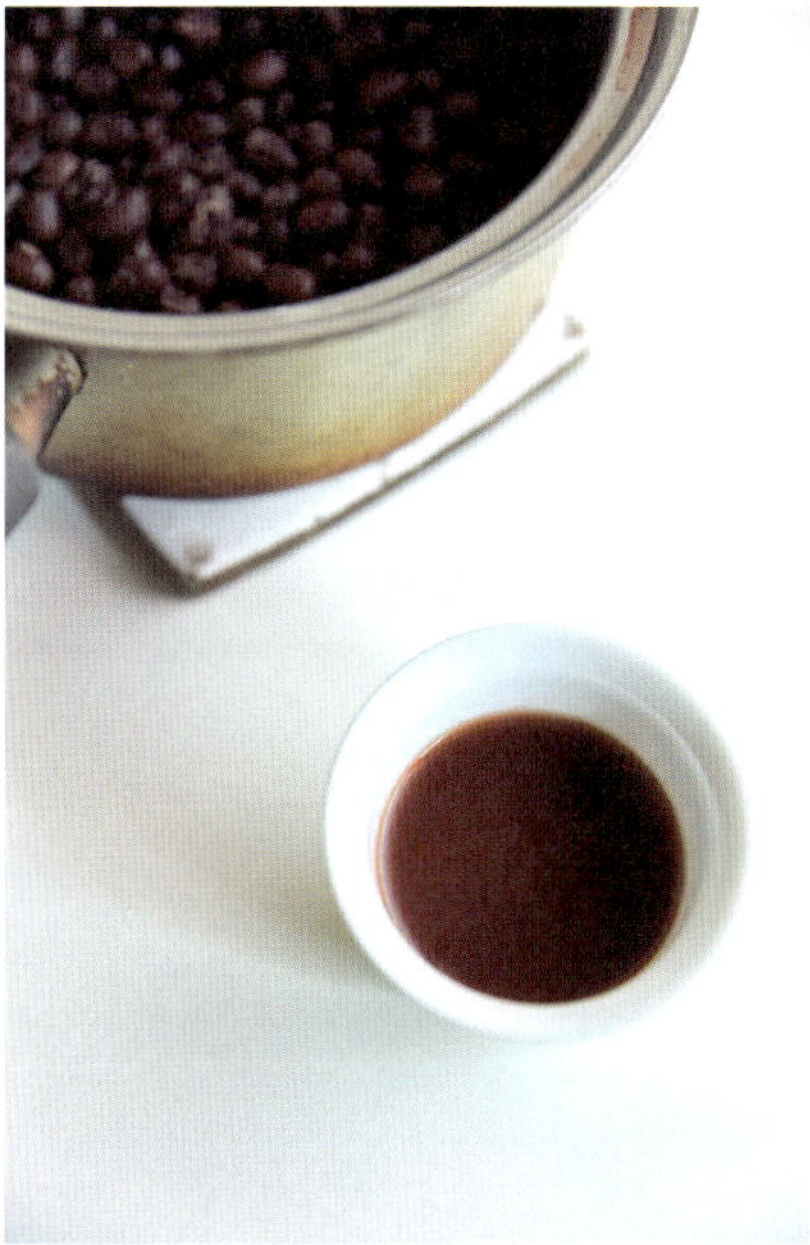

小豆の煎じ汁

小豆は高血圧予防に役立つとされるカリウムやサポニンが豊富です。煎じてお茶のように毎日摂るのが続けやすいでしょう。

【材料】（作りやすい量）
小豆…60g
水…900㎖

① 小豆は水洗いして水気を切る。
② 鍋に①と水を入れて、蓋をして弱火で40分ほど煎じる。途中で噴きこぼれそうになったらカップ1杯のさし水をする。
③ 2/3ぐらいに煮詰まったら濾して、1日300㎖を目安に数回に分けて飲む。柔らかくなった小豆も食べるとよい。煮汁も小豆も冷蔵で2～3日保存可能。

らっきょう酢

らっきょうは「心の野菜」といわれ、古くから心臓病に使われてきた漢方薬です。薬膳でも、動悸や胸悶などに良いとされており、血行を良くする酢と一緒に摂ることで、動悸・息切れ対策により高い効果が期待できるでしょう。私は、小ぶりですが毎年我が家の畑で取れるらっきょうを利用しています。

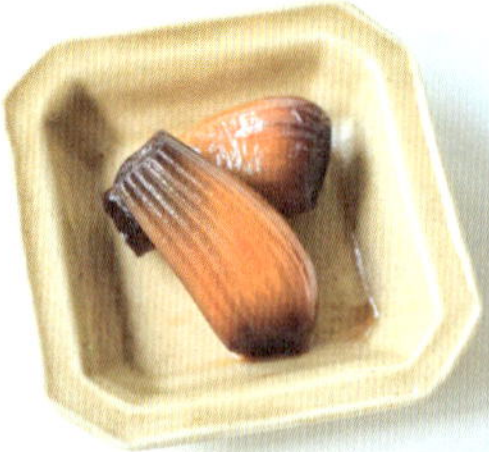

【材料】（作りやすい量）
らっきょう … 適量
黒酢 … 適量

1. らっきょうはひげ根と茎を少し切り落として、薄皮を１枚むく。沸騰した湯で５秒ほど湯がく。
2. 粗熱が取れたら蓋付きの保存瓶に入れて黒酢をひたひたに注ぎ一晩漬ける。１日２粒食べる。常温で１年保存可能。

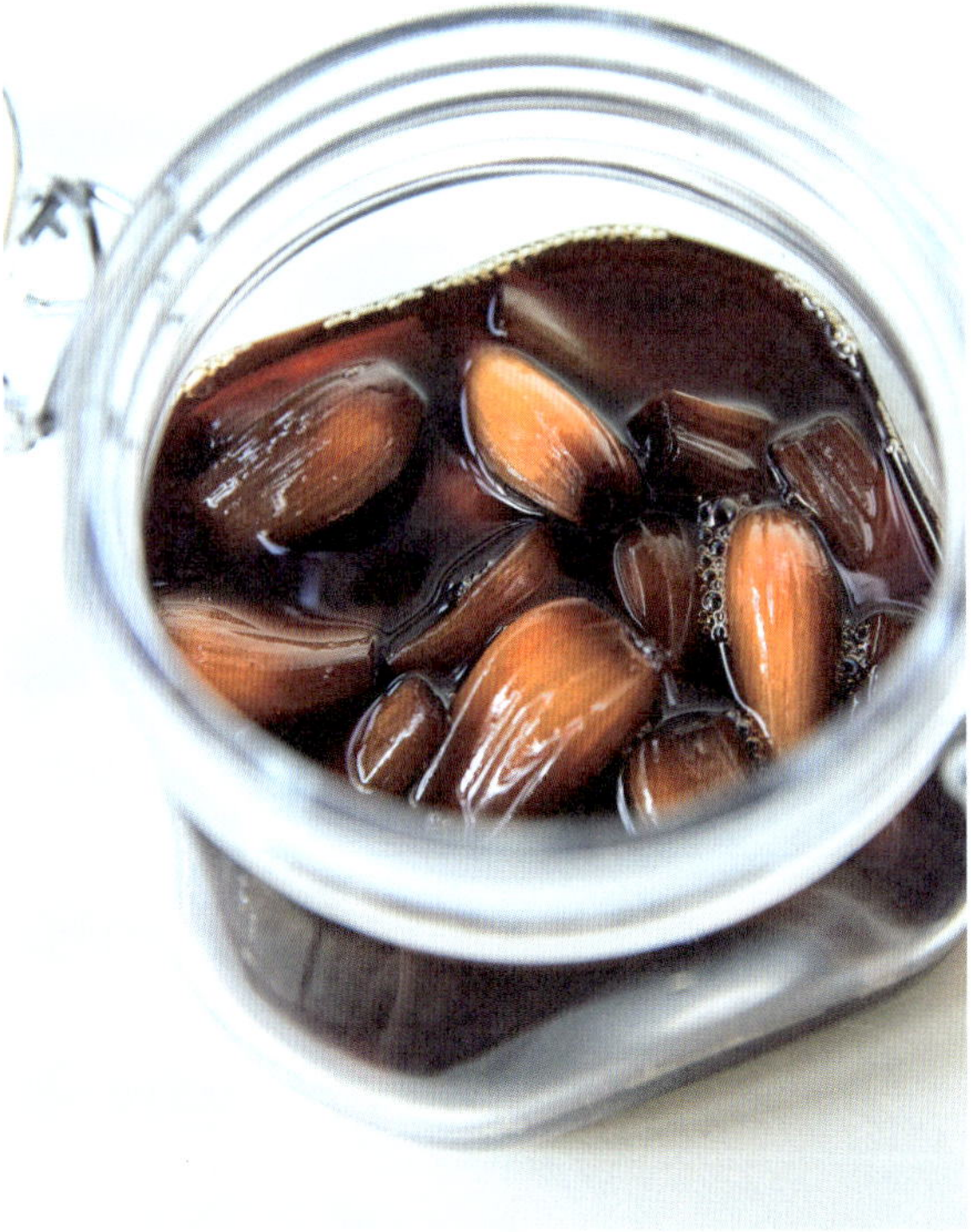

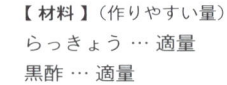

好みではちみつや赤唐辛子を加えてもよいでしょう。

酢卵

酢卵は、かつて腹水や腹膜炎、神経痛、体力増強などに良いと伝えられていたものです。古代ギリシア時代から“くすり”として用いられ、日本に伝来したという説があります。酢の力により血圧を下げ、動悸の予防にも役立つでしょう。

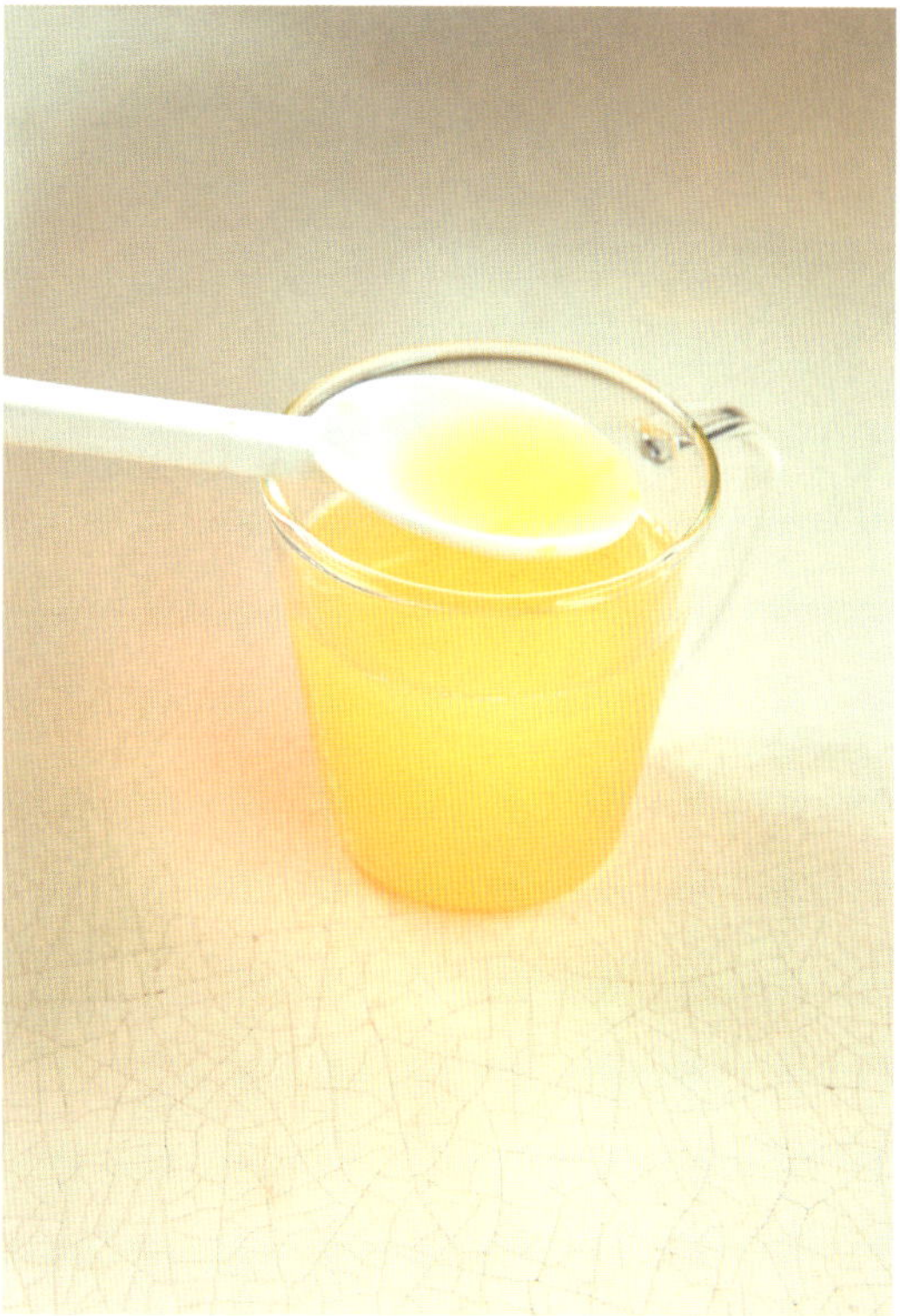

【材料】（作りやすい量）

卵 … 1個

酢 … 150 ～ 200㎖

① 卵の殻をよく洗い、保存瓶に入れて酢をひたひたに注ぎ、蓋をして冷蔵庫で3～4日おく。

② つついて殻に弾力があったら殻を破って取り除く。

③ 卵と酢を混ぜ、1日2～3回、盃1杯を飲む。冷蔵で1ヶ月保存可能。

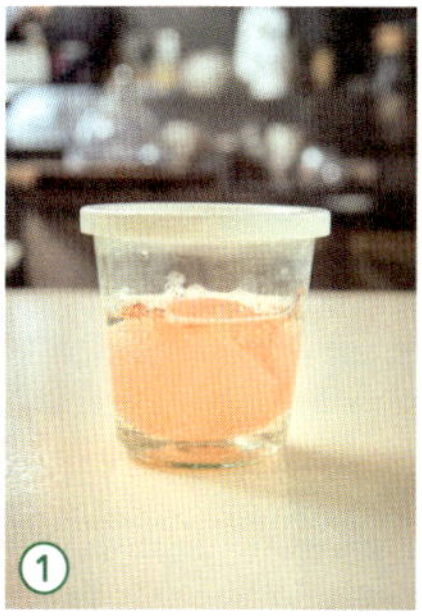

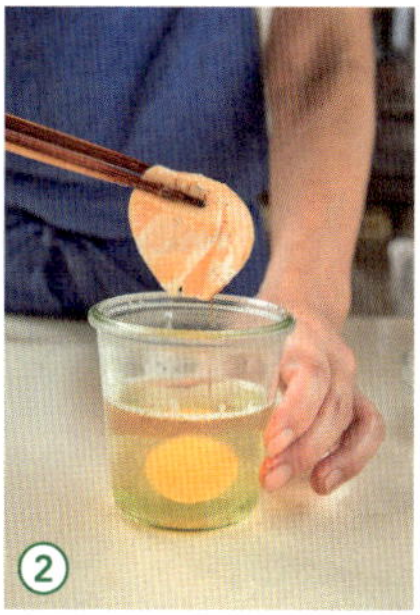

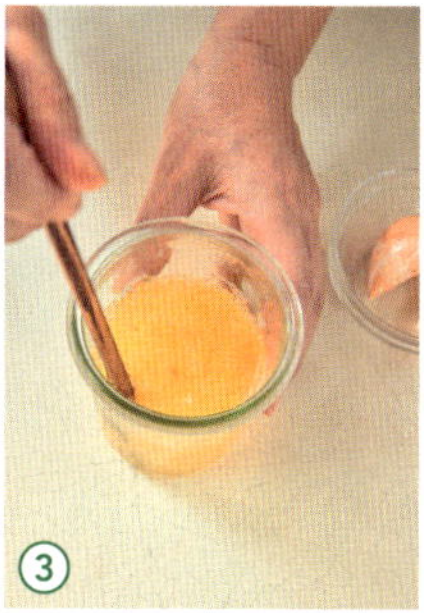

・飲みにくい場合は、水やはちみつを混ぜても。

・卵はしっかり衛生管理されたものをよく洗浄して使いましょう。

桑の葉茶

桑は、葉も樹皮も枝も根も実も“くすり”として使われてきた植物。近年では、特に葉に含まれる抗酸化成分が血圧上昇を抑制する効果があると注目されています。我が家の庭にも生えているので、毎年春に若葉を摘んで作っています。

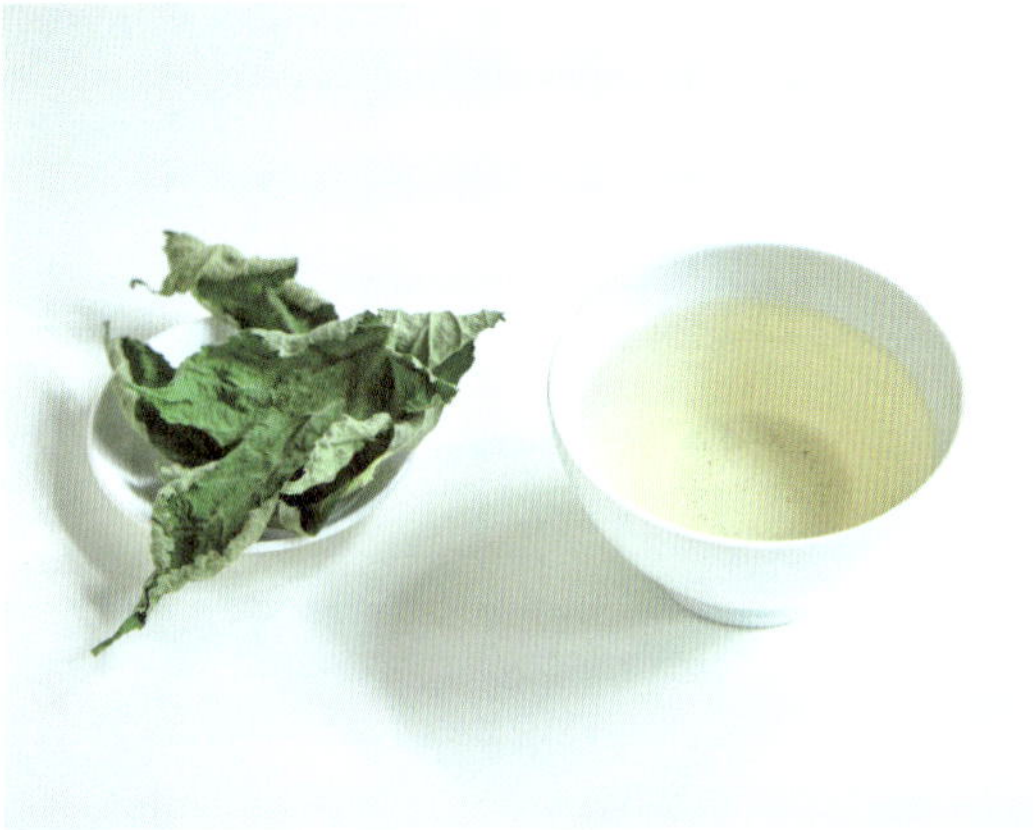

【材料】（1日分）
桑の葉（乾）… 10g
水 … 600mℓ

① 桑の葉（適量）を天日に干して乾燥させ、手でもんで細かくしてから、フライパンで煎る。
② 鍋に①を10g入れ、水を加えて中火にかけ、沸いたら蓋をして弱火にして30〜40分ほど煎じる。1日2〜3回飲む。残った茶葉は乾燥剤を入れた密閉容器に入れ、常温で1年保存可能。

くこの実湯

“長寿延命のくすり”といわれてきたくこの実は、抗酸化作用を持ち、動脈硬化の予防が期待できます。葉も利用できるように私は庭で育てています。

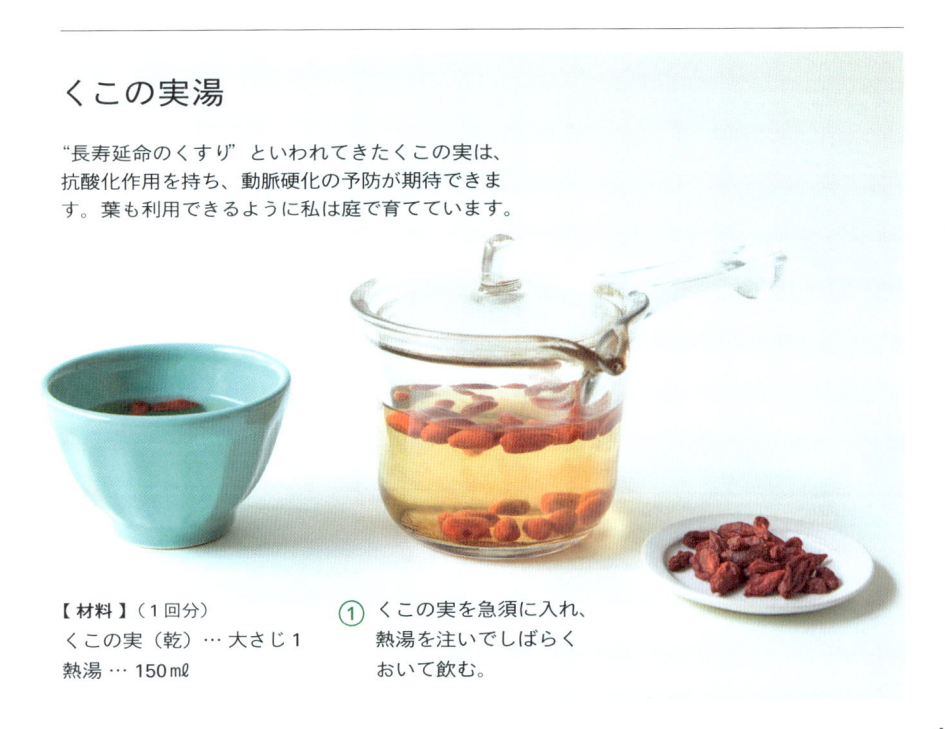

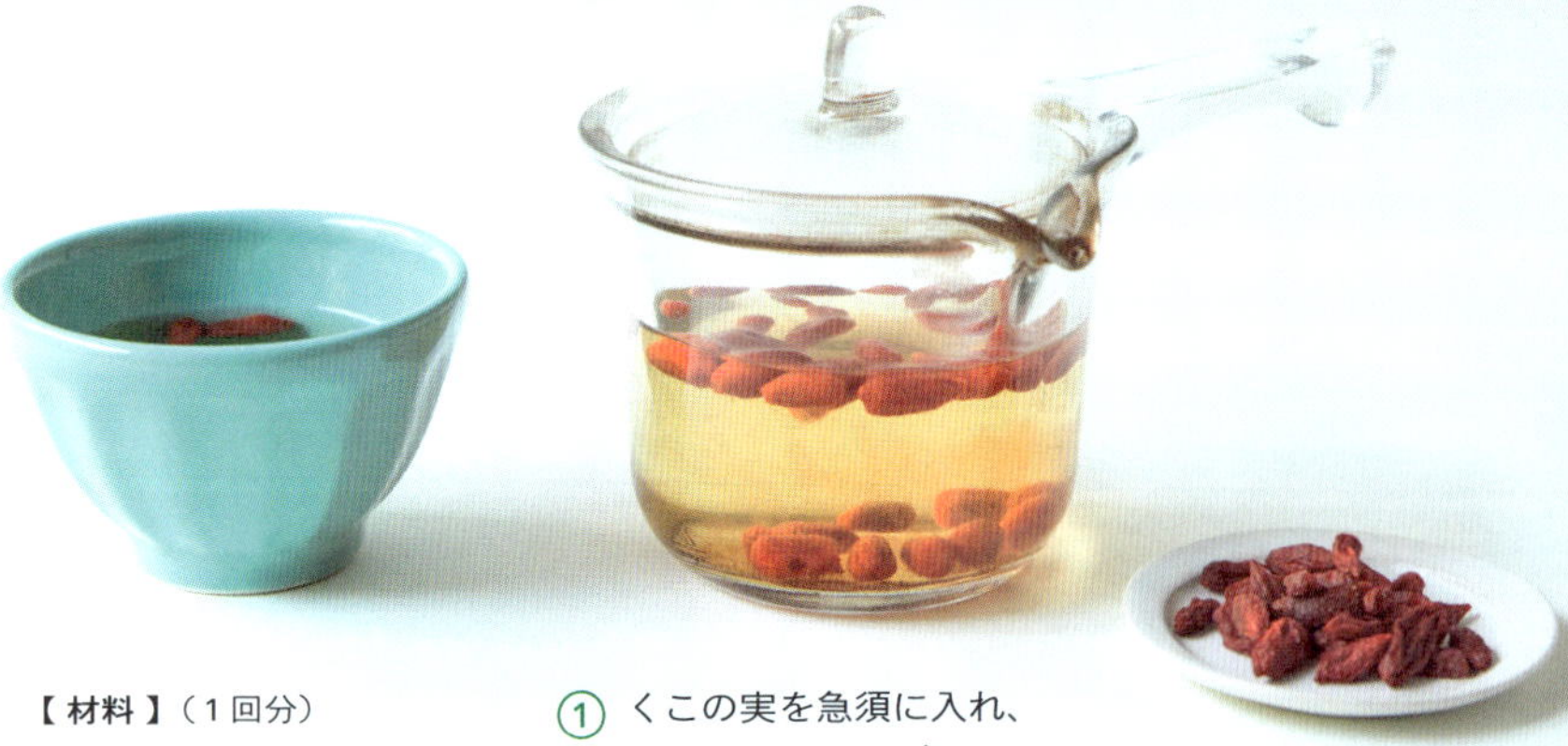

【材料】（1回分）
くこの実（乾）… 大さじ1
熱湯 … 150mℓ

① くこの実を急須に入れ、熱湯を注いでしばらくおいて飲む。

二、貧血

貧血は、中医学では偏った食事による栄養不足や、月経過多や子宮筋腫などの婦人科系疾患による慢性的な出血、また胃腸機能が低下して、食べてもうまく血が作られていない場合などに起こるといわれます。立ちくらみやめまい、頭痛、肩こりなど様々な症状につながるので、血を作り出すものを積極的に摂りましょう。

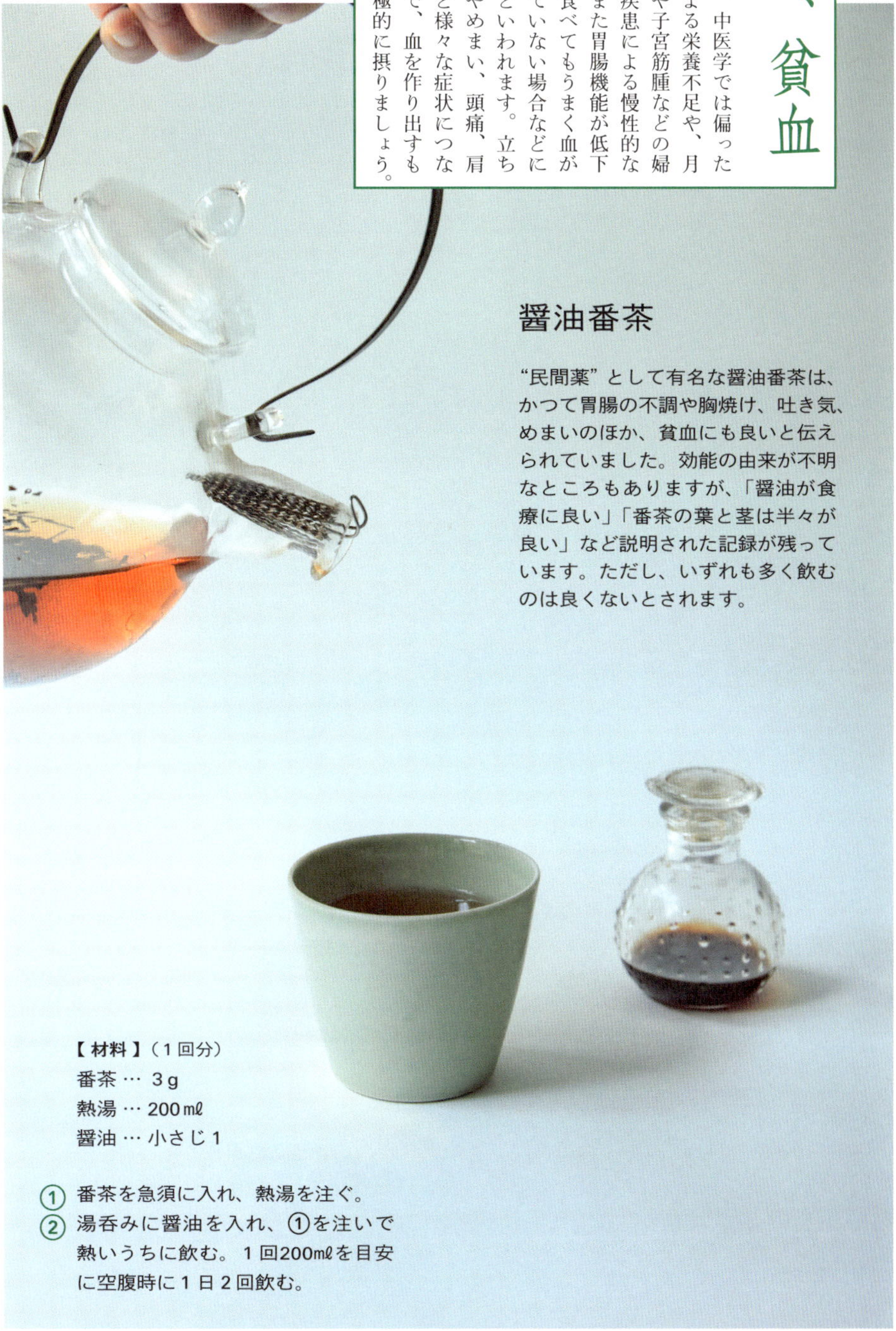

醤油番茶

“民間薬”として有名な醤油番茶は、かつて胃腸の不調や胸焼け、吐き気、めまいのほか、貧血にも良いと伝えられていました。効能の由来が不明なところもありますが、「醤油が食療に良い」「番茶の葉と茎は半々が良い」など説明された記録が残っています。ただし、いずれも多く飲むのは良くないとされます。

【材料】（1回分）
番茶…3g
熱湯…200㎖
醤油…小さじ1

① 番茶を急須に入れ、熱湯を注ぐ。
② 湯呑みに醤油を入れ、①を注いで熱いうちに飲む。1回200㎖を目安に空腹時に1日2回飲む。

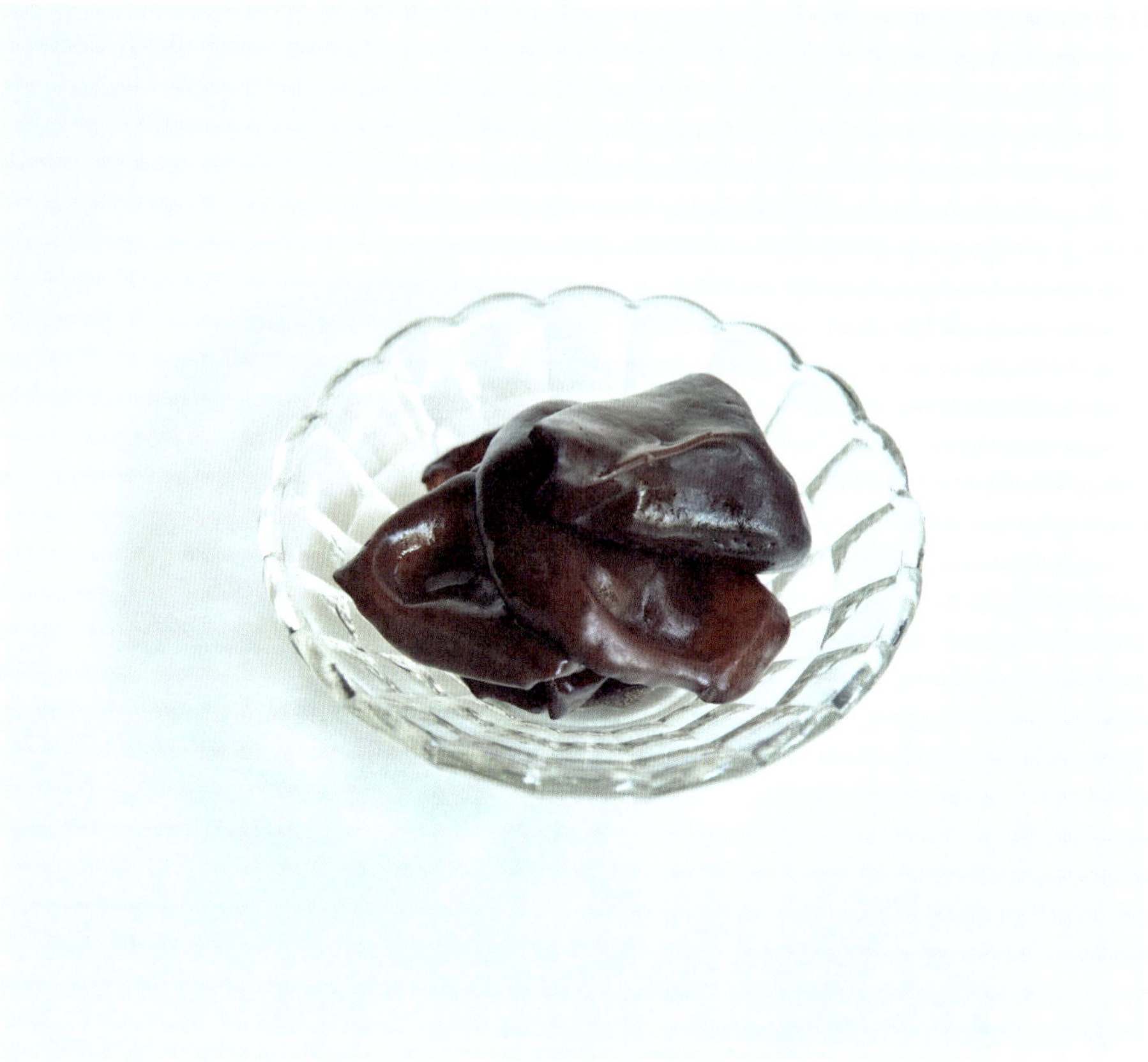

黒きくらげ煮

鉄分を豊富に含み、血を補うとされる黒きくらげ。薬膳でも血を作り、流れを正常化するといわれるおすすめの食材です。水分がなくなるまで煮たものを保存してこまめに摂りましょう。

【材料】（作りやすい量）
黒きくらげ（生）… 60g
水 … 200㎖

1. 黒きくらげは石づきをとってフライパンで乾煎りする。
2. 香ばしい香りがしたら水を加えて水分が少なくなるまで煮る。密閉容器に入れ、冷蔵で3～4日保存可能。

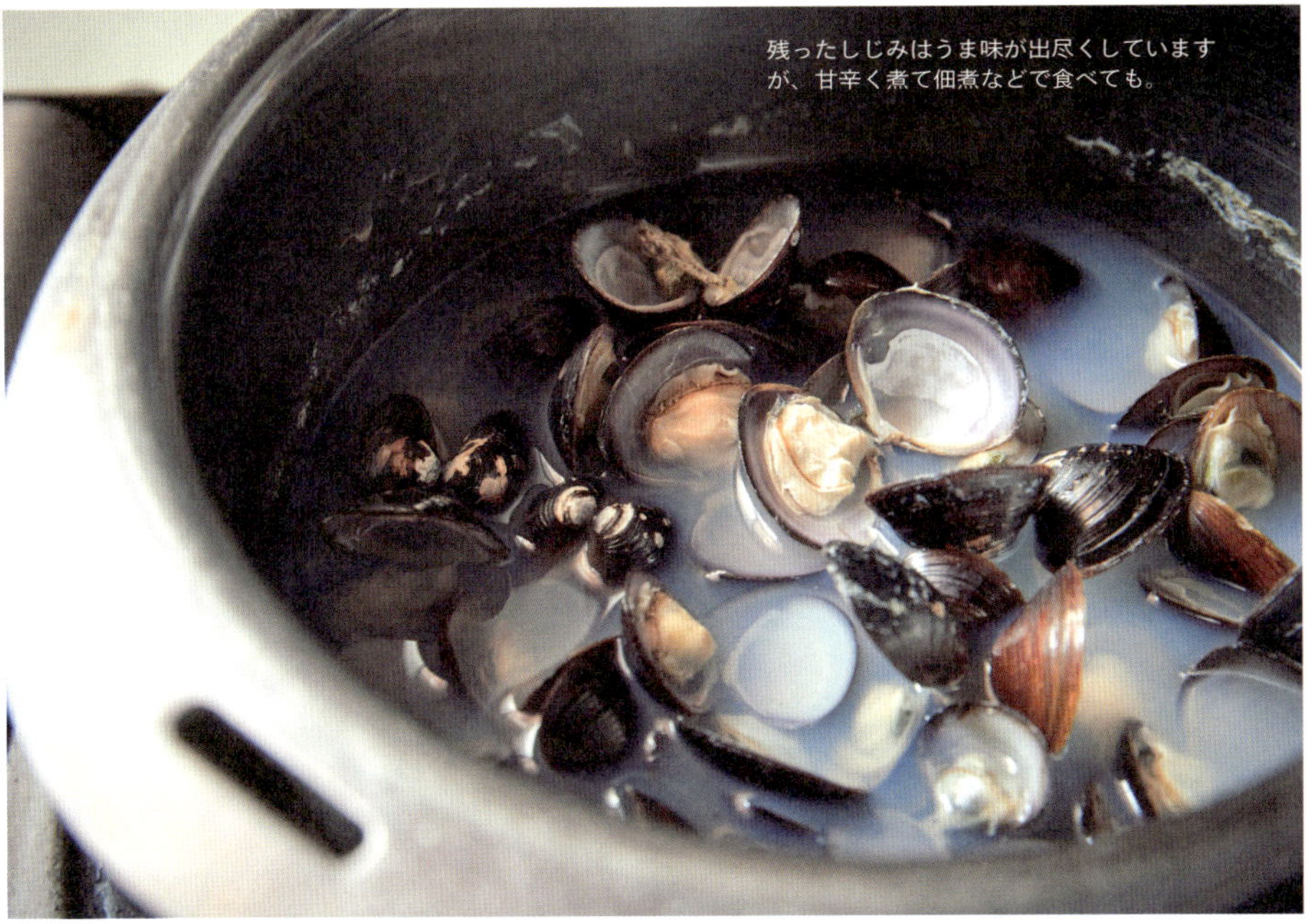

残ったしじみはうま味が出尽くしていますが、甘辛く煮て佃煮などで食べても。

しじみエキス

しじみは昔から肝臓の機能を改善する“くすり”として、家庭でも取り入れられてきました。鉄分やビタミンB_{12}も豊富に含むため、貧血予防にも良いでしょう。しじみの成分を濃縮したエキスは、身をそのまま食べるより毎日続けやすく、成分を効率良く摂れます。

【材料】（作りやすい量）
しじみ … 300g
水 … 300㎖
塩 … 少々

① しじみはこすり洗いして塩分濃度0.5％程度の塩水（分量外）に２～３時間浸けて砂抜きする。
② ①を鍋に入れ、水を加えて弱火で１時間煮る。
③ しじみを取り出し、煮汁を更に煮詰めていく（下写真左）。およそ1/3の量になったら冷まし、蓋付きの保存瓶に移す。塩を加えて味を調え、盃１杯を１日２～３回を目安に飲む。冷蔵で１週間保存可能（下写真右）。

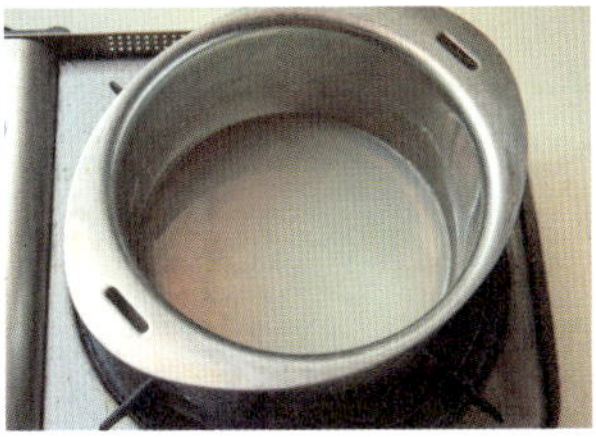

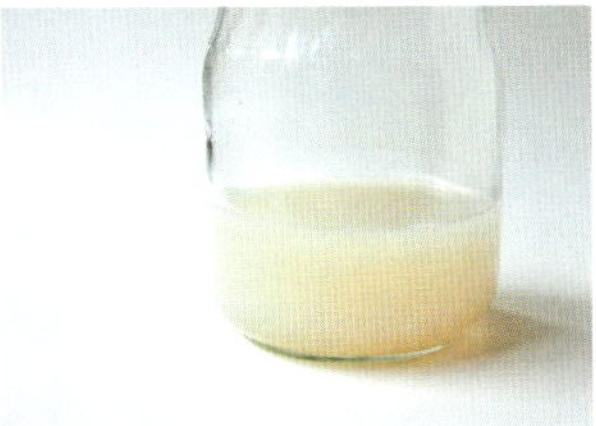

三、むくみ

四方を海に囲まれ、森林や川も多い水の豊かな環境で暮らす日本人は、中医学の考え方では、水分の代謝があまり良くないとされます。足や顔のように目に見える部分だけでなく、関節や内臓にも余分な水分が滞ってむくんでいる場合があると考えられます。昔から様々な水分排出の対処法が考えられてきたのも、多くの人がむくみに悩んでいたからかもしれません。身近な食材で定期的に水を出しましょう。

① いろいろなむくみ

煮小豆

小豆は脚気や便秘、高血圧のほか、むくみ取りにも利用されてきました。実際に、カリウムやサポニンが豊富で、余分な水分を排出する働きに優れています。甘みは付けず、アクも取らないのがコツです。

【材料】（作りやすい量）
小豆 … 80g
水 … 200㎖

① 小豆を洗って水気を切り、３～４分乾煎りする。
② 水を加え、蓋をして弱火で40分ほど煮る。小豆が柔らかくなる前に水が足りなくなったら適宜足す。一度に食べきれないときは冷蔵で保存し、３～４日で食べきる。

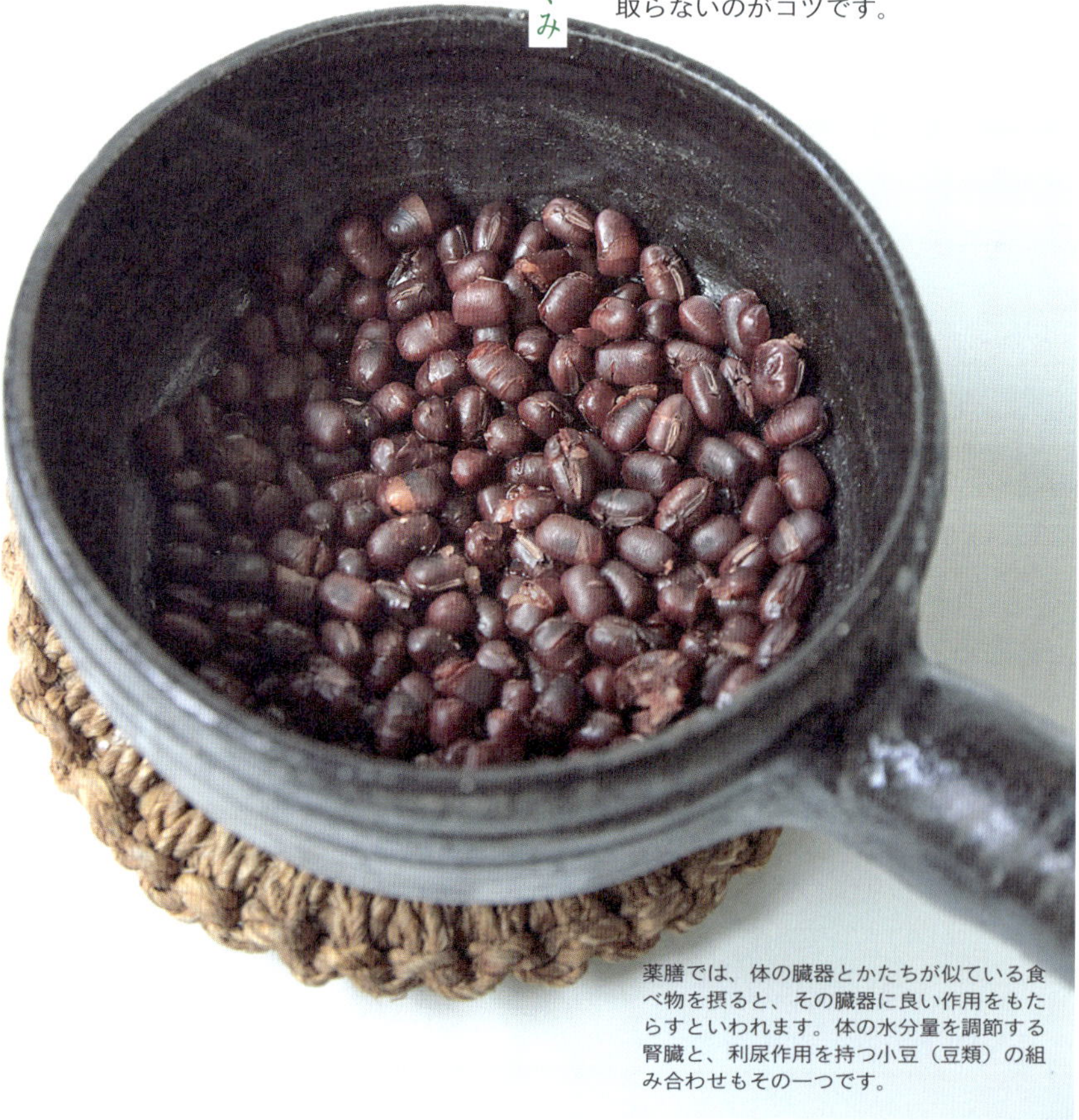

薬膳では、体の臓器とかたちが似ている食べ物を摂ると、その臓器に良い作用をもたらすといわれます。体の水分量を調節する腎臓と、利尿作用を持つ小豆（豆類）の組み合わせもその一つです。

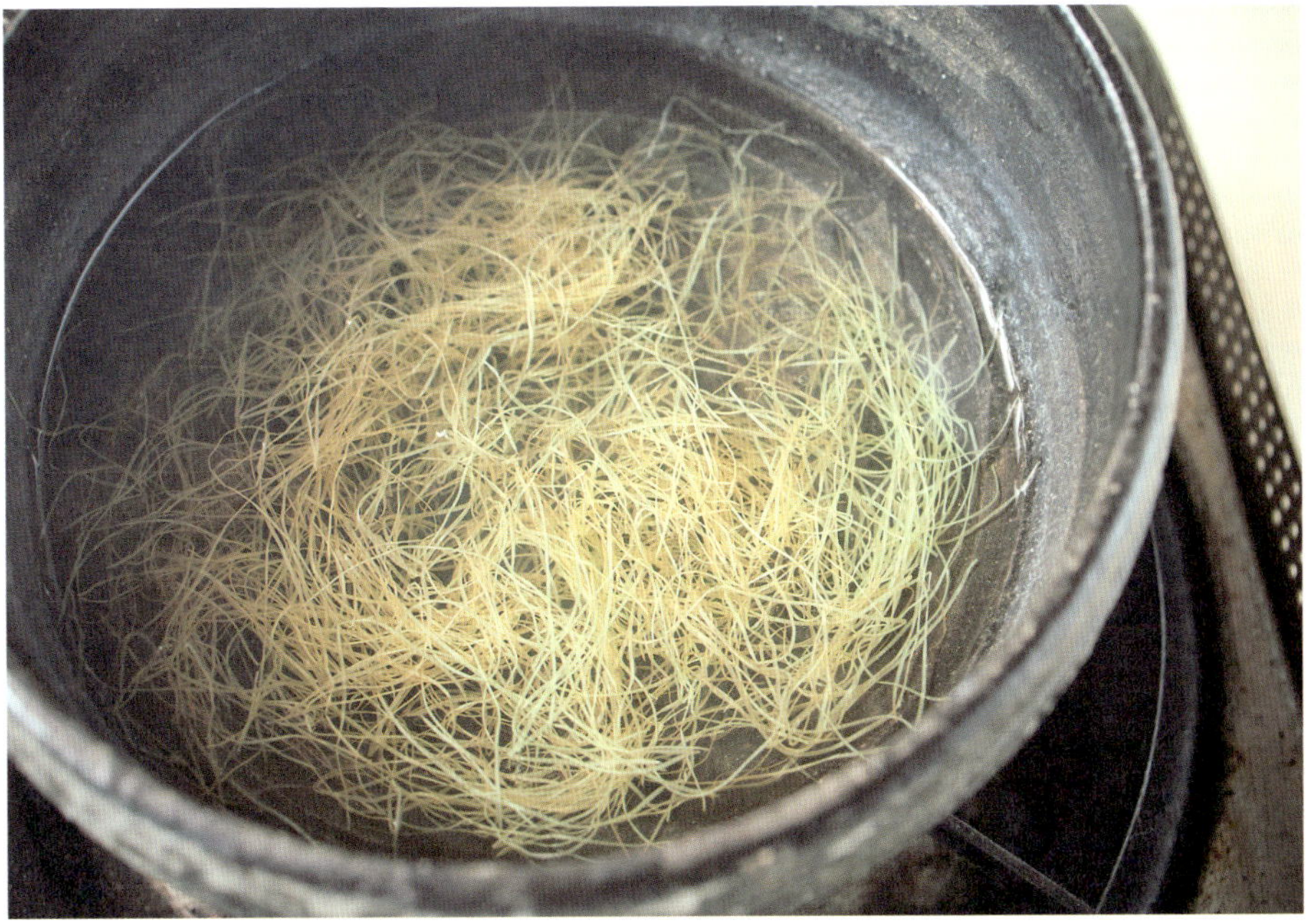

とうもろこしのひげ茶

とうもろこしのひげは、南蛮毛と呼ばれる生薬で、昔から利尿薬として知られ、家庭でもむくみ取りに用いられていました。私もとうもろこしを食べるときは、必ずひげをざるに広げて干しています。実の部分よりも効能が高いとされ、甘く香ばしく飲みやすいお茶です。

【材料】（1日分）
とうもろこしのひげ … 3～4本分
水 … 600㎖

① とうもろこしのひげは2日ほど陰干しする（下写真左）。
② ①と水を鍋に入れ、蓋をして水が半量になるまで弱火で煎じる（上写真）。
③ 1日に2～3回に分けて飲む。

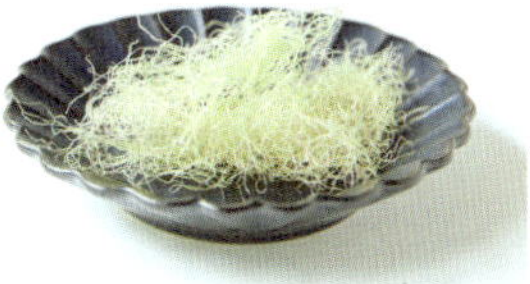

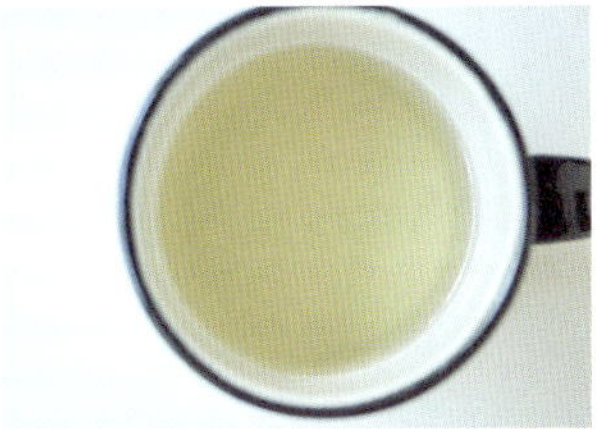

とうもろこしを用いたもので、変わったところでは、ひげの黒焼きを飯粒と一緒に練り、靴擦れやできものに貼ると効果があるという伝承があります。

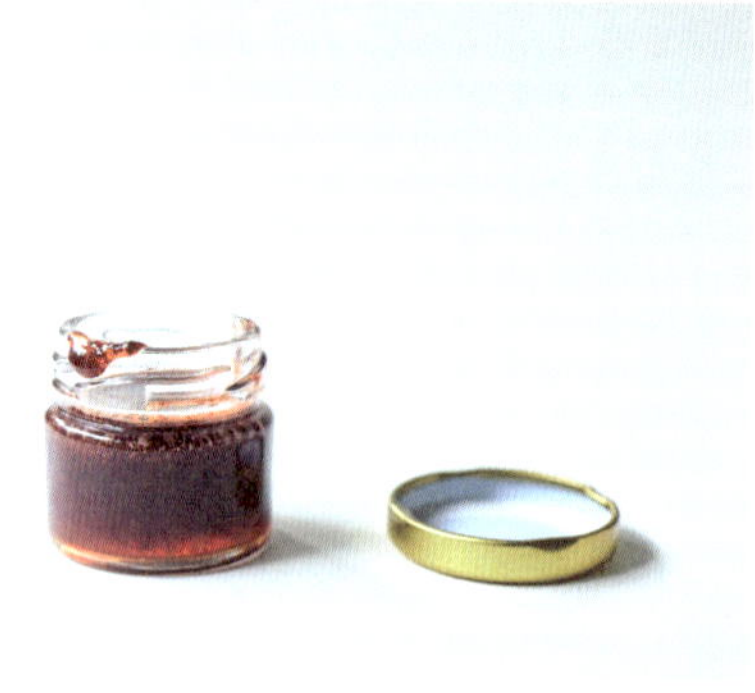

すいか糖

古くから利尿やむくみ取りに利用されてきた、すいか。明治時代には腎臓病の妙薬としてすいか糖が売られ、家庭でも作られていました。いろいろな作り方が伝わっていますが、私は有効成分の豊富な皮や種ごとエキスにしています。

【材料】（作りやすい量）
すいか … 1/4 個

① すいかは皮や種ごとざく切りにする。
② ①をミキサーにかける。
③ ガーゼで濾して鍋に入れ、ヘラでかき混ぜながら、弱火で水飴状になるまで30〜40分煮詰める。
④ はちみつよりゆるいぐらいで火を止める（冷めるとかたくなる）。１日３回、１回に小さじ１を舐める。蓋付きの保存瓶に入れ、冷蔵で１年保存可能。

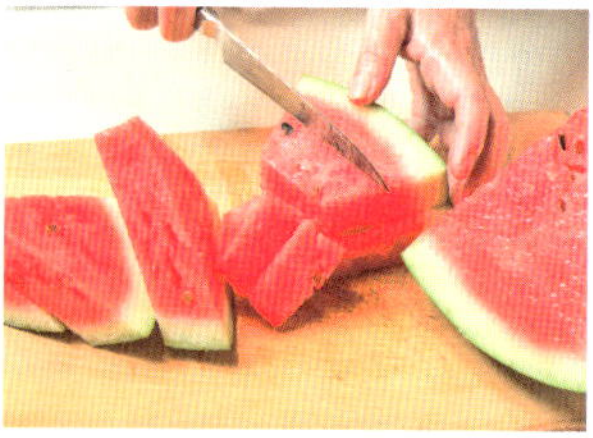

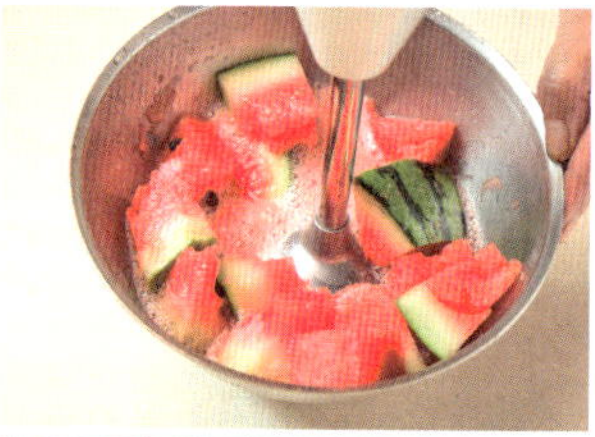

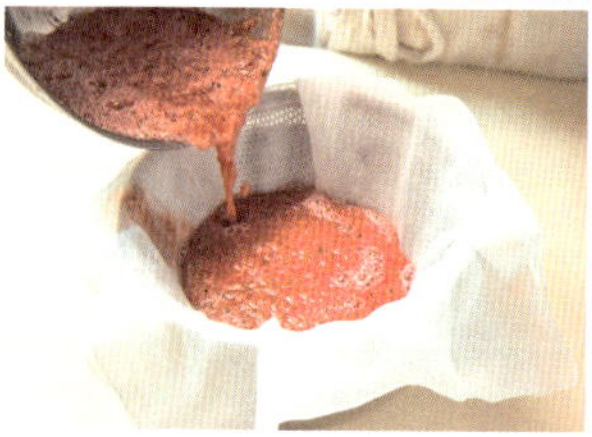

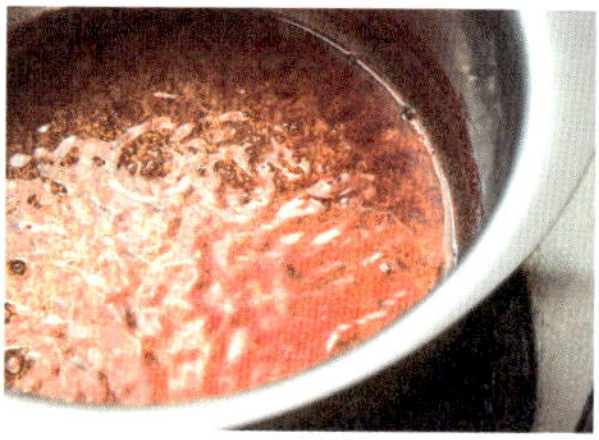

栄養学的には、すいかの皮と果肉の間にはシトルリンと呼ばれる血圧上昇抑制に作用する成分が含まれます。また、果肉の色素成分には抗酸化作用があります。種には、コレステロールを低下させるリノール酸が。なお、カリウム制限のある人、すでに腎疾患のある人は摂りすぎに注意しましょう。

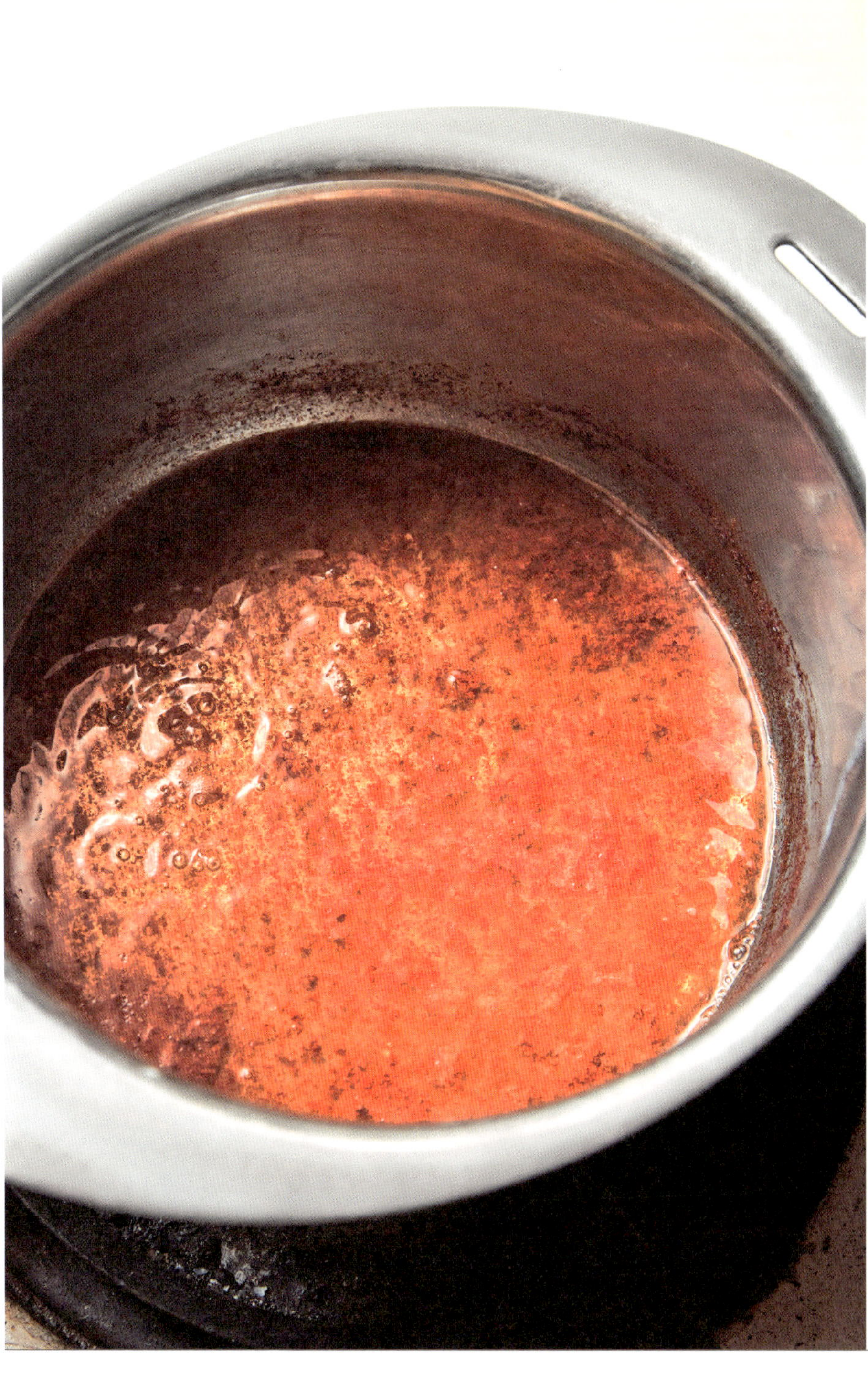

はとむぎ茶

余分な水分を排出するというはとむぎの効能は、昔からよく知られていました。私は湿度が高く、水分代謝が悪くなりやすい梅雨から夏にかけて愛飲しています。皮ごと煎ることで香ばしい風味の良いお茶になり、また、はとむぎ自体も食べやすくなって栄養もしっかり摂ることができます。

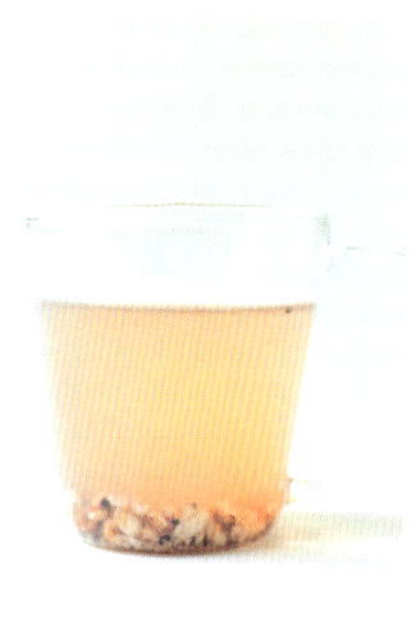

【材料】（1日分）
皮付きのはとむぎ
　… 大さじ4～5
水 … 600mℓ

① はとむぎを包丁で粗めに砕き、フライパンで焦げないようにじっくり煎る。
② ①と水を鍋に入れて、蓋をして半量になるまで弱火で煎じる。1日分を数回に分けて飲む。

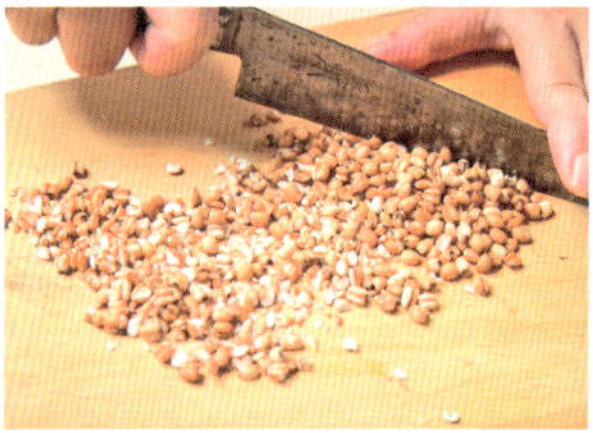

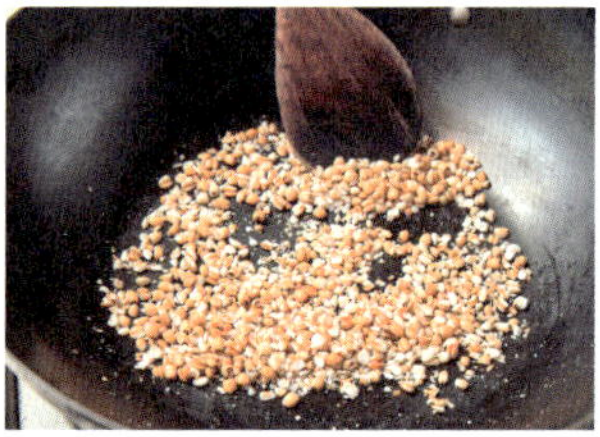

玄米小豆粥

日本では古くから毎月1日と15日に小豆ご飯を食べて健康を願う習慣がありました。小豆はむくみをはじめ、便秘、高血圧、貧血の改善など様々な効果が期待されます。この小豆にデトックス作用の高い玄米を組み合わせたお粥は、むくみ取りに大活躍します。

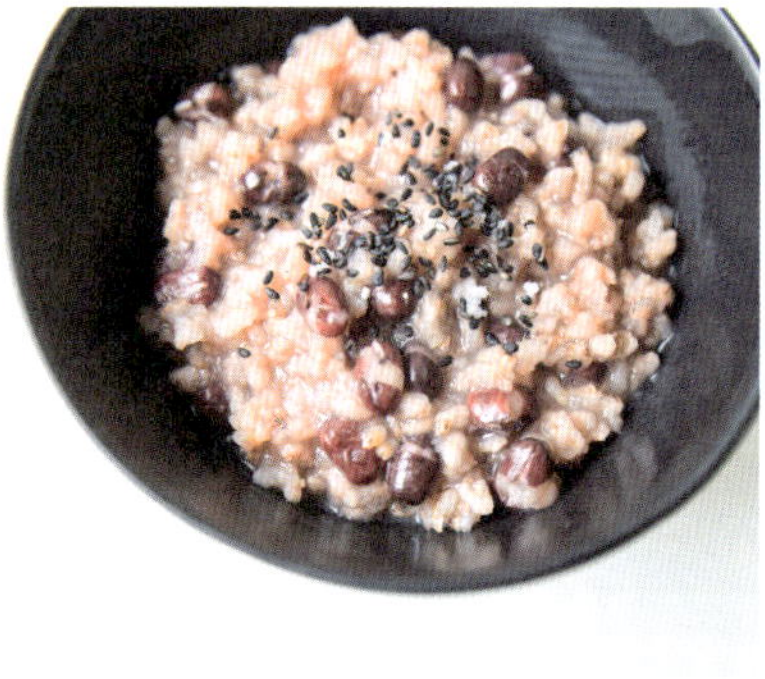

【材料】（2人分）
玄米 … 1/2合
小豆 … 25g
水 … 600～800mℓ
黒ごま塩（好みで）… 適量

① 玄米は洗わずそのままフライパンで乾煎りする。
② パチパチと弾けてきたら鍋に移し、小豆と水を加えて蓋をし中火にかける。沸いたら弱火にして小豆が柔らかくなるまで1時間ほど炊く。途中、水分が足りなくなったら足し、仕上げに好みで黒ごま塩を振る。

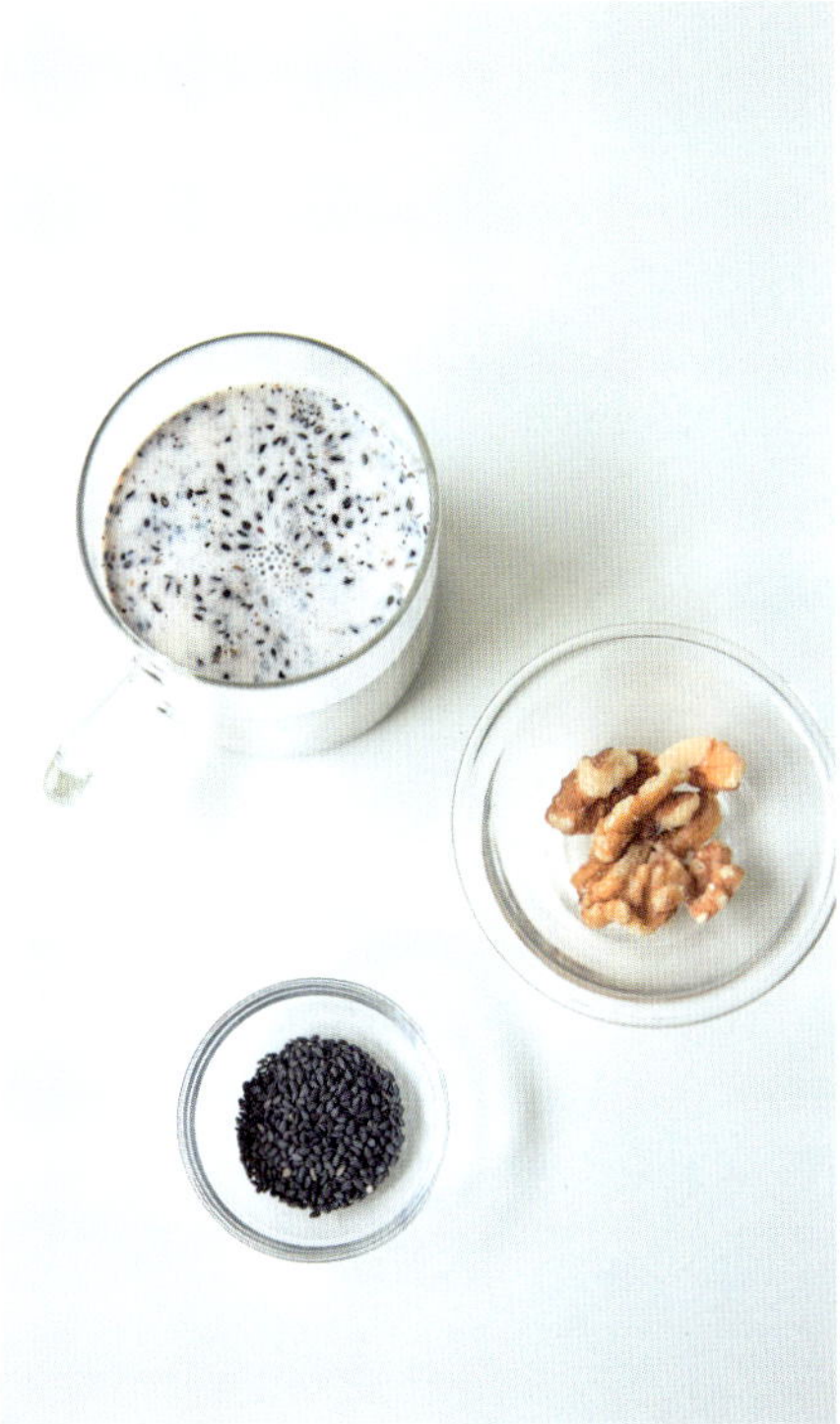

❷ トイレが近い

黒ごまとくるみのドリンク

ごまもくるみも栄養価が高く、精をつける“不老長寿のくすり”といわれてきました。薬膳では、腎の働きを強化して頻尿を防ぐ効果もあるとされます。それらを組み合わせたオリジナルレシピの提案です。

【材料】（作りやすい量）
くるみ … 25g
黒ごま … 20g
豆乳 … 200㎖
はちみつ … 小さじ２

① くるみと黒ごまを乾煎りし、すり鉢でする。
② ①を大さじ１ほどカップに入れ、温めた豆乳を注ぎ、はちみつを加えてかき混ぜる。豆乳の代わりに同量の湯でも。残ったくるみと黒ごまは密閉容器に入れ、冷蔵で１週間保存可能。

銀杏の酒煮

子どもの夜尿症など、頻尿の特効薬と伝えられていた銀杏。薬膳では、腎・膀胱に作用して頻尿を改善するとされます。ただし食べすぎると中毒症状が出るので注意を。

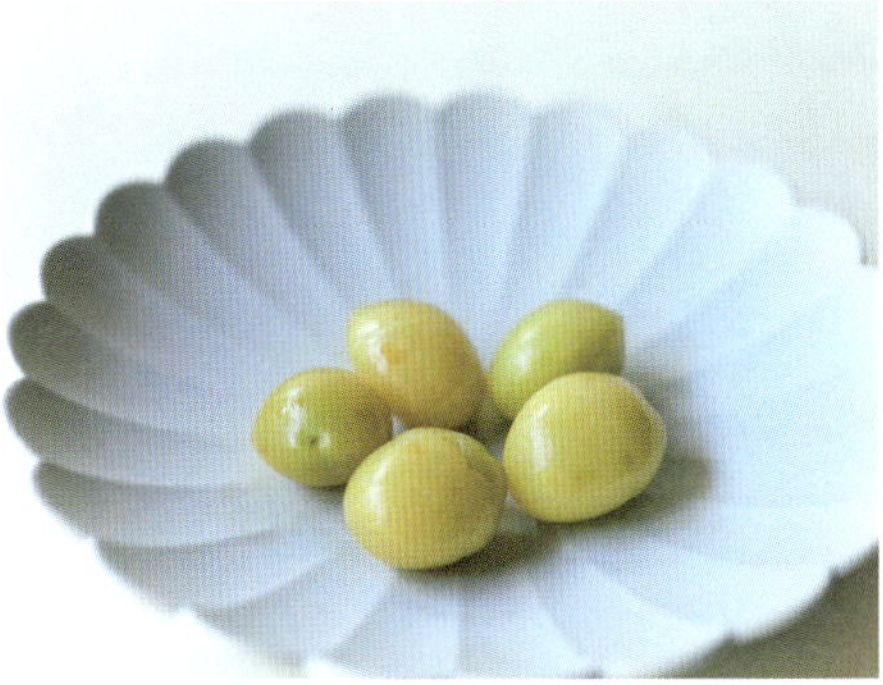

【材料】（１回分）
銀杏 … ５個
日本酒 … 100㎖

① 銀杏は殻を割ってフライパンで乾煎りして薄皮をむき、鍋に入れ酒で４～５分煮る。

◉婦人科系の不調

一、生理不順

月経のトラブルは、様々な原因でホルモンバランスが乱れて起こるといわれます。ストレスや過労、偏った食事、冷え、加齢、また子宮筋腫や子宮内膜症などの婦人科系疾患がある場合など、原因はいろいろでも、中医学では、子宮を温めて血行を良くし、子宮内をきれいにすることが改善につながると考えます。

よもぎ茶

和ハーブの女王といわれるよもぎは、昔から下痢や腹痛、熱、痰・咳、頭痛、傷の血止め、また風呂に入れて神経痛にと様々な症状の対処法に重宝されてきました。薬膳では子宮を温めて血行を良くすると同時に止血作用もあるといわれ、月経過多や不正出血にも良いでしょう。我が家の庭にもたくさん生えているので、春から初夏に摘んで乾燥させ、一年中保存しています。

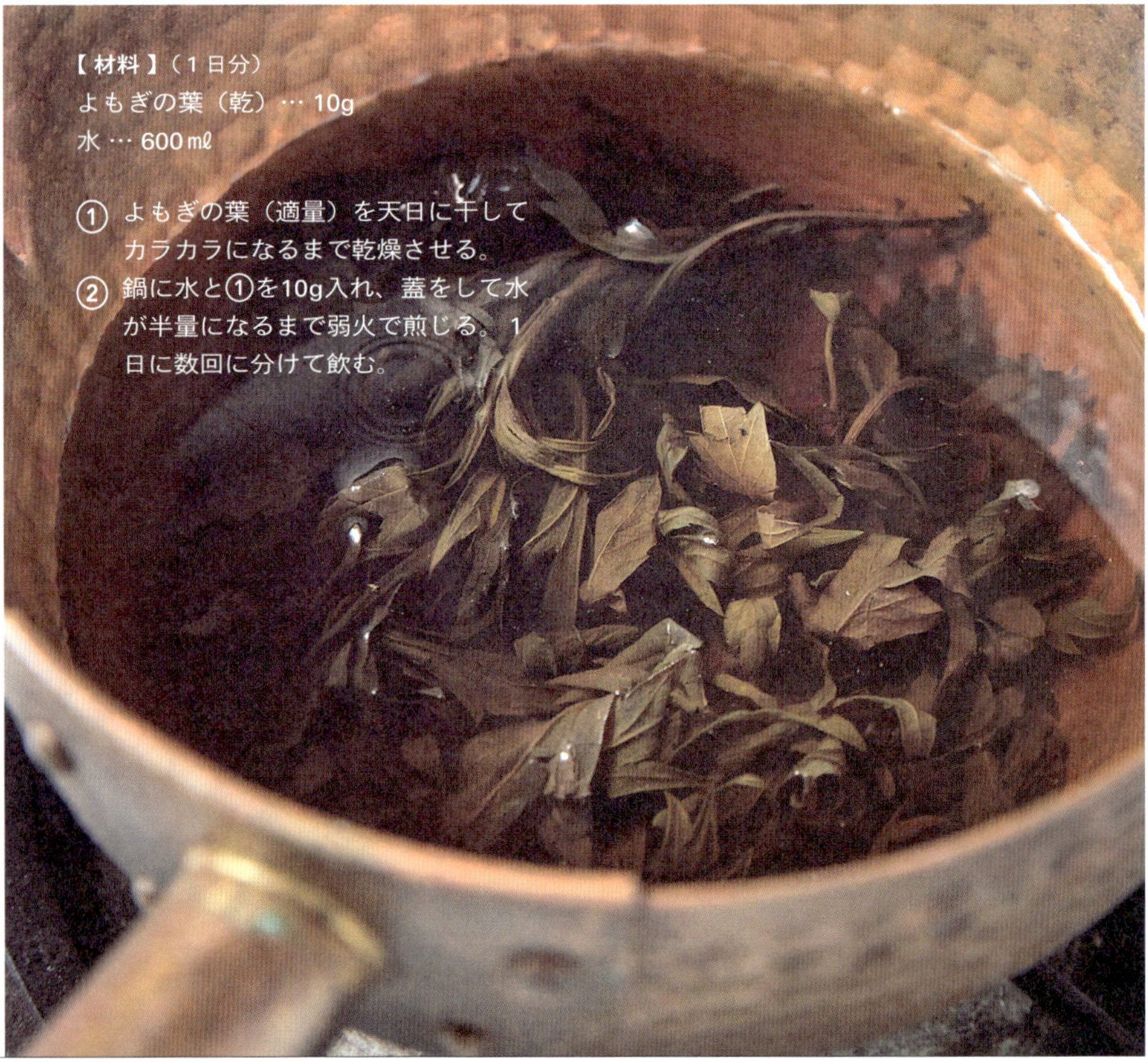

【材料】（1日分）
よもぎの葉（乾）… 10g
水 … 600㎖

① よもぎの葉（適量）を天日に干してカラカラになるまで乾燥させる。
② 鍋に水と①を10g入れ、蓋をして水が半量になるまで弱火で煎じる。1日に数回に分けて飲む。

黒豆としそ、黒きくらげの煎じ汁

古くから貧血の改善に効くとして利用されてきたしそは、現代栄養学においても鉄分や鉄の吸収を高めるビタミンCやモリブデンなどの成分が豊富に含まれることが確認されています。そのしそに、薬膳で血を作り出すと考えられている黒豆と黒きくらげを加えた、おすすめのオリジナルレシピです。経血量が少ないときなどに。

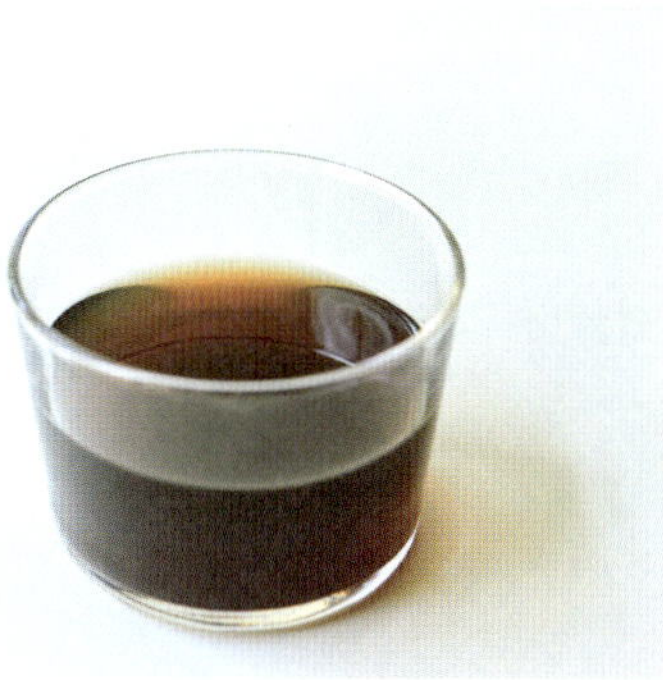

【材料】（1日分）
黒豆（乾）… 20g
しその葉 … 10枚
黒きくらげ（生）… 40g
水 … 600㎖

① 黒豆はフライパンで皮が破けて香ばしい香りがするまで乾煎りする。しその葉と黒きくらげは細切りにする。
② 鍋に①と水を入れ、蓋をして弱火で2/3量になるまで煎じる。1日3回に分けて飲む。

紅花茶

日本には、3世紀頃にはすでに伝来していたという紅花。生薬として体を温めて血行を良くし、瘀血（古血）を除く働きから、あらゆる月経異常に良いと用いられてきました。私は煮詰めずに熱湯を加えた手軽なものを毎朝欠かさず飲んでいます。

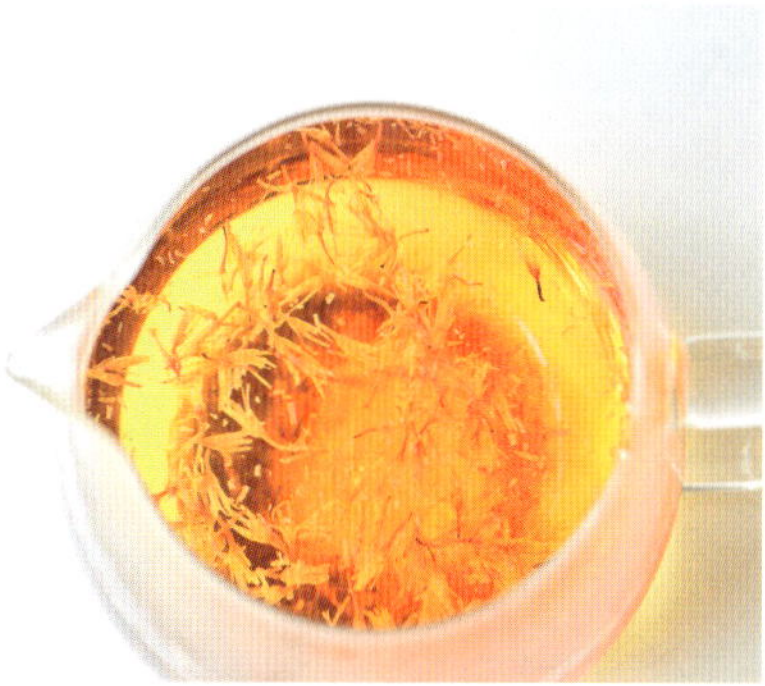

【材料】（1回分）
紅花（乾）… 3g
水 … 400㎖

① 鍋に水と紅花を入れ、蓋をして半量になるまで弱火で煎じ、ガーゼや茶こしで濾して飲む。

二、生理痛

生理痛は、中医学では冷えやストレスなどで子宮内の血行が悪くなっていることが原因とされ、経血とともにドロドロとした塊が出るのは、血行が悪いために、血液の粘度が高まって流れにくくなっている証拠といわれます。民間に伝わる療法を見ても、体を温めて血流を良くすることが何よりも大切だとわかります。また、鎮痛作用やリラックス作用、ホルモンバランスを整える作用のある食材も有効です。

アーモンドミルク

江戸時代、南蛮船によってもたらされたというアーモンドは、現代ではその高い栄養価が注目され、健康食材としてお馴染みに。豊富に含まれるビタミンＥやマグネシウムがホルモンバランスを調整したり、子宮収縮を和らげたりして生理痛を緩和します。

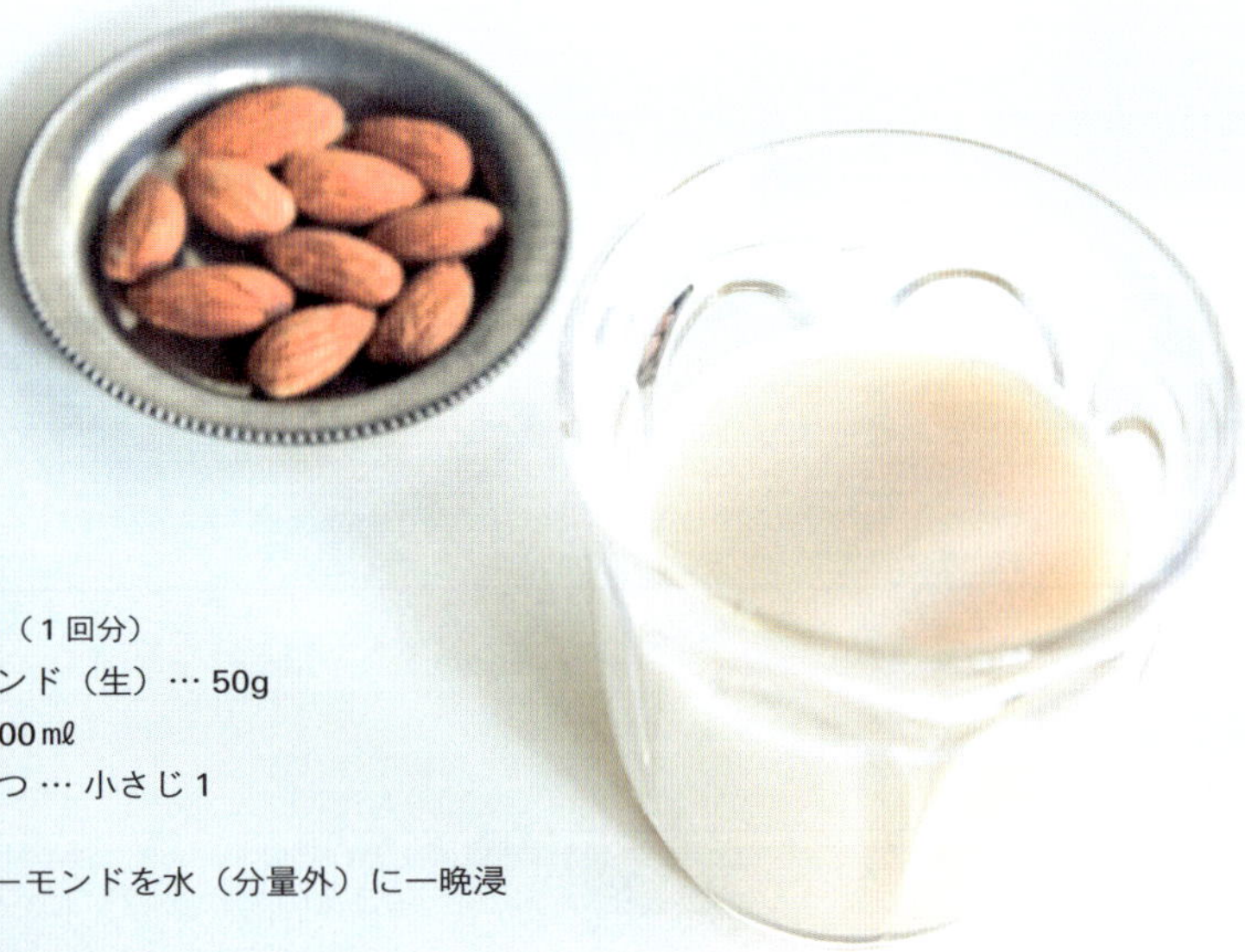

【材料】（1回分）
アーモンド（生）… 50g
水 … 300㎖
はちみつ … 小さじ1

① アーモンドを水（分量外）に一晩浸す。
② ①と水をミルク状になるまでミキサーにかける。ガーゼで濾してはちみつを加えて飲む。

※アーモンドは素焼きタイプでもよい。

ごま塩番茶

ごまは精進料理に利用されるなど、栄養価が高いことが昔からよく知られていました。近年では、トリプトファンやビタミンB_6など、幸せホルモンと呼ばれるセロトニンを合成する成分が豊富に含まれることがわかっています。生理痛を和らげ、生理中の不安感やうつ状態を改善して精神安定にも役立つでしょう。

【材料】（1回分）
黒ごま塩 … 大さじ1
（ごま8対塩2の割合）
番茶 … 3g
熱湯 … 100 〜 150㎖

① 黒ごまを乾煎りし、塩と一緒にすり鉢でする。
② 熱湯で淹れた番茶をカップに入れ、①の黒ごま塩を加えて混ぜ、熱いうちに飲む。

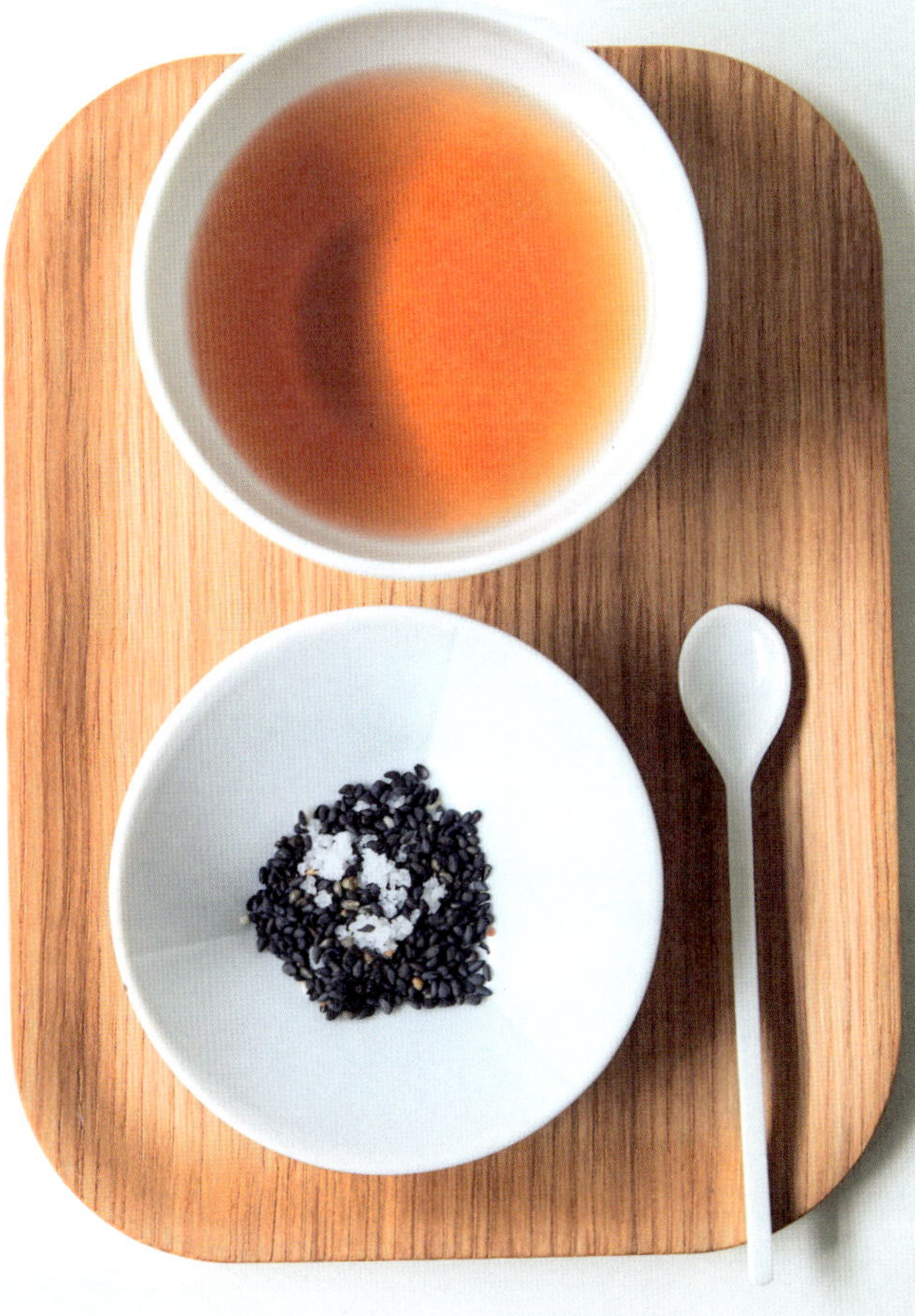

サフラン湯

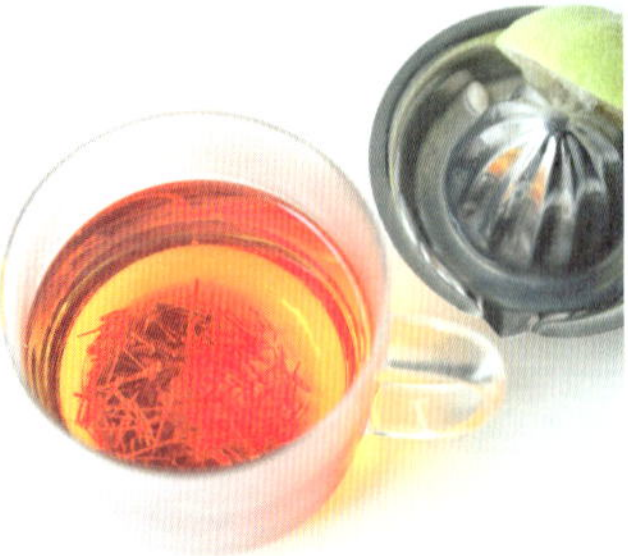

サフランは古くから世界中で薬用や香辛料、染料などに利用されてきました。日本にも薬用として伝わったといわれます。婦人科疾患の妙薬として、血管を広げて血行を良くし、粘度が増してドロドロと流れにくくなった血流を改善する効果があるとされています。

【材料】（1回分）
サフラン … 小さじ 1/2
熱湯 … 200mℓ
レモン汁 … 小さじ 1
はちみつ … 小さじ 1

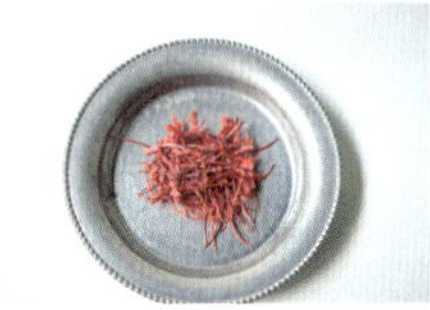

サフラン自体も食べてよいですが、色が出ているうちには何度でもお茶として楽しめます。なおサフランは、妊娠中は控えた方がよいとされます。

1. カップにサフランを入れ、熱湯を加えてよくかき混ぜる。
2. 淡紅色になったら、レモン汁とはちみつを加えて熱いうちに飲む。

にらのしぼり汁

中医学の考えでは、生理でドロドロした塊のような血が出るのは、冷えなどによる血行不良が原因とされています。にらは体を温めて血行を良くするといわれる野菜。有効成分の硫化アリルは熱に弱いので生のまま摂れるしぼり汁が効果的です。細かく切って水と一緒にミキサーにかけても。

【材料】（1回分）
にら … 5本
水 … 100mℓ

1. にらは5㎜長さ程度に切り、すり鉢ですりつぶし水分を出す。
2. ガーゼに入れてしぼり、水で薄めて飲む。胃腸が弱い人は摂りすぎに注意を。

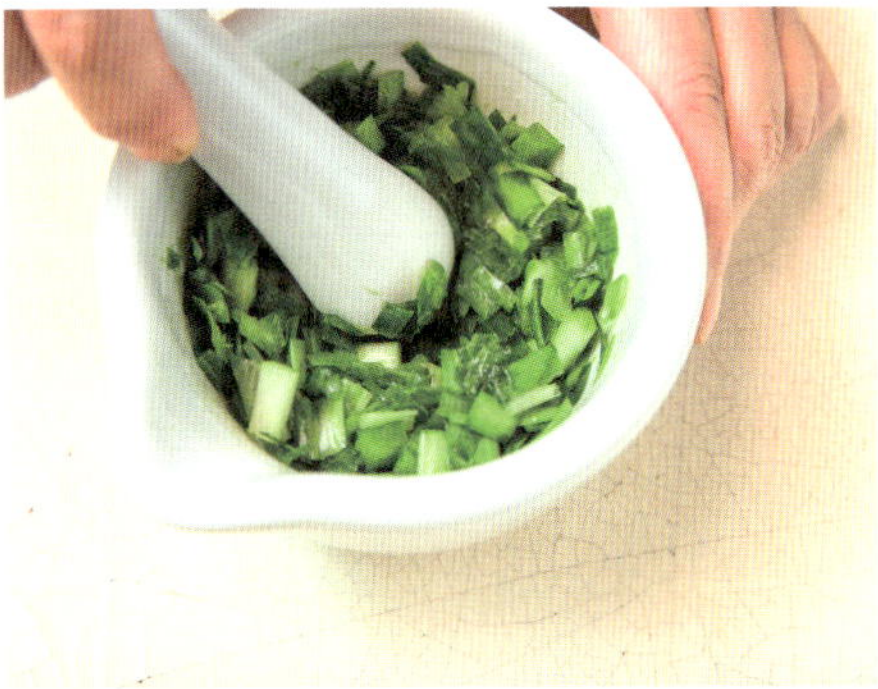

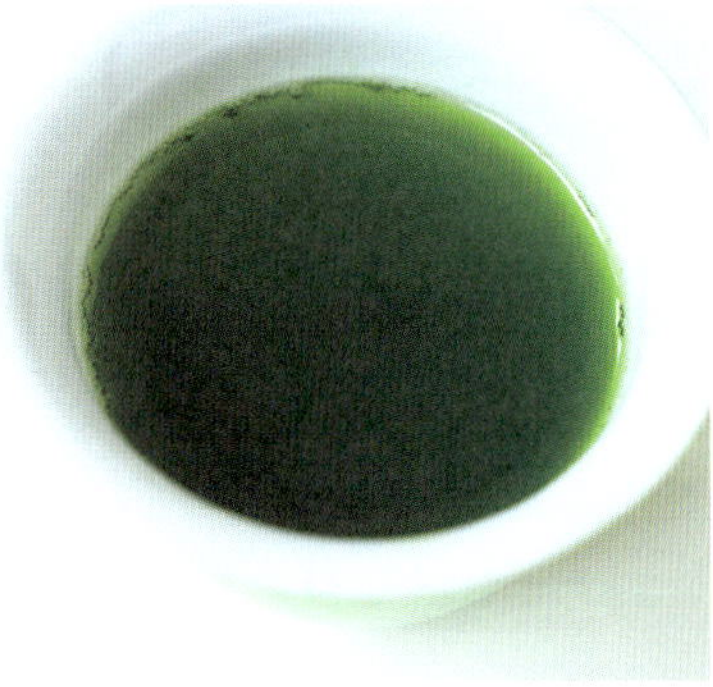

三、更年期障害

女性ホルモンが減少することで起こる更年期障害。イライラや抑うつ感、ホットフラッシュや倦怠感など、症状の出方は人によって様々で、数年にわたり長引くことも多いようです。食材のなかには、女性ホルモンと似た働きをする植物性エストロゲンを含むものがあります。また、ホルモンバランスを整えたり、鬱々した気分を解消したり、倦怠感を取り除いてくれる食材もあるので、天然の食べる〝くすり〟を活用したいものです。

いちじくの甘煮

漢方で古くは更年期障害を「血の道症」といい、いちじくを摂ることがすすめられてきました。現代では、女性ホルモンと似た働きをする植物性エストロゲンが豊富に含まれることがわかり、加齢とともに減少する女性ホルモンを補うことが期待されます。

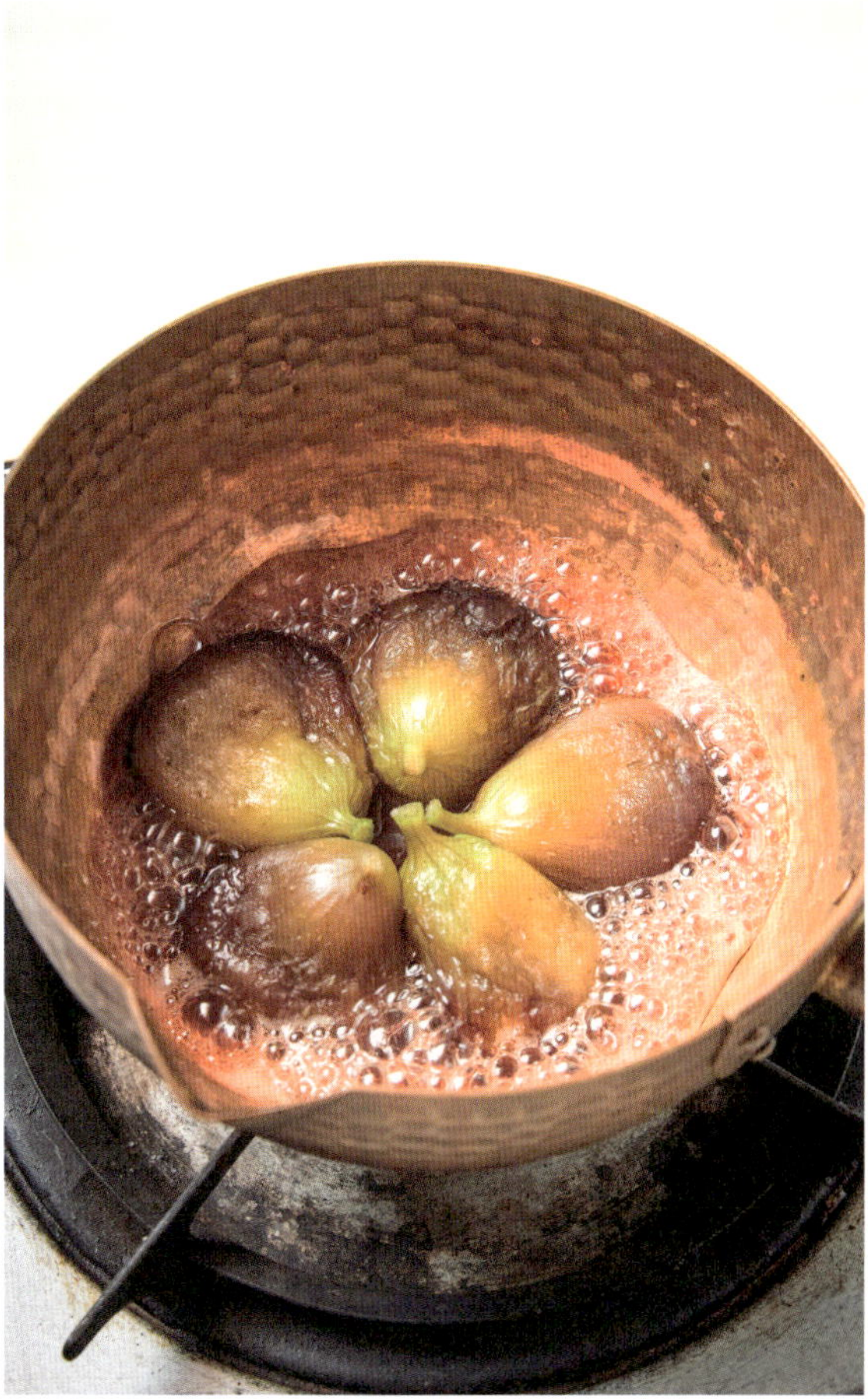

【材料】（作りやすい量）
いちじく … 5個
はちみつ … 大さじ3と1/2
レモン汁 … 小さじ2

① いちじくを皮つきのまま鍋に入れ、はちみつ、レモン汁を加えて中火にかける。
② 煮汁が出てきたら火を弱め20〜30分ほど煮込む。1日1個ずつ食べる。密閉容器に入れ、冷蔵で4〜5日保存可能。

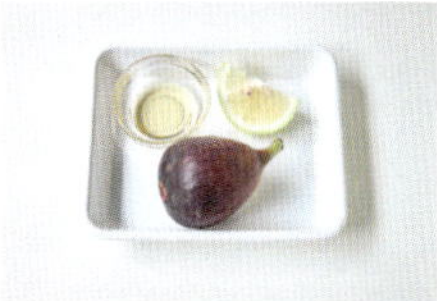

おから茶

私たちの暮らしに欠かせない大豆ですが、大豆には女性ホルモンと似た働きをする大豆イソフラボンが豊富に含まれ、おからはその成分を十分残したまま食べられるのがメリットです。乾燥パウダーでも同様に利用できます。ホットフラッシュやのぼせなどが気になるときに。

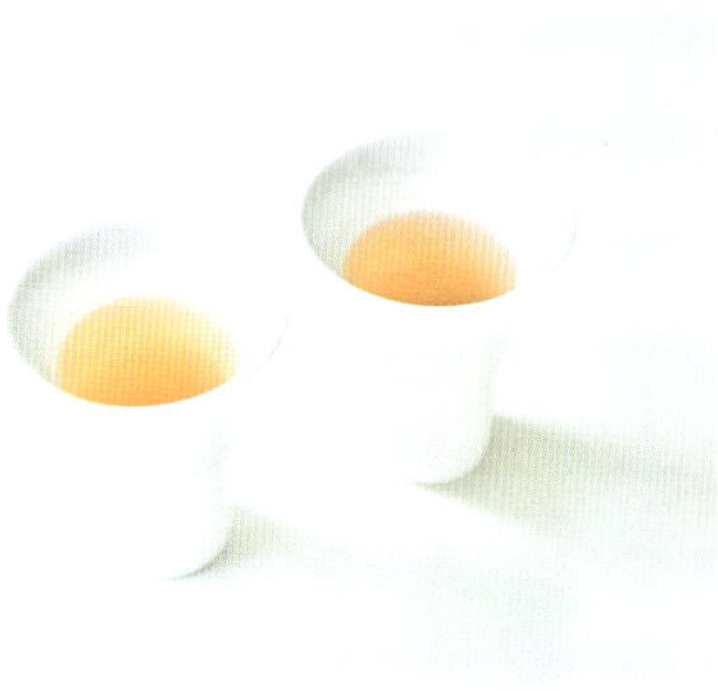

【材料】（1回分）
おから（煎ったもの）… 大さじ1
熱湯 … 180mℓ

① 生のおから（100gなど適量）を、30分ほど弱火で乾煎りする。
② 水分が飛び茶色くなったら火を止める。
③ カップに②を大さじ1入れ、熱湯を注ぐ。余った②は密閉容器に入れて冷蔵し、2週間を目安に使い切る。

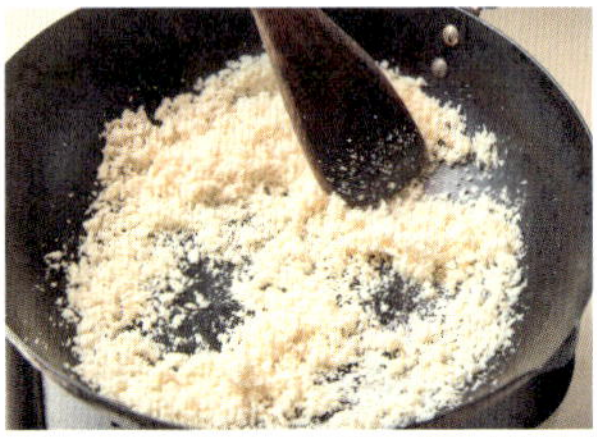

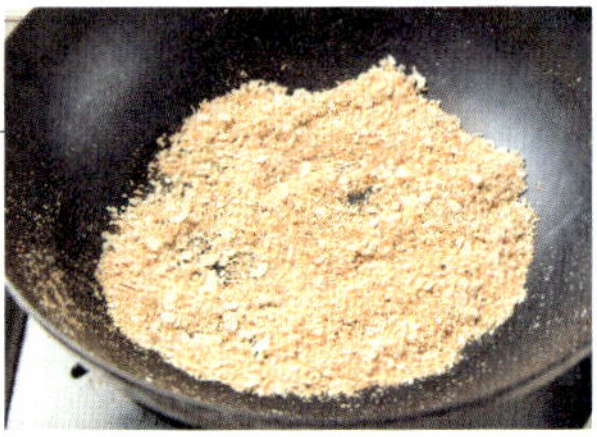

シナモン豆乳

ホルモンバランスの調整に役立つ大豆イソフラボンを含む豆乳に、シナモンを加えたレシピの提案です。シナモンは血行を改善して体を温める上、オイゲノールというシナモン特有の香り成分が副交感神経を優位にしてリラックスさせ、更年期の精神的な症状を緩和するのでおすすめです。

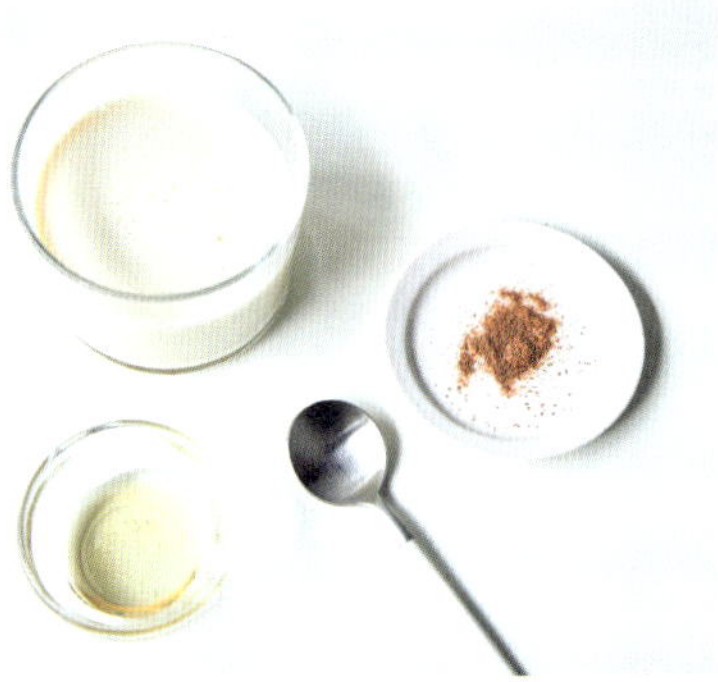

【材料】（1回分）
豆乳 … 150mℓ
シナモンパウダー … 適量
はちみつ … 小さじ1

① 豆乳は鍋に入れて中火にかける。沸騰する前に火を止め、カップに移してシナモンパウダーを振り、はちみつを加えて混ぜ合わせて飲む。

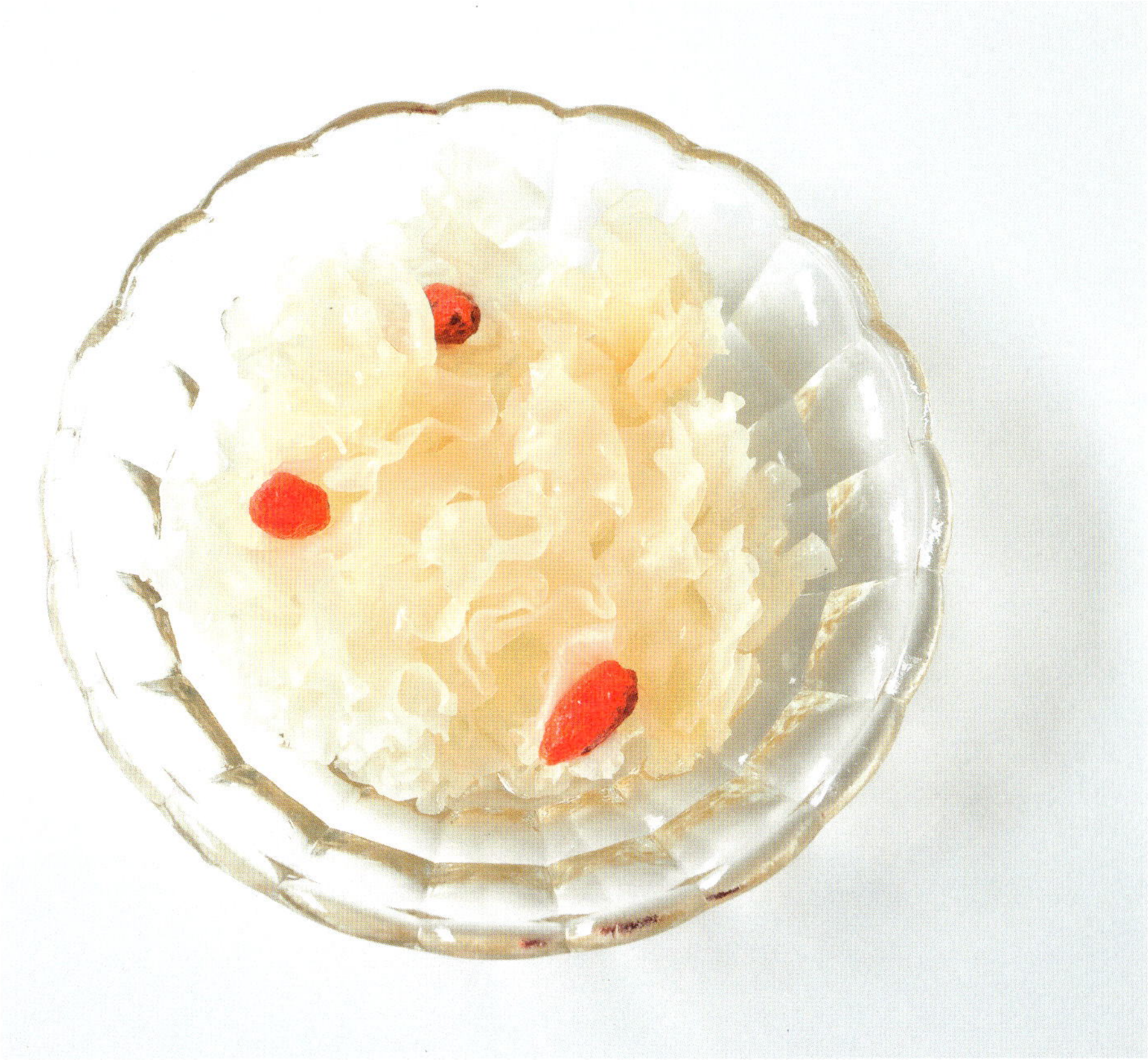

白きくらげのシロップ煮

白きくらげは、古くから中国で皮膚や粘膜を潤す美肌食材として重用されてきたことが知られています。私は、女性に良い成分が豊富なくこの実やなつめを加えて食べることが多いです。更年期障害の症状の一つである乾燥対策として考えたレシピです。

【材料】（作りやすい量）
白きくらげ（乾）… 5g
はちみつ … 大さじ1
水 … 150㎖

① 白きくらげは水（分量外）で戻し、水とはちみつを加えて10分ほど煮込む。2～3回に分けて食べる。乾燥くこの実やなつめを入れる場合は、水と一緒に加える。冷蔵で3～4日保存可能。

◉ 美容系の不調

一、肌

肌のトラブルの原因は、紫外線や乾燥によるもの、食生活やホルモンバランスの乱れ、加齢や新陳代謝の低下など様々です。民間に伝えられる療法も、乾燥を防いだり、血行を促して新陳代謝を高めたり、老廃物の排出を促すなど、いろいろな角度からアプローチしたものが見られます。

かぼちゃの種茶

かぼちゃの種はかつて百日咳の妙薬として知られ、また、虫下しにも効くとされていました。現代ではその豊富な栄養成分が明らかになり、新陳代謝や血行を促す抗酸化ビタミンを含むスーパーフードとして注目されています。シミやくすみなど、肌の老化防止にも良いでしょう。

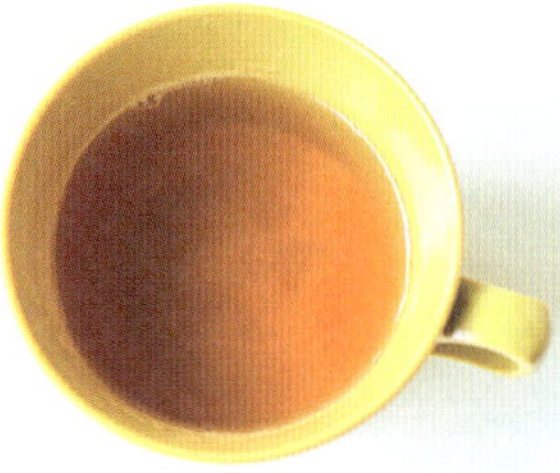

【材料】（作りやすい量）
かぼちゃの種とワタ … 1/4 個分
水 … 600㎖

① かぼちゃの種とワタをスプーンで取り出す。
② ①をフライパンに移し弱火で煎る。
③ 水分がなくなってきたら鍋に移し、水を加えて中火にかけ、沸いたら弱火にして15分ほど煮出して濾す。
1日2～3回、温め直して飲む。

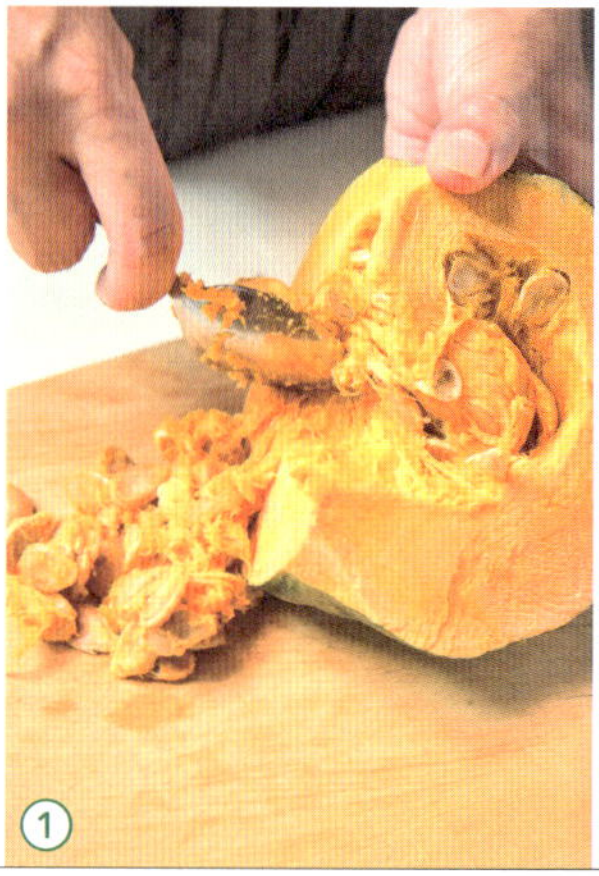

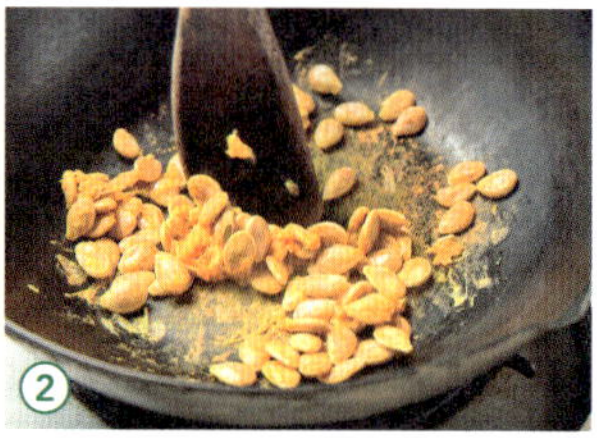

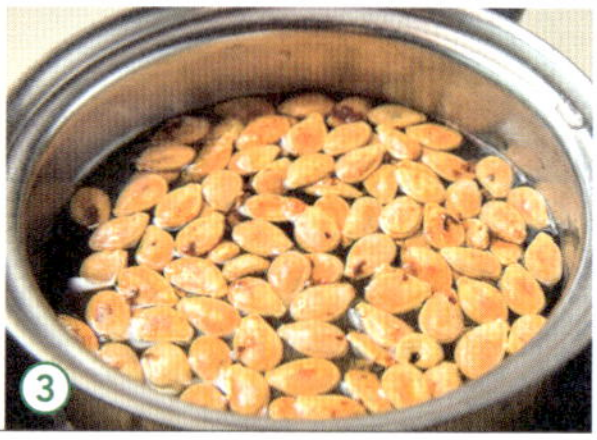

122ページでは、種を煎ってそのまま摂る方法を紹介しています。

にんじんサラダ

栄養価が高い食材として取り入れられてきたにんじんは、特に美肌成分とされるβ-カロテンが豊富。皮膚や粘膜に働き、抗酸化作用によって肌の健康維持に役立ちます。油と一緒に摂ることで吸収率も高まります。

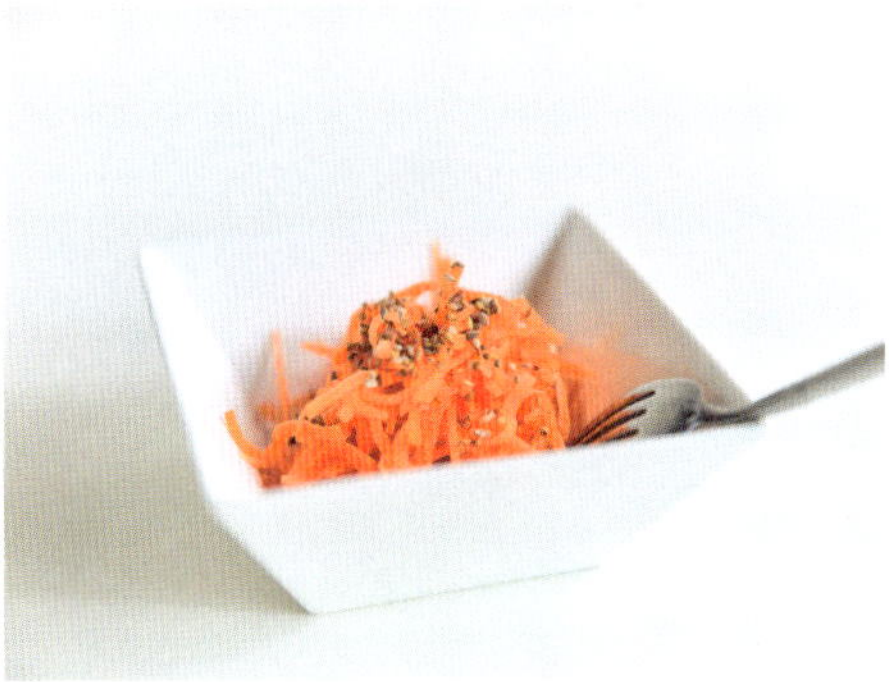

【材料】（1人分）

にんじん … 2/3本
酢 … 大さじ1
醤油 … 少々
オリーブ油 … 小さじ1
煎りごま（白）… 少々
はちみつ … 小さじ1
塩 … 少々

① にんじんは皮ごと千切りにし、塩を振って揉み、しばらくおいて水気をしぼる。
② ①に酢、醤油、オリーブ油、はちみつを加えて混ぜ合わせ、煎りごまを振る。

白きくらげのスープ

銀耳（ぎんじ）という生薬で、世界三大美女の楊貴妃も食していたといわれる白きくらげは、119ページでも紹介したように肌に良く、乾燥から守る働きがあるといわれます。食物繊維を含むしいたけや皮膚粘膜を丈夫にするβ-カロテンの多い昆布と一緒にスープにしました。

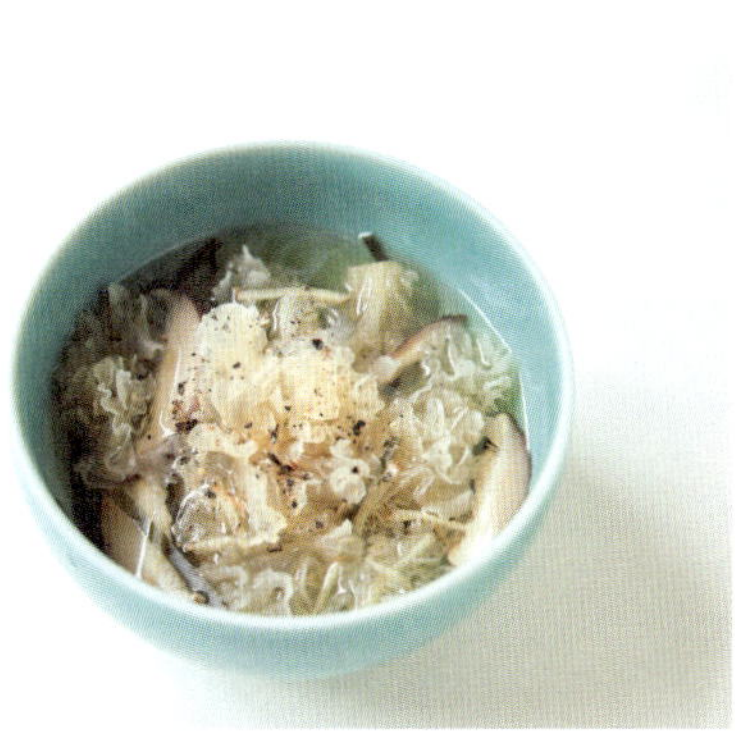

【材料】（2人分）

白きくらげ（乾）… 5g
春雨 … 10g
干ししいたけ… 1枚
昆布（乾）… 5㎝角1枚
ひね生姜… 1/3かけ
水 … 400mℓ
塩 … 少々
こしょう … 少々
醤油 … 少々

① 干ししいたけと昆布は分量の水に3時間以上浸けてだしを取り、しいたけ、昆布ともにせん切りにする。白きくらげは水（分量外）で戻して石づきを取り除き、一口大に切る。生姜はせん切りにする。春雨は熱湯（分量外）に浸けて戻し、食べやすい長さに切る。
② ①の戻しだしに白きくらげ、干ししいたけ、昆布、生姜、春雨を加えてアクを取りながら10分ほど煮る。塩、こしょう、醤油で味を調える。

二、髪

黒々とした艶やかな髪は、男女ともに憧れですが、加齢とともに抜け毛や白髪、パサつきなどの悩みが増えてくるもの。家庭では古くから、黒ごまや黒豆、かぼちゃの種など、血行を良くして末端まで栄養を届けるとされる食材が取り入れられてきたようです。薬膳でもこれらは若さを保つアンチエイジングの食材とされています。

かぼちゃの種の乾煎り

かぼちゃの皮や種には、血行を促進するβ-カロテンやビタミンEが豊富に含まれ、頭皮環境への良い影響が期待されます。また、抜け毛を起こす男性ホルモンの生成を抑えるという成分も。我が家ではおやつ代わりによく食べています。

【材料】（作りやすい量）
かぼちゃの種 … 適量

1. かぼちゃの種をスプーンで取り出し、水をためたボウルで種からワタを取り除く。
2. 4～5日ほど天日に干してから白い殻をむく。
3. 緑色の種が出てきたら、フライパンで2分ほど乾煎りする。毎日10～15粒を限度に食べる。

※煎ってある市販の種を利用しても。

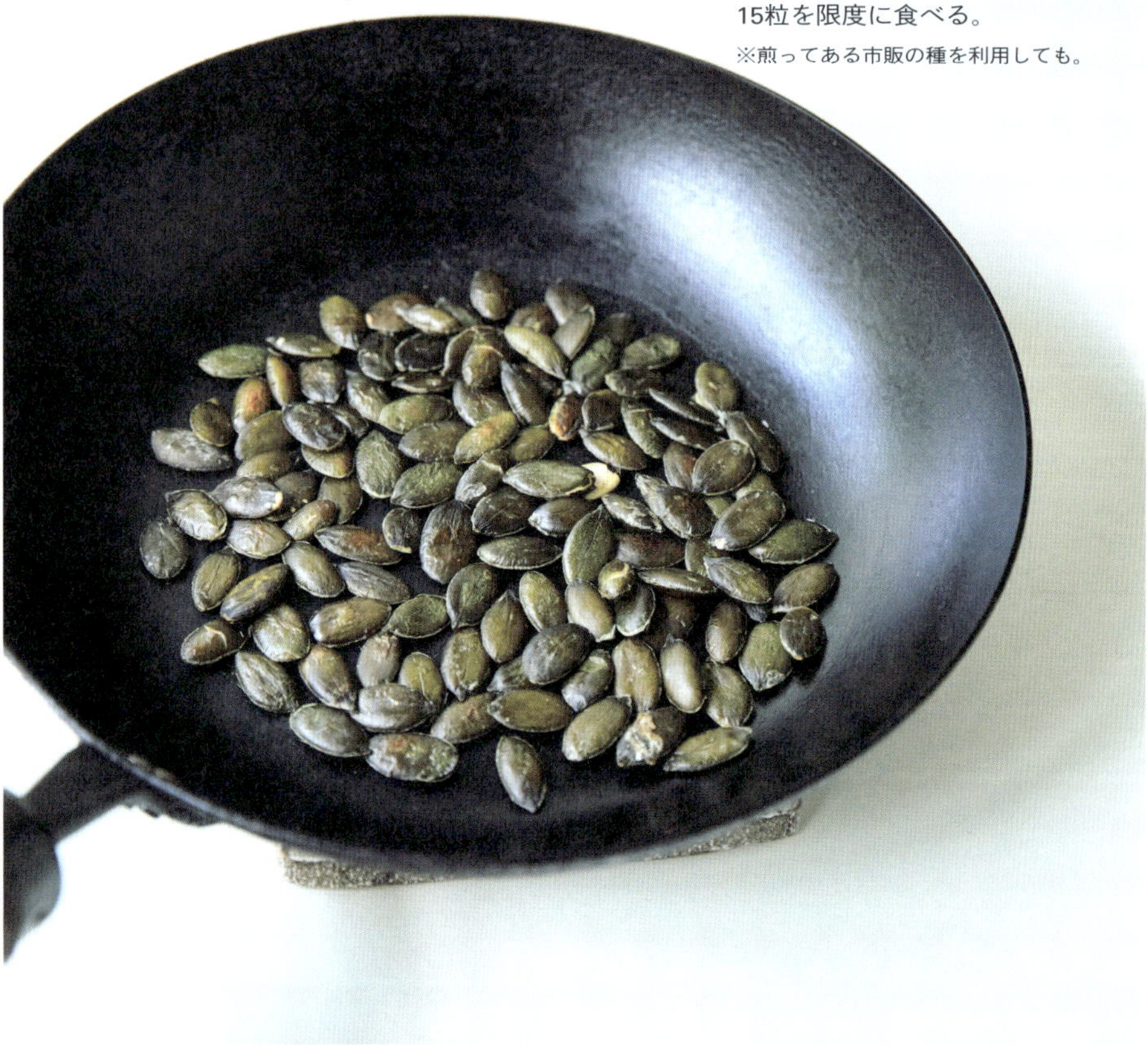

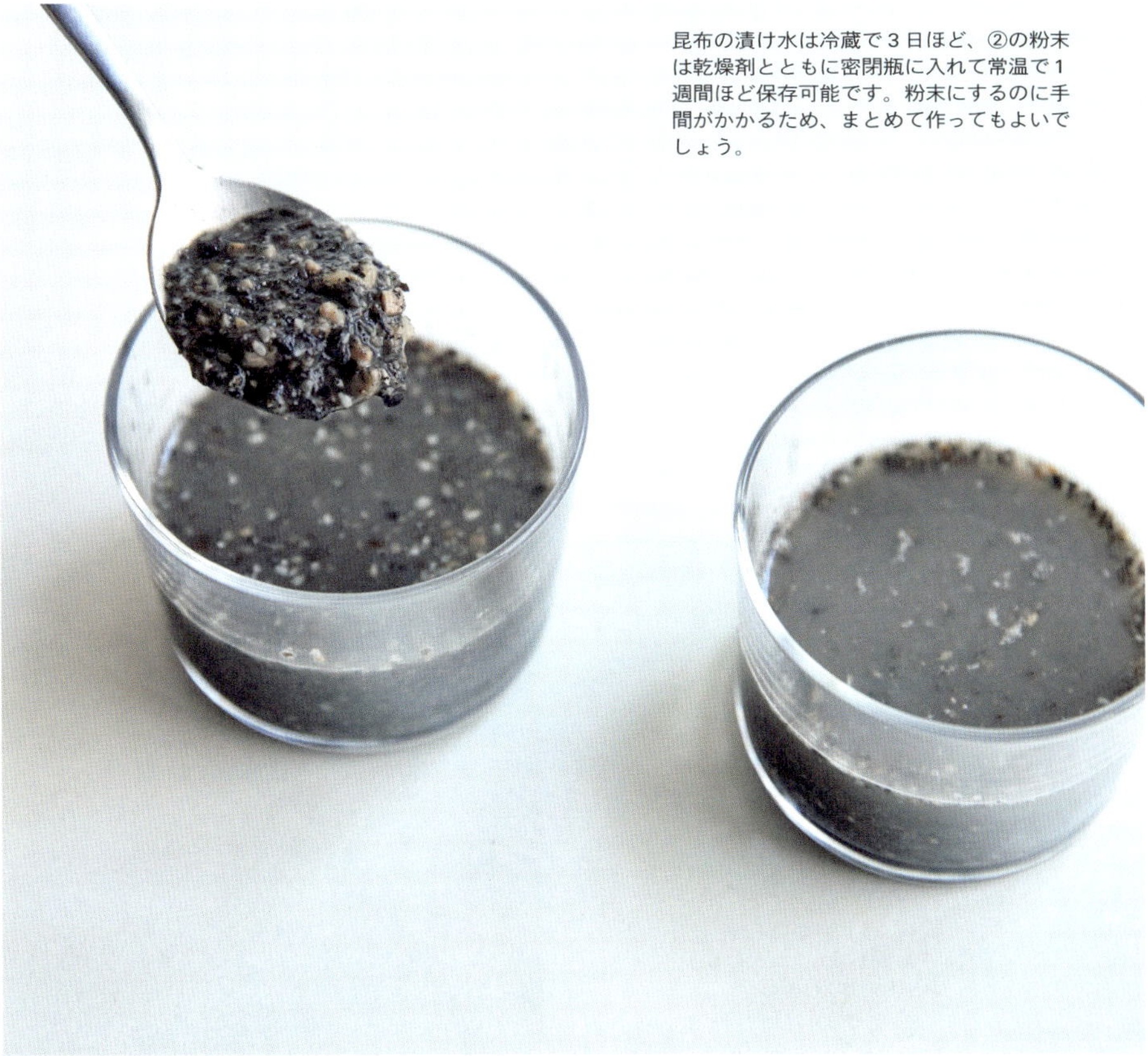

昆布の漬け水は冷蔵で３日ほど、②の粉末は乾燥剤とともに密閉瓶に入れて常温で１週間ほど保存可能です。粉末にするのに手間がかかるため、まとめて作ってもよいでしょう。

黒ごまドリンク

黒ごまは古くから白髪予防にも良いといわれてきました。栄養学的にみると、黒ごまに含まれる豊富な栄養素のうち、ビタミンＥとポリフェノールが血行を良くするため、毛根まで栄養を行き渡らせる効果が期待できるでしょう。同じく血行を良くする黒豆とも相性の良い食材です。

【材料】（３日分）
昆布（乾）… 10g
水 … 400mℓ
黒ごま … 40g
黒豆（乾）… 40g
塩（好みで）… 少々

① 昆布を一晩、分量の水に浸けておく。
② 黒豆を皮が破れるまで乾煎りしたら黒ごまを加えて更に煎り、ミキサーにかけて粉末にする。
③ ②の1/3量を昆布の浸け水100mℓに溶いて１日１回飲む。好みで塩を加えてもよい。

身近な食べ物や植物の基本となる取り入れ方

1 薬草茶を煎じる

私たちの身近にある植物には、〝くすり〟になるものが多くあります。本書の1章、2章でも紹介したように煎じて飲むと取り入れやすいでしょう。

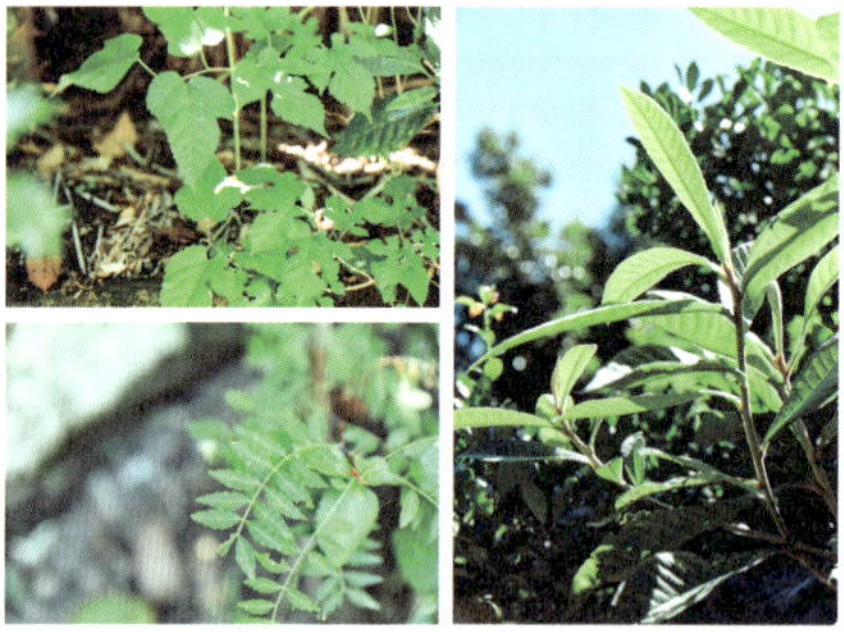

我が家の庭の木々。山椒と桑の葉は、まだ小さいが重宝している。びわの葉は、毎年大寒の日に摘んでエキスを仕込む。

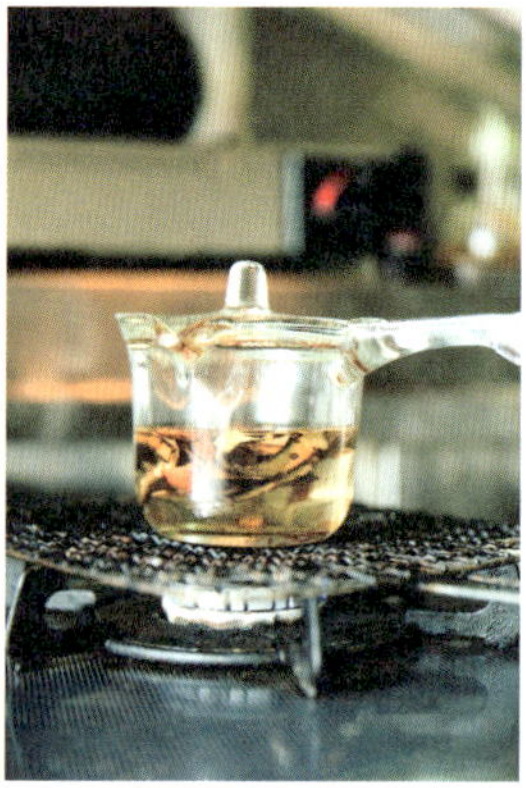

薬草を採取するときの注意点。毒草と間違えないように

最近は市販の乾燥葉もありますが、自分で採取する場合、まずは植物図鑑などで特徴や自生場所などをしっかり調べるようにしましょう。植物の中には毒のあるものもあります。間違えないよう、判断のつかないものは採らないように。また、必ず許可を得た場所で採取します。

採取するタイミングも重要です。全草を利用する場合は花盛りのときに摘み取ります。どくだみなど葉を使う場合は開花直後、菊などの花は開花寸前が最も有効成分が高いとされます。たんぽぽなど根ものは地上部が枯れる11月から2月が最適です。

採取した薬草は、完全に乾かしてから保存を

採取した植物は、洗って汚れなどを落としたら、かびないようにすぐにざるに広げて、しっかり乾燥させます。乾くまでの期間は、よもぎや菊の花など薄いものは早くて1日、水分の多いものは1週間程度かかります。できるだけ早く乾燥させるために、私はびわや柿の葉はハサミで細かく切ってから干しています。

薬草によっては、根の付いたまま蒸してから葉を刻んで干すものもあります。また、天日に干せない場合は、フライパンでじっくり煎って乾かす方法もあります。

乾燥させた薬草は、厚手の紙袋や空き缶、空き瓶などに入れ、風通しの良い湿気の少ない場所で保存します。薬草名や作った日

付を記入しておくとよいでしょう。保存期間は約1年です。

煎じるときのコツ。蓋をして弱火で煮出す

乾燥させた薬草は、煎じて飲むのが継続しやすく手軽です。煎じるとは煮出すこと。本書で紹介したレシピにもあるように、食べ物や植物によって煎じ方は異なりますが、ここでは一般的な煎じ方を紹介します。

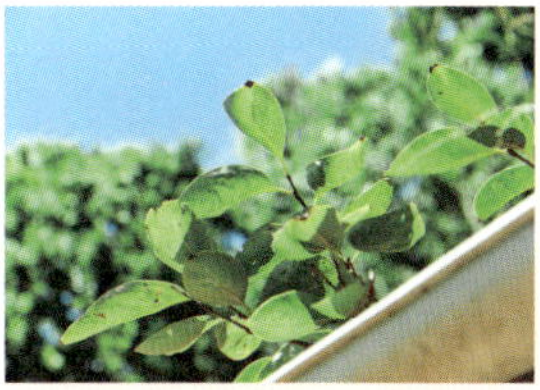

裏庭の柿の木。若葉はお茶にしたり、なれ寿司にしたりと大活躍。採集した葉はざるに干して乾燥させてから1年保存。

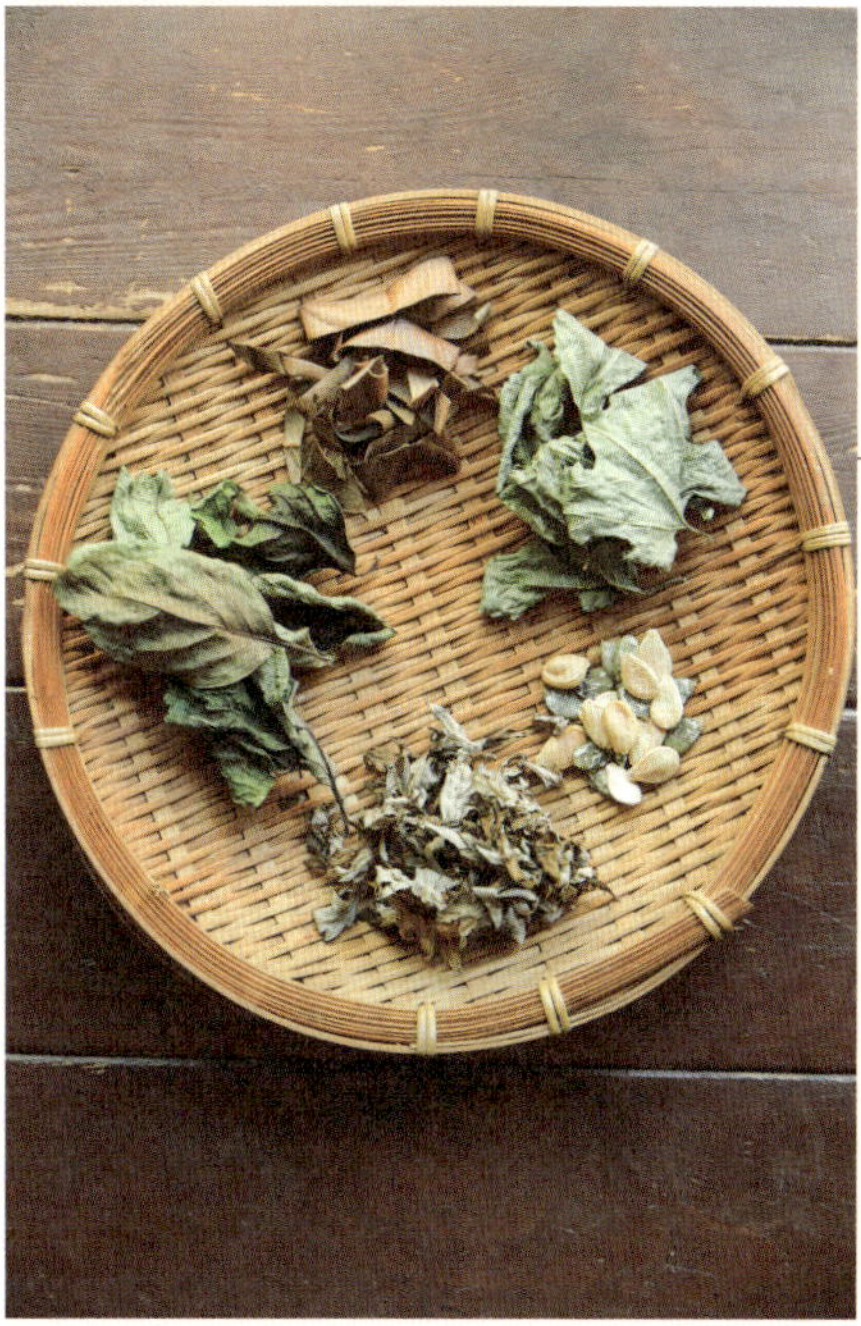

まず、気を付けたいのは煎じるときの鍋です。鉄や銅製の鍋だと、薬草に含まれるタンニンが鉄や銅の成分と反応して色が悪くなってしまいます。気になる人は陶器の土鍋やホーロー、ガラスの鍋を使うようにしましょう。

乾燥葉の目安は10～20g、水の量は500～600㎖です。火加減は弱火で、蓋をして水から40～50分煎じます。蓋をしないと水蒸気とともに有効成分が飛んだり、強火で煎じると成分が十分に浸出されずに変質してしまうことがあります。

そして、最初に入れた水が3分の2から半量ほどになったら完成です。出がらしをそのままにしておくと浸出した成分が再吸収されてしまうことがあるため、手早く茶こしやガーゼなどで濾します。

作り置きはしない。服用は適量を心掛ける

煎じる量は原則として1日分です。時間が経つと成分が変質する恐れがあるため、その日の分だけ煎じてその日のうちに飲み切りましょう。

薬草によっても異なりますが、1日に飲む量は300㎖が目安。これを空腹時に数回に分けて飲みます。幼児～中学生は量を減らし、大人でも体の大きさや体力の有無で調整してください。

一般的には人肌程度の温かいものを飲みますが、風邪のときは熱めのもの、吐き気のするときは冷たいもの、婦人科系や胃腸のトラブルのあるときは人肌より冷ましたものを飲むと良いとされます。

2 果実酒、薬草酒の漬け込み方

果実や薬草をお酒に漬け込むことで、有効成分が溶け出して吸収率も高まります。基本の漬け方を覚えて上手に利用しましょう。

漬け込む酒は、色や匂いのないアルコールが適する

お酒には植物などの有効成分を効率良く抽出して、体に吸収しやすくする働きがあります。また、古来よりお酒そのものが〝くすり〟でした。体が温まったり、血行を良くしたり、気持ちが晴れたりと、様々な効果を昔の人々は実感していたようです。

薬酒に使うお酒は、無味無臭でクセがない、アルコール度数35%のホワイトリカーが最も適しています。ほかにも、一般的な焼酎やウイスキーなどでも作ることができます。

できるだけ新鮮な材料を揃えよう

薬酒に使う果実や薬草は、摘みたてのフレッシュなものを利用しましょう。採取後、時間の経ったものは有効成分も減少している可能性があります。また、熟れすぎていたり、傷みのあるものは避けるように。

カビが生えないように水気はしっかり拭き取る

梅やなつめなど、材料を生のまま利用する場合は、水洗いして汚れを落としたら、カビを防ぐために、ふきんやペーパータオルで水気をしっかり拭き取ります。

乾燥させた薬草や漢方の生薬を利用する場合は水洗いはしません。平ざるなどに広げて、ホコリを落としてから漬けます。

植物によっても多少異なりますが、成分が浸出するまで少なくとも1ヶ月はおくようにしましょう。

密閉できる広口瓶で仕込み冷暗所で保存を

容器はアルコールに強く、変質しにくいガラス瓶が適しています。また、漬けた素材やお酒を出し入れしやすい広口で、虫などが入り込まない密閉できる瓶にします。熟成状態や濁りやカビがないかチェックしやすい透明のものがおすすめです。

また、雑菌の繁殖を防ぐため、漬け込む前に必ず80℃以上の熱湯を10秒以上かけて容器を消毒します。その後は、ざるなどに口を下に向けて置き、しっかり乾燥させます。熱湯をかける前に耐熱製か確認してからおこなってください。

仕込んだ薬酒は、直射日光が当たらない、風通しの良い涼しい場所に保管します。冷蔵庫に入れる必要はありません。

保存期間は1年以上

薬酒はアルコール度数が高いため、常温

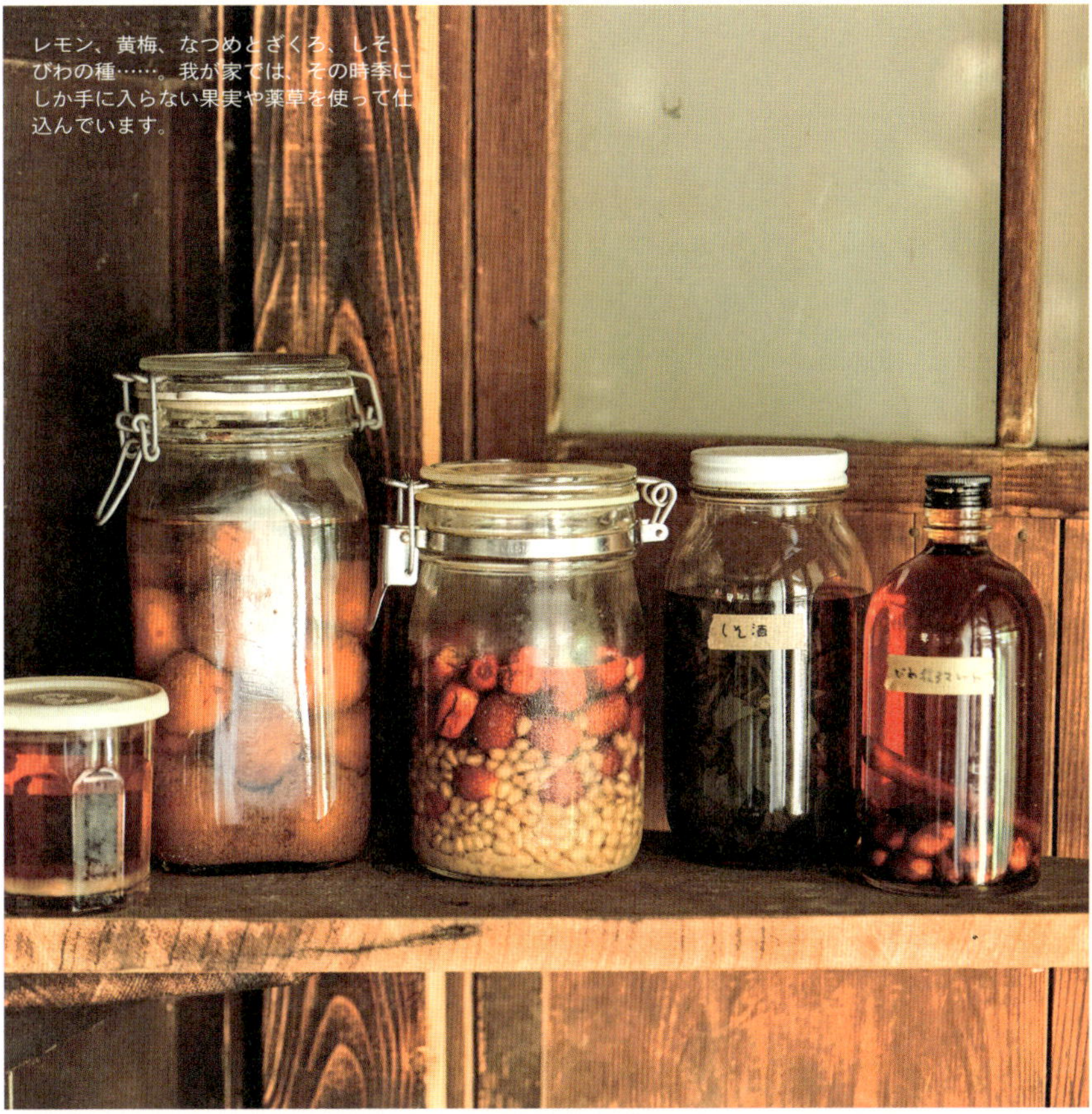

レモン、黄梅、なつめとざくろ、しそ、びわの種……。我が家では、その時季にしか手に入らない果実や薬草を使って仕込んでいます。

で1年以上おいても腐敗することはありません。ただ、材料が水分を含んでいるものやアルコール度数の低いお酒を利用したとき、また湿度の高い梅雨時期などはカビが生えたり変質したりする可能性もあるので注意してください。

◉自宅で果実酒・薬草酒を漬けるときの注意点（酒税法）

アルコール度数が20％未満のお酒で薬草酒や果実酒を仕込むと、酒税法違反になるので注意を。漬け込む過程で発酵し、アルコール度数が１％以上あがる可能性があるため、密造酒の醸造行為とみなされるからです。すでに酒税が納付されたアルコール度数20％以上の酒類を使用し、法令で規定された物品を混ぜることなく、自分または同居家族だけが飲用する場合のみ認められています。

3 症状に合わせたお粥の炊き加減

食欲のないときや固形物が食べられないときに役立つのがお粥。症状に合わせ水加減を調整して回復に導きましょう。

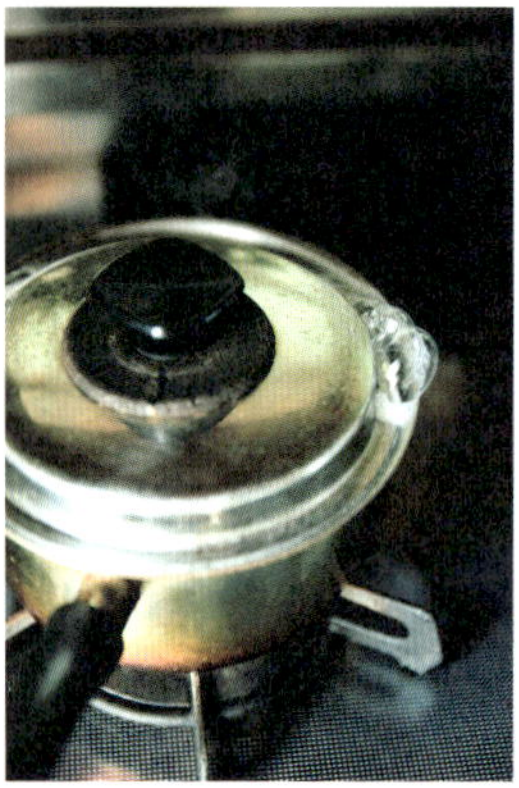

下写真

3倍粥（軟飯）

3倍粥は米の3倍の水で炊いたもので、軟飯ともいわれます。米の食感が残った食べ応えのある粥で、食欲が出てきたときに。

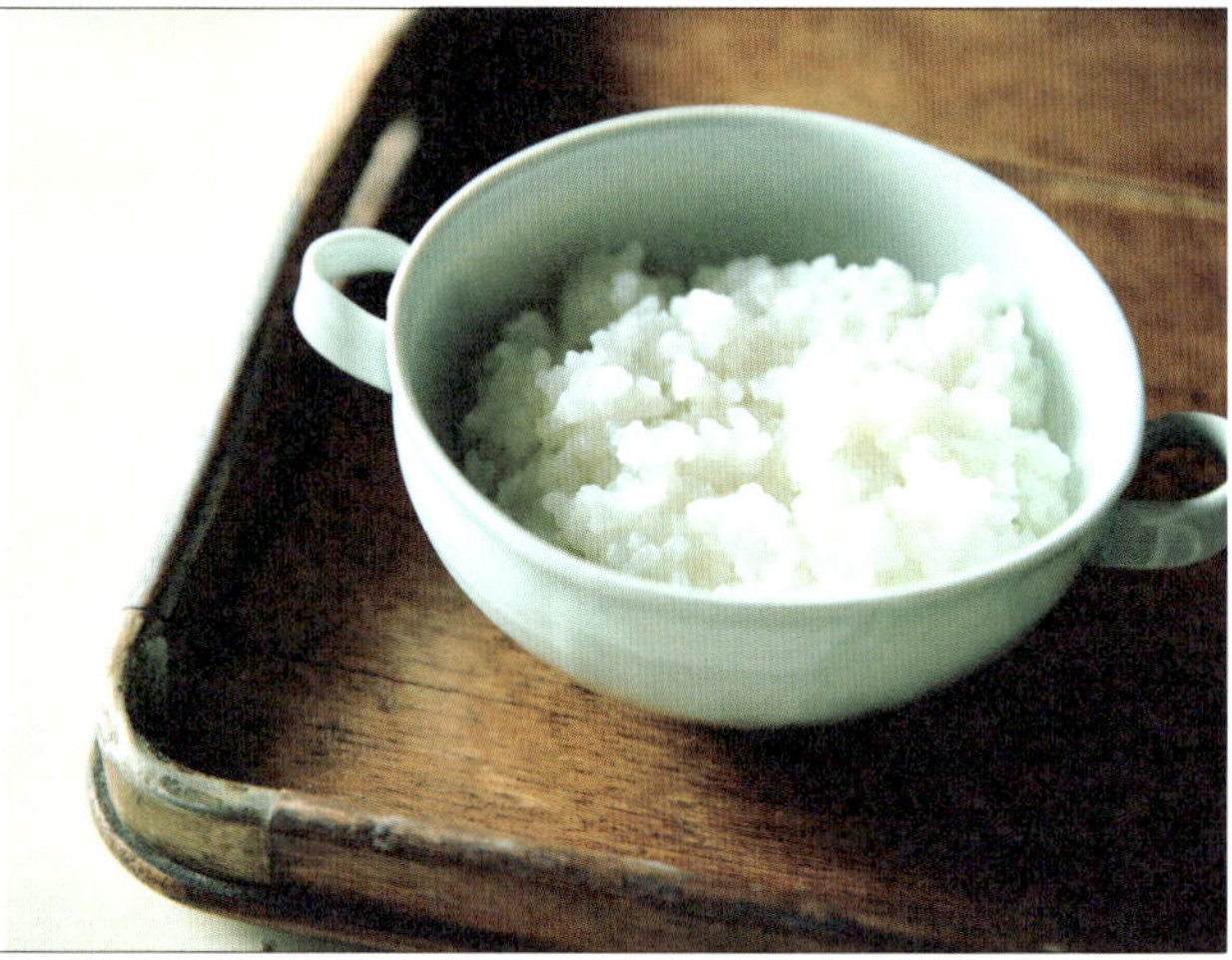

体調を崩したときや気力のないとき、昔からお粥が重宝されてきました。咀嚼回数が少なくても食べられる、飲み込みやすいという点がメリットで、固形物を食べられないときや口内のトラブルがあるときなどに有効です。

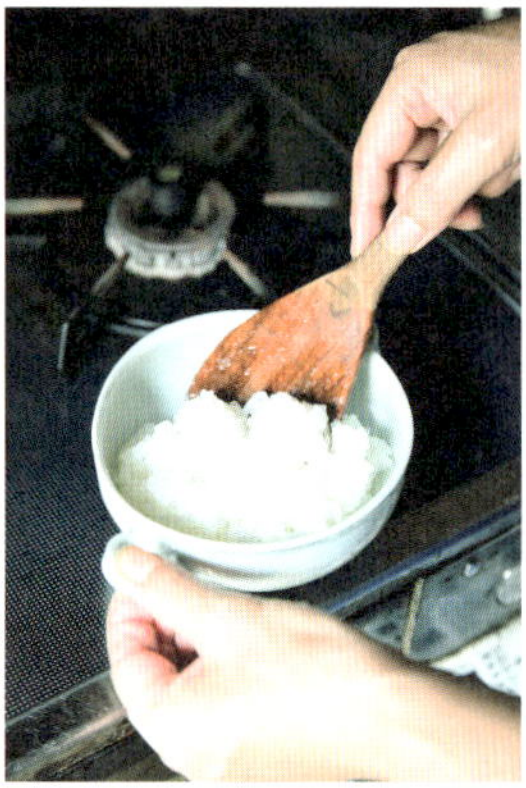

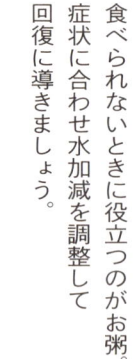

ただ、白米だと栄養が足りないこともあるため、昔の人も様子を見て玄米や分付き米にしたり、水の量を加減していたようです。また、食べられるようになったら卵や野菜を加えるなど、回復のための栄養やエネルギーを補給すると良いでしょう。

基本の炊き方は、米を洗って30分以上浸水し、ざるに上げて水気を切ります。鍋に入れて分量の水を加え、蓋をして中火にかけます。沸いたら木べらで底からひと混ぜし、再び蓋をして弱火で45～50分ほど炊き、そのまま10分蒸らせばできあがりです。

粥を炊くというのは家族や自分自身を慈しむ気持ちの表れですから、その行為自体も癒しにつながるでしょう。

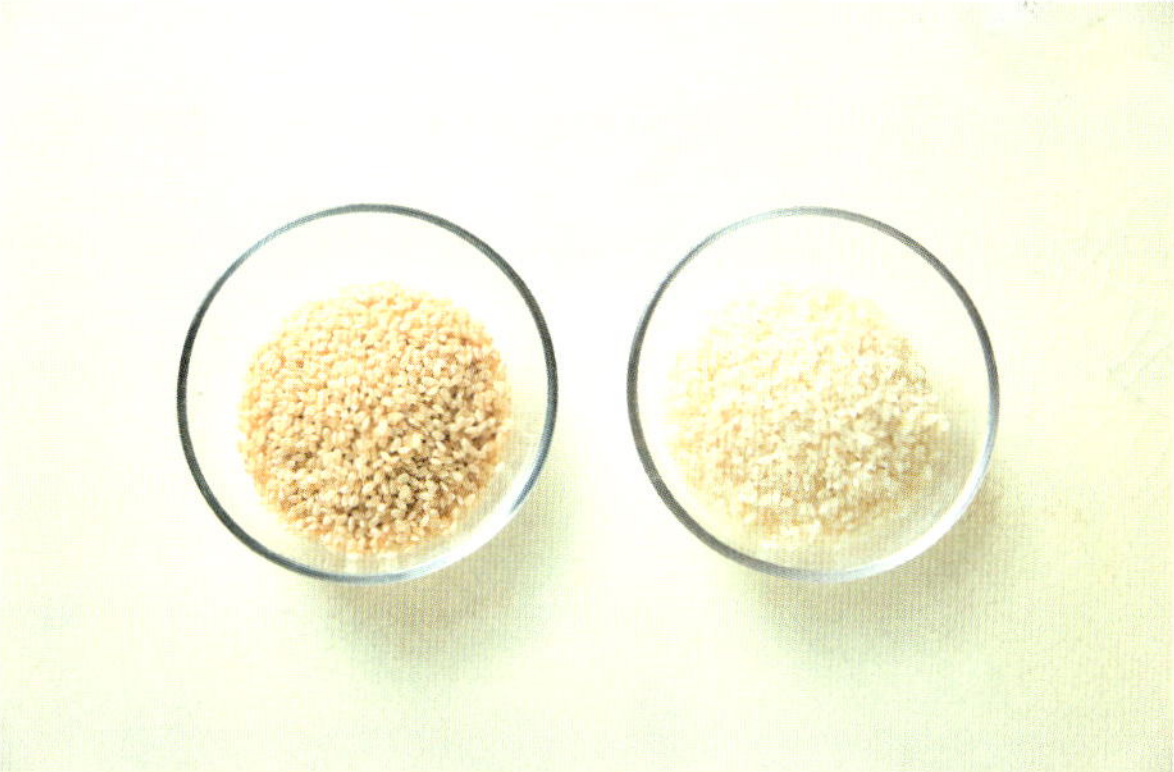

玄米と分付き米

症状の具合に応じて栄養価の高い玄米や、5分付きや7分付きなどの分付き米を利用しても。玄米はかたいので一晩水に浸けてから炊きます。

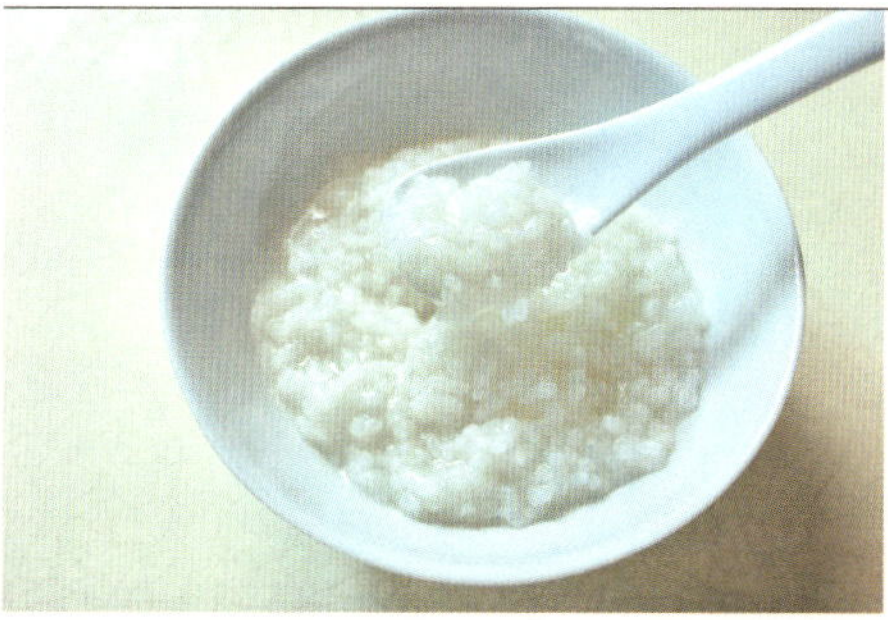

5倍粥

米1：水5の割合で炊いたもので、全粥とも呼ばれます。食感がしっかりしているので食べ応えがあり、米の割合が多いので、エネルギーを多く摂取できます。

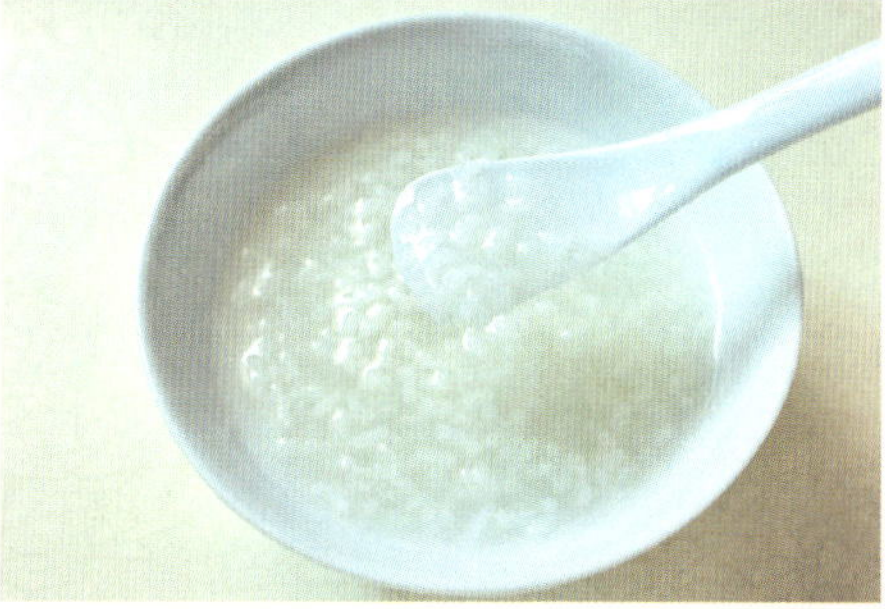

7倍粥

米1：水7の割合で炊いたもの。米の粒感が少し残っているぐらいで、歯で噛めなくても上顎と下顎でつぶせるぐらいです。口内のトラブルがあるときなどにも。

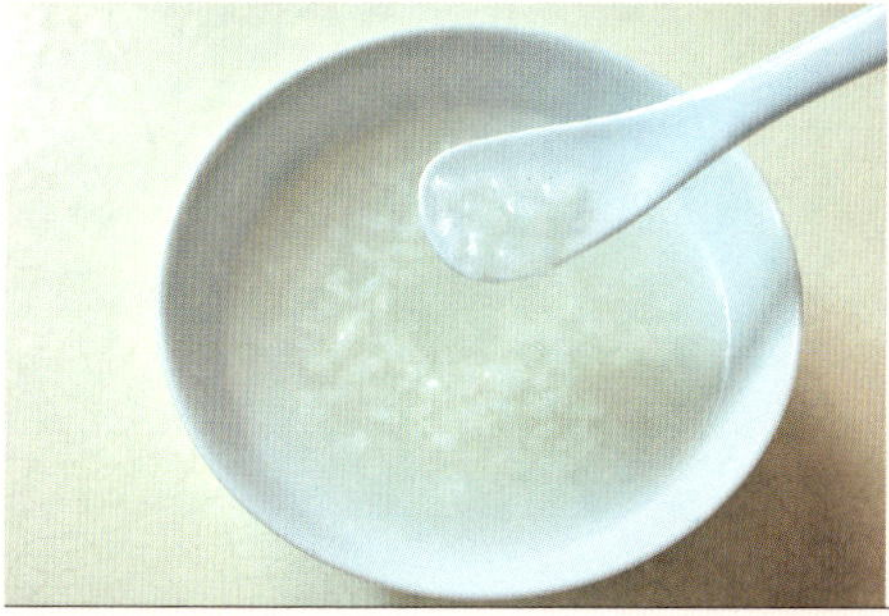

10倍粥

米の10倍の水を加えて炊いたもの。水分が多くサラサラしているので、嚥下しにくいときなどに食べやすい。5分粥ともいいます。

4 すりおろす、しぼる

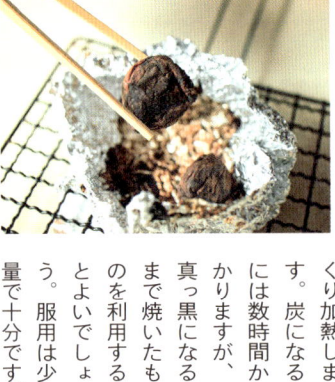

① すりおろす

植物などの有効成分を生で取り入れたいとき、すりおろしたしぼり汁を利用する方法があります。すりおろすことで細胞壁が壊れ、酵素が活性化して栄養や効能を効率良く吸収できます。

素材を洗ったら水気をしっかり切り、れんこんや生姜などかためのものはそのままおろし金ですりおろします。にらなど柔らかい生葉はざく切りにしてからすり鉢でするか、ミキサーにかけると良いでしょう。おろし金は陶器のものを利用してください。

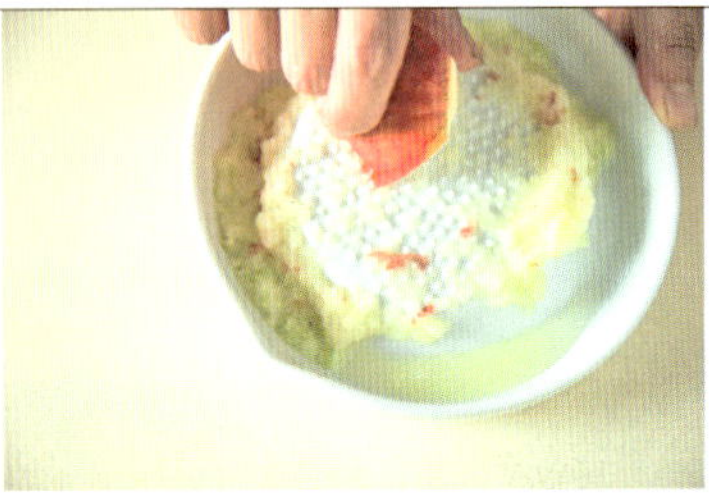

② しぼる

すりおろした後はガーゼやさらしなどに包んでしっかりしぼり、すぐに飲みます。時間が経つとアクが出て色も味も悪くなったり、揮発性の成分が飛んでしまいます。飲みにくいものは、はちみつやレモン汁を加えたり、少量から飲み始めてください。

5 丸焼きにする（黒焼き）

① 昔ながらの「黒焼き」とは

よく知られた〝民間療法〟の一つに、黒焼きというものがありました。密閉した状態で動植物を蒸し焼きにして、炭になるまで焼いたもので、中国から伝来し、江戸時代には専門の「黒焼き屋」が繁盛したといわれます。炭化させることが良いとされ、また、粉末のため吸収しやすいとして、内服・外用ともに利用されていました。特に梅干し、みかん、なすの黒焼きは有名です。

そのほか、船酔いにはささげの黒焼き、しゃっくり止めにはハスの実の黒焼き……など様々な療法が伝わっています。なかにはヤモリや赤トンボ、ヒキガエルなど驚くような黒焼きもみられ、昔の人々は身近な動植物を駆使して治療に役立てていたことがうかがえます。

② 現代の方法

現代の家庭で黒焼きを作るのは大変ですが、フライパンや焼き網を利用して、似たようなものを作ることはできます。素材をアルミホイルでしっかり包み、弱火でじっくり加熱します。炭になるには数時間かかりますが、真っ黒になるまで焼いたものを利用するとよいでしょう。服用は少量で十分です。

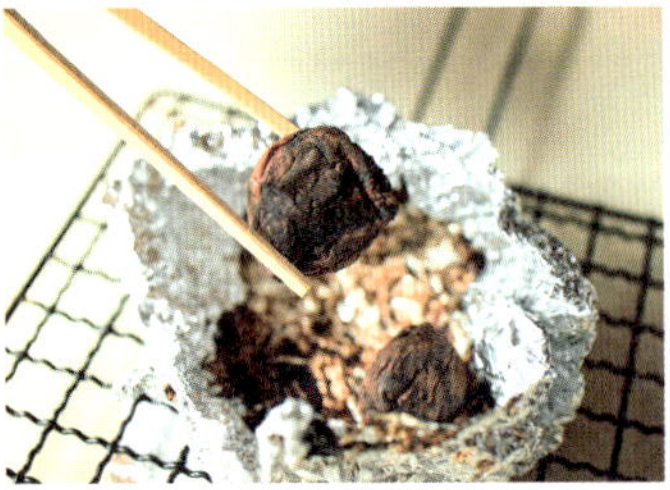

6 漬ける

素材を調味料に漬けるという方法もあります。漬けることで成分が浸出して吸収しやすくなったり、おいしく食べられるのがメリットです。保存性も高まり、調味料そのものの効能も得られます。

漬ける調味料は、味噌や醤油などの発酵食品は無添加で昔ながらの天然醸造のものを選んでください。オイルは有機溶剤で抽出したものは避け、圧搾法でしぼったものを利用しましょう。

昔の本では、蜜漬けとして漬けるときに砂糖を使っているものも見られますが、私ははちみつを利用しています。はちみつ自体、栄養価が高く、殺菌作用や抗酸化作用があるので最適です。

酵母が生きている発酵食品に漬けたものは常温で保存していると発酵が進んで酸味が出たりするため、冷蔵で保存します。オイルは冷蔵で固まるものもあるので冷暗所で保存しましょう。

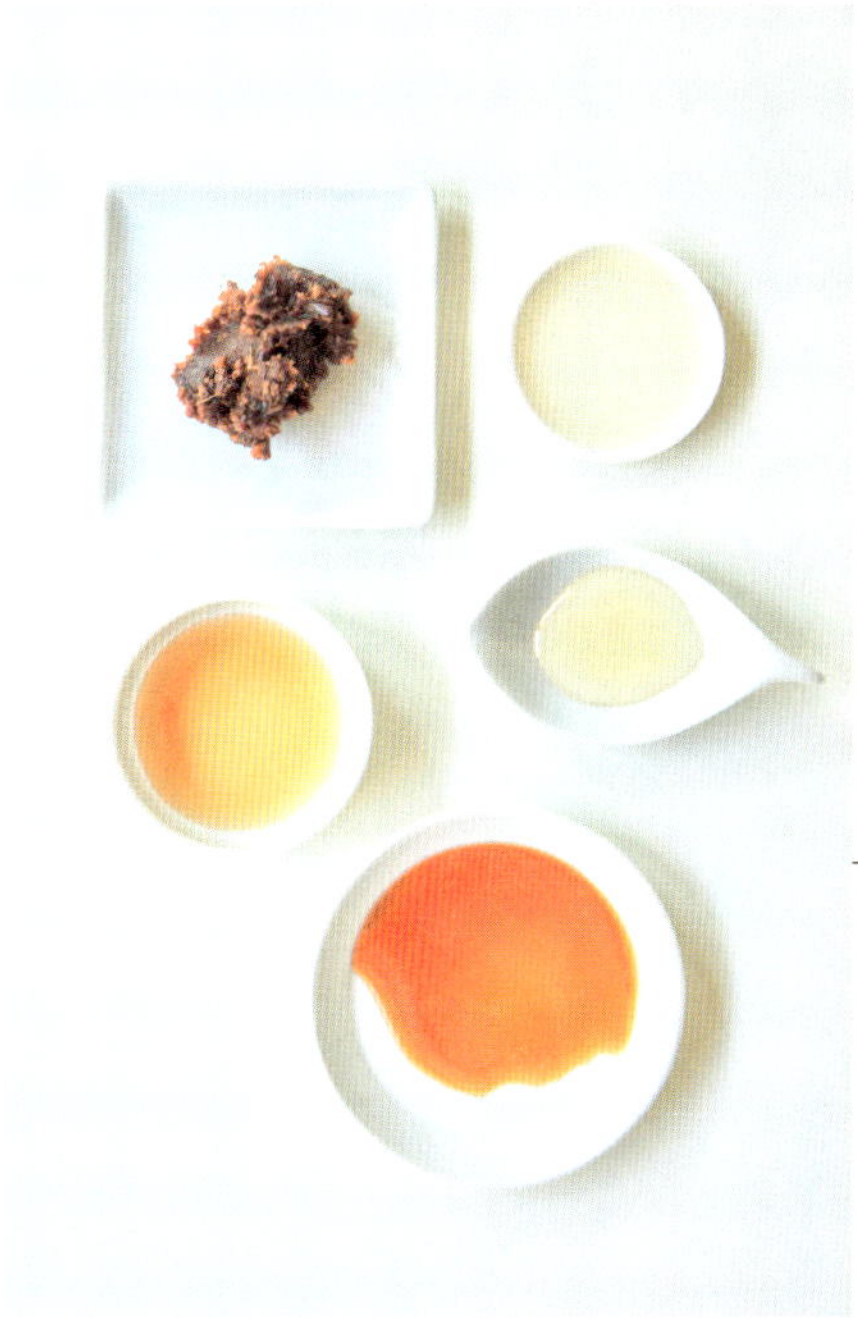

私は、味噌は自家製を利用。酢は玄米を原料に長期熟成した黒酢がまろやかで飲みやすく、栄養価も高いです。オイルは米油やオリーブ油など圧搾しぼりでクセのないものが使いやすい。はちみつは無添加の天然成分100％のものを。

7 野菜の青汁

右ページでも紹介したように、野菜を生で取り入れるのに有効な手段として青汁があります。すりおろしてしぼったり、ミキサーにかけたりして作ります。野菜の細胞壁が壊れるため栄養素を早く吸収でき、また加熱に弱いビタミンやミネラルなども損なうことなく摂取できるのが利点です。

体を冷やすので、1回に飲む量はコップ1杯まで。朝晩2回に分けて飲むと良いとされます。

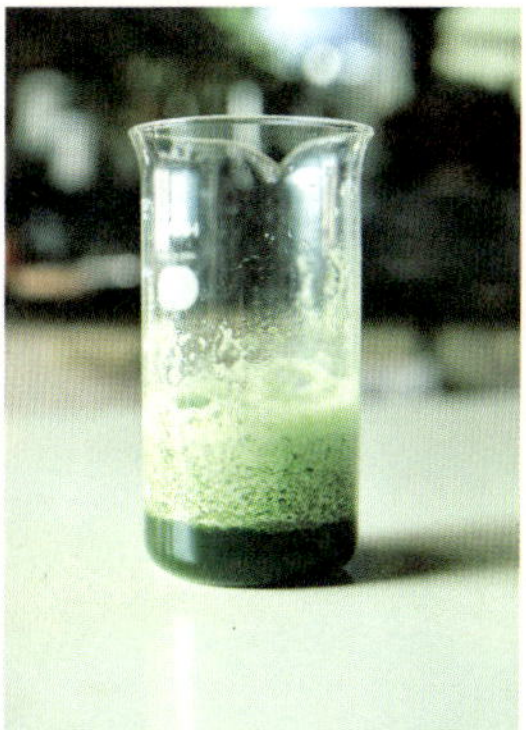

現代にそぐわないものもありますので、もし実際に試す場合は詳しいやり方を調べ、アレルギーテストなどを実施した上で、ご自身の責任においておこなってください。

番外 外用にも使われた食べ物や植物

湿布にしたり、うがい薬にしたり。食材や植物を使った〝外用薬〟も多く伝わっています。ここでは、かつて特に知られていたものを紹介します。

1 風邪にかかったとき

❶ うがい

濃いめに煮出した番茶にひとつまみの塩を加えた塩番茶でうがいをしていたそう。お茶のカテキンには殺菌効果があるといわれます。ちなみに私は、干したびわの葉を焼酎に3ヶ月以上漬け込んだエキスでよくうがいします。

❷ 湿布（のどの痛み）

古い本を見ると、のどの痛みの対処法として、からし湿布がよく登場します。からしの粉末と小麦粉を1対1で混ぜ、お湯を注いで練ったものをさらしなどで包み、のどや胸に当てて使用したようです。

❸ 鼻の通りを良くする

長ねぎを短く切って縦半分に割り、乾煎りして温かいうちに鼻の両側に貼っておくと鼻の通りが良くなるといわれていました。症状が軽いときなら鼻の穴にごま油を塗ったり、塩番茶を脱脂綿に染み込ませて鼻に詰めたりという方法も。

❹ 熱冷まし

天然の熱冷ましといわれていたのが豆腐。水気をよく切り、つぶして2割ほどの小麦粉を混ぜ、ガーゼなどに包んで頭に当てるだけで熱が早く冷めるとされました。

❺ 温める

寒気がするとき、煎り塩温灸が利用されていました。天然塩を中火で煎り、塩が茶色になったらさらしなどで包み、腰など悪寒や痛みのある部分に当てます。1箇所10分が目安。高温に熱した塩の浸透力で血行が良くなり、神経痛や関節痛などに効果があると言われました。

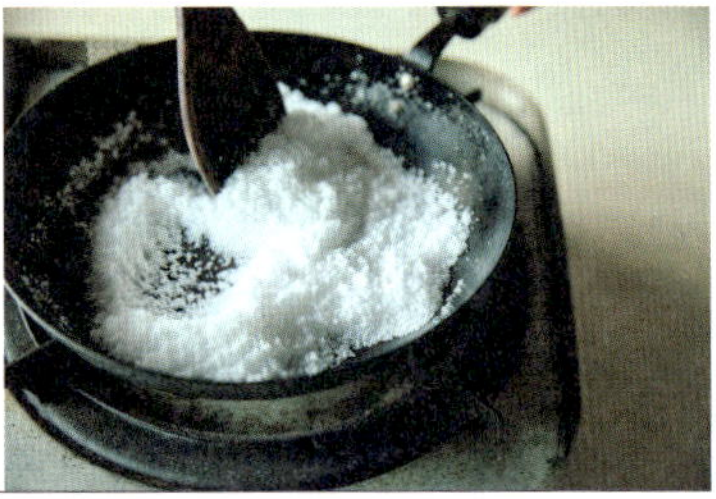

2 様々な自然の湿布

前述のからし湿布など、食べ物や植物をすりおろして患部に当てて、湿布として利用する方法がよく知られていました。代表的なのは、生姜湿布。血行を良くして痛みを取るとされ、腰痛や婦人科系疾患、関節痛、胃腸病などに幅広く活用されていたようです。

すりおろした里芋に、小麦粉とおろし生姜を混ぜ合わせた里芋湿布（里芋パスター）も有名です。腫れや痛みなどに効果的とされ、扁桃炎による腫れや打ち身などの炎症に利用されました。

3 日常のあれこれ

① 傷

身近な植物や食材で傷を消毒することも。よもぎの葉のしぼり汁を患部に塗ったり、すりおろしたにんにくを水で3～5倍に薄めてガーゼにつけて当てたりという方法が伝わっています。

② やけど

やけども、軽い症状のときは家庭で手当てされていました。代表的なのはアロエ。トゲの部分を削って中の透明なゼリー状の部分を取り出して患部に貼り、包帯などで押さえるという方法です。薄切りにしたきゅうりやなすを貼るというものも。

③ 歯痛

なすのへたを黒焼きにして痛い歯で噛む、すりおろしたにんにくを歯の噛み合わせ部分にすり込む、梅肉を痛む歯の歯茎に貼るなどの方法が有名です。

④ 頭痛

定番は、梅干しの貼り薬。梅干しの種を取り、果肉をほぐし、こめかみに貼ります。

⑤ 不眠

本書でも紹介したように、いろいろな効能のある玉ねぎですが、そばに置いておくだけで揮発成分が心身の緊張をほぐし、安眠を誘うとされてきました。生の玉ねぎをみじん切りや薄切りにし、枕元に置くのですが、長ねぎも同じように利用できるといわれます。

＊おすすめの薬草湯

冷えや血行不良を改善したり、心身の緊張をほぐしたりと、様々な作用を持つ入浴ですが、私は時々ここに薬草も加えています。例えば、ひば湯。大根の葉を干したものをひば（干葉）といいますが、これを布袋に入れて、水から沸かします。または鍋でひばを煮出し、そのエキスを湯船に加えます。昔から冷え性のほか、痔や神経痛、婦人科系疾患などに良いと伝えられていたようです。そのほか、よもぎやびわの葉、どくだみ、松葉、ゆずやみかんの皮なども良い薬草湯になります。

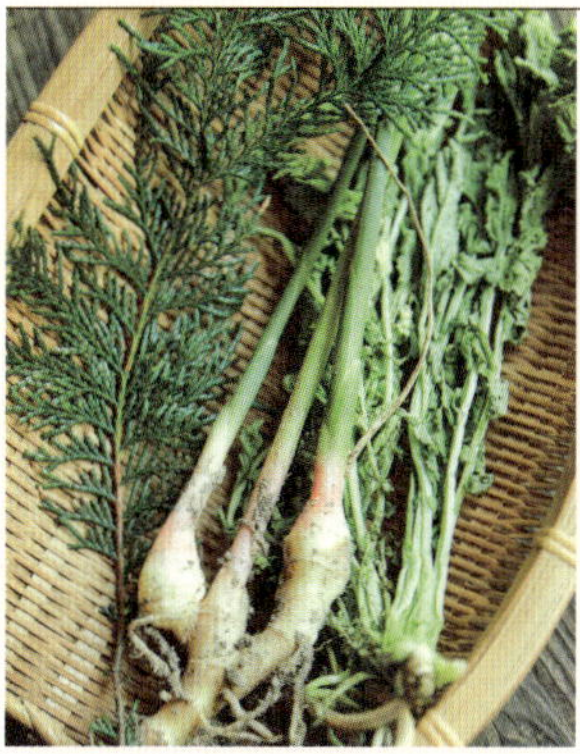

大根の葉、びわの葉、よもぎの葉、生姜の葉などを干したものをミックスして入浴剤としてよく利用しています。

レシピに使用した主な食材別索引（五十音順）

【 主な参考文献 】

『身近な食材をくすりに変える　医師が教えるゆる漢方』板倉弘重 監修、エクスナレッジ 発行／ 2022

『新装版 身近な食物による手当て法』正食協会 編、正食出版 発行／ 2021

『病気と不調を自分で治す！　家庭おくすり大事典』長屋憲 監修、主婦の友社 編・発行／ 2017

『TJ MOOK おばあちゃんの知恵袋　医者いらずの食べぐすり』宝島社 発行／ 2016

『クロワッサン・ちゃんと役立つ実用の本　昔ながらの暮らしの知恵』マガジンハウス 発行／ 2008

『食と健康の古典 5 民間療法 ―誰にもできる―ワイド版』農文協 編、農山漁村文化協会 発行／ 2003

『おばあちゃんが伝える健康知恵袋　第六版』澤賀津子 監修、家の光協会 発行／ 2003

『よく効く民間療法　第四版』伊沢凡人 編、家の光協会 発行／ 1991

『家庭療法全科』社会保険法規研究会 企画・編集、東京都広告代理業健康保険組合 発行／ 1978

『「わたしの健康」別冊　病気別 症状別 民間療法百科』主婦の友社 発行／ 1978

『家庭でできる自然療法 誰でもできる食事と手当法』東城百合子 著、あなたと健康社 発行／ 1978

『MAGAZINE HOUSE MOOK　民間療法 BOOK』マガジンハウス 発行／ 1997

『主婦の友生活シリーズ　健康食品と健康法』主婦の友社 発行／ 1975

このほか明治、大正、昭和初期にかけて発行された本書テーマに関連する書籍を多数参照しています。

山田奈美（やまだ なみ）

薬膳・発酵料理研究家。国際中医薬膳師。「食べごと研究所」主宰。「東京薬膳研究所」の武鈴子氏に師事し、東洋医学や薬膳理論、食養生について学ぶ。雑誌やテレビ、ウェブなどで発酵食や和食薬膳、食養生に関するレシピ制作や解説などを行うほか、神奈川県三浦郡葉山町のアトリエ「古家１６８１」にて、「発酵教室」や「和食薬膳教室」などを開催し、人気を博す。著書に『はじめる、続ける。ぬか漬けの基本』（グラフィック社）、『二十四節気のお味噌汁』（ＷＡＶＥ出版）、『いつもの食材と調味料で体が整うごはん』（ナツメ社）、『砂糖なしおやつ：かんたんでおいしい』（小学館）、『二十四節気を愉しむ　季節の保存食』（マイナビ出版）、『からだが整う一汁一菜』（主婦と生活社）ほか。

昔の知恵からはじめる
回復のためのレシピ

2025年４月22日　第１刷発行

著者　山田奈美
発行所　ダイヤモンド社
〒150-8409　東京都渋谷区神宮前６-12-17
https://www.diamond.co.jp/
電話　03-5778-7233（編集）
03-5778-7240（販売）

ISBN 978-4-478-12032-3

ブックデザイン　三上祥子（Vaa）
撮影　中村寛史
栄養監修　星 穂奈美
（聖路加国際病院 栄養科 管理栄養士）
校正　文字工房燦光
製作進行　ダイヤモンド・グラフィック社
印刷・製本　勇進印刷
編集担当　大庭久実